Donatello

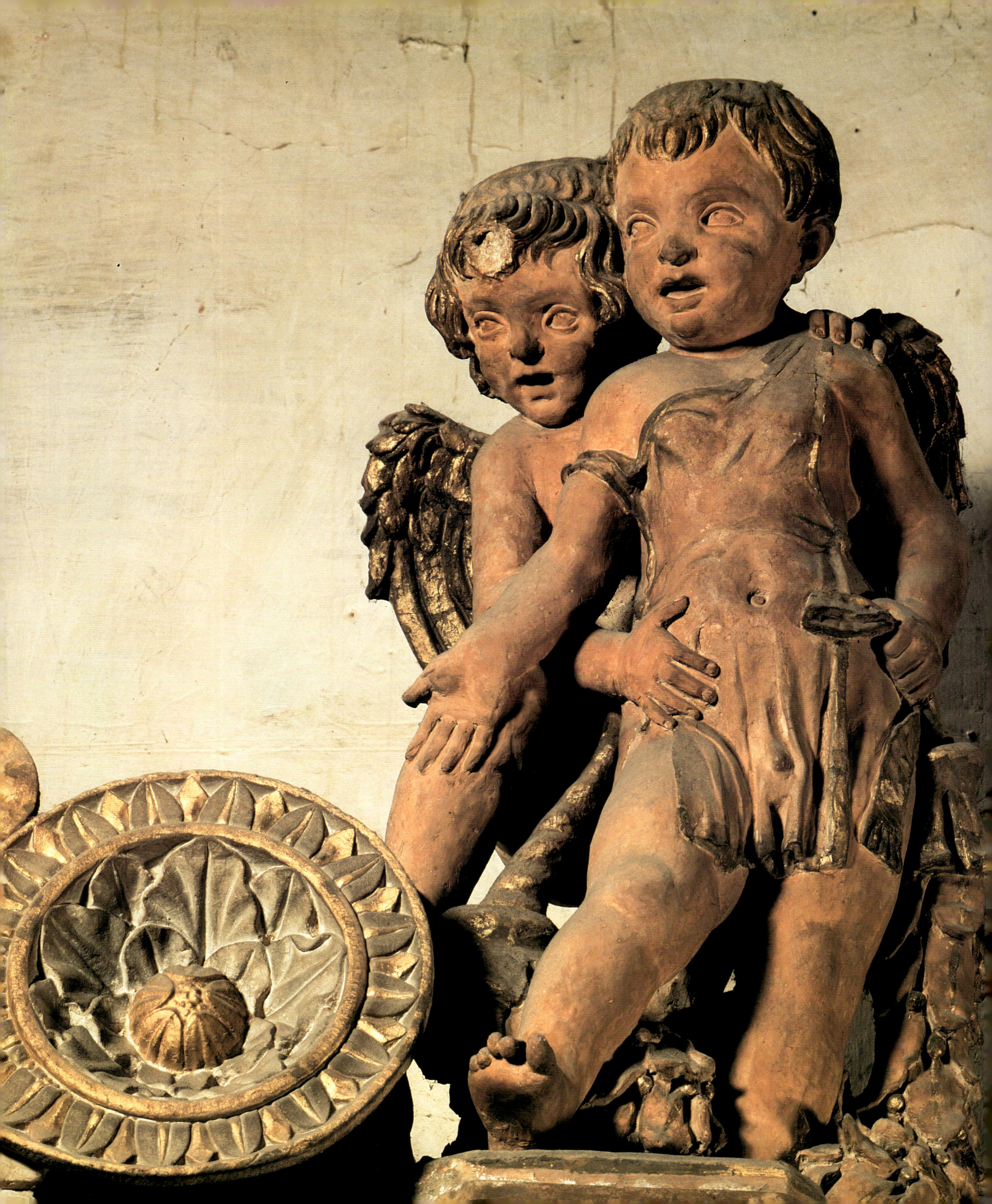

Rolf C. Wirtz

Donatello

1386–1466

KÖNEMANN

Frontispiz
Die Cavalcanti-Verkündigung (Detail Abb. 60)

Bonner Str. 126, D–50968 Köln

Art Director: Peter Feierabend
Projektleitung: Sally Bald, Ute E. Hammer
Redaktion: Ute E. Hammer
Redaktionsassistenz: Jeannette Fentroß
Projektassistenz: Susannne Hergarden
Lektorat: Anja Eichler
Herstellungsleiter: Detlev Schaper
Layout und Satz: Claudia Faber
Lithographien: Omniascanners, Mailand
Druck und Bindung: Neue Stalling, Oldenburg
Printed in Germany

ISBN 3-8290-0686-1

Inhalt

Die frühen Jahre: Florenz 1386–1430

2 Masaccio und Masolino
Die Schattenheilung (Detail), um 1425–1427
Fresko
Santa Maria del Carmine (Brancacci-Kapelle), Florenz

Ein gesichertes Bildnis, in dem das Aussehen Donatellos überliefert wäre, kennen wir nicht. Allerdings ist in einem der Köpfe aus Masaccios *Schattenheilung des Petrus* in der Brancacci-Kapelle wahrscheinlich sein Porträt zu sehen. Genannt werden in diesem Zusammenhang die bärtige Gestalt mit den zum Gebet erhobenen Händen oder auch diejenige im Hintergrund, rechts neben Petrus.

Donato di Niccolò di Betto Bardi, genannt Donatello, wurde vermutlich im Jahre 1386 in Florenz geboren. Die auf uns gekommenen Nachrichten zu seiner Person und seinem Charakter sind eher spärlich und zudem nicht immer zuverlässig. Sein berühmter Biograph Giorgio Vasari wurde erst geboren, als Donatello bereits seit rund einem halben Jahrhundert nicht mehr lebte. In außergewöhnlichem Umfang haben sich dagegen Dokumente vielfältigster Art erhalten, die sich auf einzelne Arbeiten des Bildhauers beziehen. Mehr als einhundertfünfzig solcher zeitgenössischer Quellen kennen wir beispielsweise zu einem einzigen Werk, der Außenkanzel des Doms zu Prato. Gerade in seinen Werken gewinnt die Gestalt Donatellos somit für uns an Kontur. In diesen hat er im Verlaufe seines achtzigjährigen Lebens facettenreich und vielfältig derart beeindruckende Zeugnisse seiner Kunst hinterlassen, daß man in ihm den wohl bedeutendsten Bildhauer der italienischen Frührenaissance sehen muß. Bahnbrechend waren nicht nur die formalen und technischen Neuerungen, mit denen Donatello die Bildhauerkunst seiner Zeit auf nahezu allen Gebieten bereicherte. Vielmehr beeindrucken die innere Kraft und Dynamik, mittels derer er dem veränderten Menschenbild der Renaissance so überaus lebensnah Ausdruck zu verleihen wußte. Die biblischen Szenarien und Gestalten, auf die wir bei ihm treffen, erscheinen in einem Naturalismus, der ihre irdische Dimension spürbar werden läßt.

Als Donatello 1466 starb, hatte er zahllose Werke geschaffen, die für ganze Generationen nachfolgender Bildhauer wegweisend sein sollten. Seinen künstlerischen Rang kann man durchaus dem eines Michelangelo Buonarroti gleichsetzen, obwohl er diesem an Ruhm und Popularität heute weit unterlegen ist. Ohne die vorausgegangenen Leistungen Donatellos scheint letzterer undenkbar. Wie schon Vasari erkannte, war er allerdings mehr als ein bloßer Vorläufer Michelangelos: »Entweder waltete der Geist Donatellos in Buonarroti oder der Buonarrotis wirkte vor der Zeit in Donatello.«

Donatellos Vater Niccolò war Wollkämmer von Beruf und gehörte im Florenz des späten 14. Jahrhunderts damit der Unterschicht an. Entgegen anderslautenden Vermutungen deutet der Familienname Bardi wohl nicht auf eine Zugehörigkeit zu jenem, ehemals bedeutenden, in Zeiten des Niedergangs aber verarmten, gleichnamigen Patriziergeschlecht hin.

Eine erste urkundliche Erwähnung bezeugt für Donatello unrühmlicherweise, daß er im Jahre 1401 in Pistoia, also rund dreißig Kilometer von Florenz entfernt, einen Deutschen namens Anichinus Pieri so massiv mit einem Stock traktierte, daß dieser eine größere Wunde davontrug. Es folgte eine Art Verurteilung auf Bewährung, die für den Wiederholungsfall eine empfindliche Geldstrafe in Aussicht stellte. Glücklicherweise ist von derart gewalttätiger Neigung in Donatellos späteren Jahren nichts mehr berichtet, wenngleich dem Künstler in vielen Anekdoten ein recht aufbrausendes Temperament nachgesagt wurde. Von scharfem Witz soll Donatello gewesen sein, in Geldangelegenheiten eher nachlässig, in allen Belangen der Kunst aber sehr ernsthaft und fleißig, was wir angesichts der erhaltenen Werke gern glauben wollen (Abb. 2).

Der frühe Aufenthalt in Pistoia könnte in Zusammenhang mit Brunelleschis dortiger Tätigkeit zu Beginn des Jahrhunderts gestanden haben. Es ist denkbar, daß Donatello dem späteren Freund und Weggefährten um die Jahrhundertwende bei dessen Arbeit an den Skulpturen für den *Jakobus-Altar* der Kathedrale von Pistoia assistierte. Darin wäre zugleich ein Indiz dafür zu sehen, daß Donatello bereits in jungen Jahren eine Ausbildung als Goldschmied erhielt. Mögliche Lehrmeister könnten Bartolucci (Michele di Bartolo) oder Brunelleschi selbst gewesen sein. Erste künstlerische Erfahrungen wird Donatello überdies schon als Jüngling – wie damals üblich – in einer der Florentiner Steinmetzwerkstätten um 1400 gesammelt haben. Nachweislich treffen wir auf ihn aber erst in der Werkstatt Lorenzo Ghibertis, wo er in den Jahren zwischen 1404 und 1407 an der Ausführung bedeutender Aufträge mitwirkte. Diese Tätigkeit in Ghibertis Werkstatt, die ausschließlich in Metall arbeitete, läßt ebenfalls darauf schließen, daß Donatello, der zu den bestbezahlten Gehilfen gehörte, eine Ausbildung als Goldschmied erhalten haben muß. Ein Eintrag in den Registern der Lukasgilde bezeichnet Donatello 1412 dann auch ausdrücklich als Goldschmied und Steinmetz (»orafo e scharpellatore«).

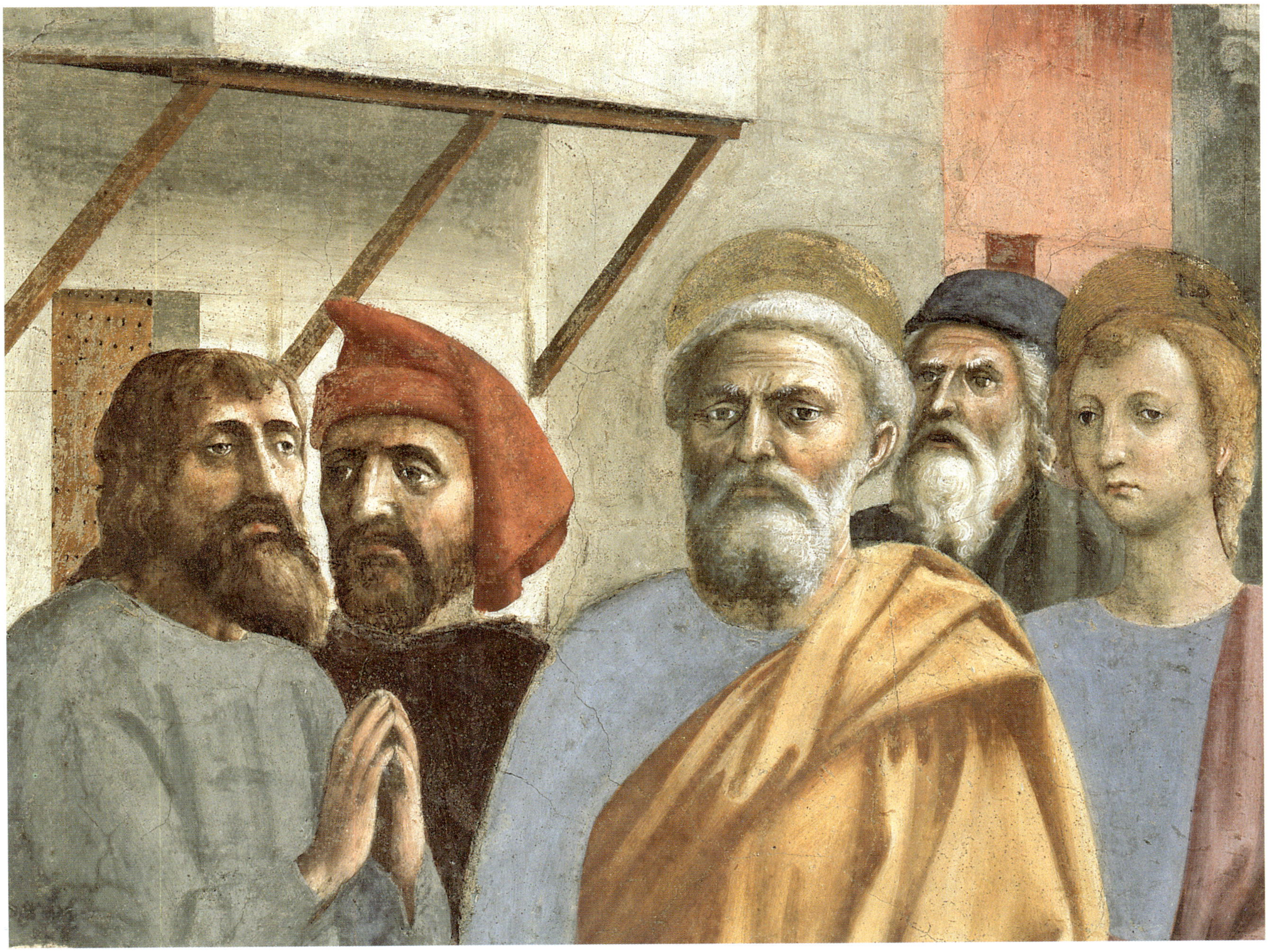

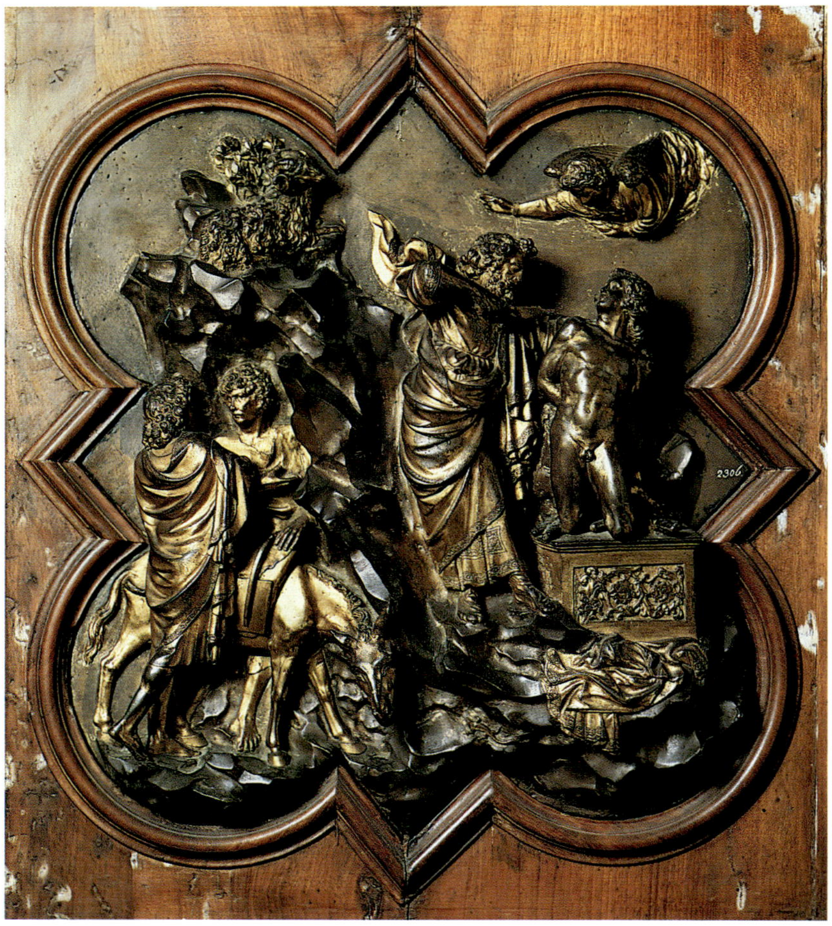

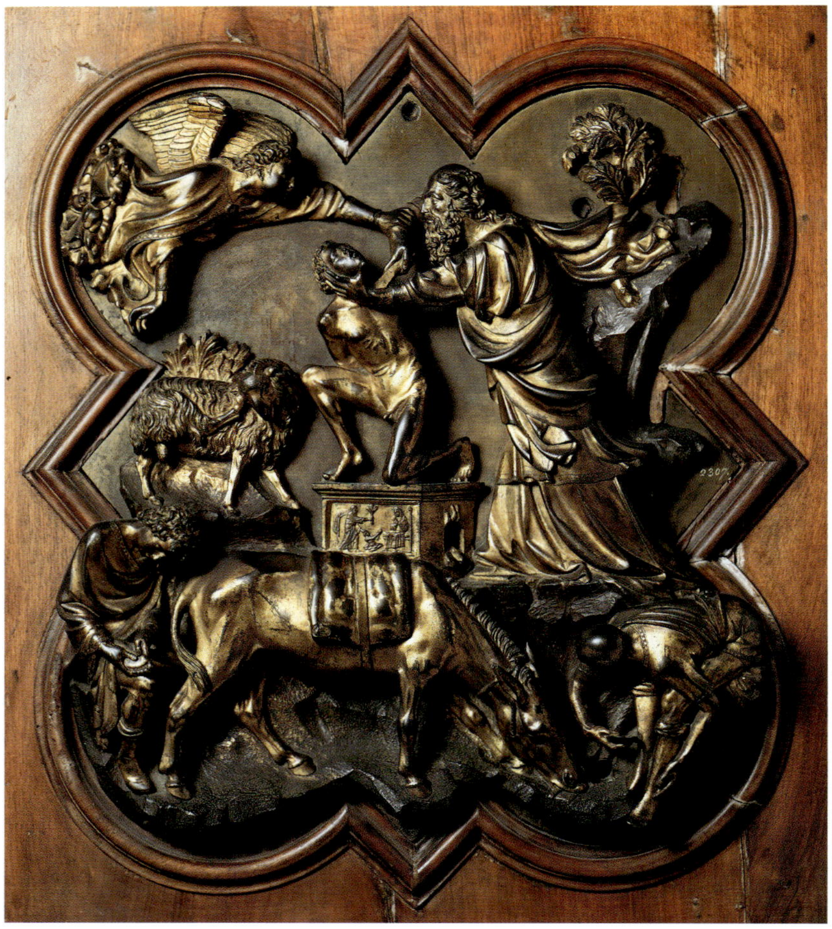

Die souveräne Handhabung verschiedenster bildhauerischer Techniken dürfte Donatello in seinen frühen Jahren somit im Umfeld der Domopera und in der Werkstatt Ghibertis vervollkommnet haben. Stilistische Einflüsse Ghibertis lassen sich in seinen späteren Arbeiten allerdings nur in verhältnismäßig bescheidenem Umfang aufzeigen. Bestenfalls ein sensibles Gespür für vollendete Linienführung und die Fähigkeit zu raffiniertem Kalkül der Lichtwirkungen sind zu nennen, während Ghibertis gotisches Formempfinden dem jungen Donatello eher wesensfremd gewesen sein dürfte.

1378 geboren, war Ghiberti kaum älter als Donatello selbst, hatte jedoch einen triumphalen Sieg in jenem bedeutenden Wettbewerb davongetragen, den die Zunft der Großkaufleute (Arte dei Mercanti di Calimala) im Winter 1400/1401 zur Gestaltung der zweiten Florentiner Baptisteriumstür ausgeschrieben hatte. Von den Wettbewerbsentwürfen – unter anderem von Jacopo della Quercia, Simone di Colle Val d'Elsa, Niccolò di Pietro Lamberti, Niccolò d'Arezzo und Francesco di Valambrino – sind lediglich diejenigen Ghibertis und Filippo Brunelleschis erhalten (Abb. 3, 4). Wohl auch im Hinblick auf ökonomische Umsetzbarkeit hatte die Jury 1402 ihr Urteil zugunsten Ghibertis gefällt und mit dieser Entscheidung noch einmal einen eleganten, hochgotischen Stil den schon renaissancehafteren Ideen Brunelleschis vorgezogen. Die Zeichen einer künstlerischen Erneuerung waren in dessen Wettbewerbsrelief jedoch bereits unverkennbar. Ein epochaler geistes- und kulturgeschichtlicher Wandel hatte längst begonnen sich zu vollziehen. Ein neues Selbstbewußtsein des Menschen war erwacht, die Eroberung irdischer Lebenswelt durch den Geist kündigte sich unausweichlich an. Am Ende dieser Entwicklung sollte die Stadt Florenz jenen Ruf erlangen, der sie bis heute als »Wiege der Neuzeit« kennzeichnet. Einen wesentlichen Beitrag hierzu leisteten die bildenden Künste, die sich endgültig aus dem Bannkreis mittelalterlicher Gedankensysteme befreiten. In Donatello wuchs zu Beginn des 15. Jahrhunderts einer der wichtigsten künstlerischen Protagonisten dieses neuen Zeitalters heran.

3 Lorenzo Ghiberti
Die Opferung Isaaks, 1401–1402
Bronze, 45 x 38 cm
Museo Nazionale del Bargello, Florenz

Die Bedingungen für die Teilnahme an dem Wettbewerb, den die Zunft der Großkaufleute im Winter 1400/1401 zur Gestaltung der zweiten Baptisteriumstür ausschrieb, waren eng gefaßt. Binnen eines Jahres hatten die Künstler ihre Entwürfe einzureichen. Neben dem biblischen Thema der Opferung Isaaks waren Format und Form des Vierpaß-Rahmens vorgegeben. Als Vorbild fungierte dabei die, von Andrea Pisano schon in den dreißiger Jahren des 14. Jahrhunderts geschaffene, erste Baptisteriumstür.

4 Filippo Brunelleschi
Die Opferung Isaaks, 1401–1402
Bronze, 45 x 38 cm
Museo Nazionale del Bargello, Florenz

Im Gegensatz zu Ghiberti rückte Brunelleschi die Opferung Isaaks in den Mittelpunkt seiner Darstellung. Alle anderen Elemente der biblischen Erzählung verbleiben im Randbereich der Vierpaßform.
Gegenüber Ghibertis Wettbewerbsrelief war dasjenige Brunelleschis um sieben Kilo schwerer und zudem aus mehreren einzelnen Gußteilen zusammengefügt. Für die Realisierung der gesamten Tür hätte dies einen erheblich größeren Material- und Arbeitsaufwand erforderlich gemacht.

5, 6 *Die Propheten über der Mandelpforte*, vor 1410
Marmor, Höhe 128 und 131 cm
Dom (Porta della Mandorla), Florenz

Für beide Statuen ist die Urheberschaft Donatellos zu bezweifeln. In den zeitgenössischen Dokumenten werden dessen für diesen Ort in Auftrag gegebenen Propheten mit einer Höhe von nur knapp 80 cm (»un braccio e 1/3«) beschrieben. Eine der beiden Figuren erinnert zudem in Haltung und Gestik eher an einen Verkündigungsengel, während die andere stilistisch den Werken Nanni di Bancos nahesteht.

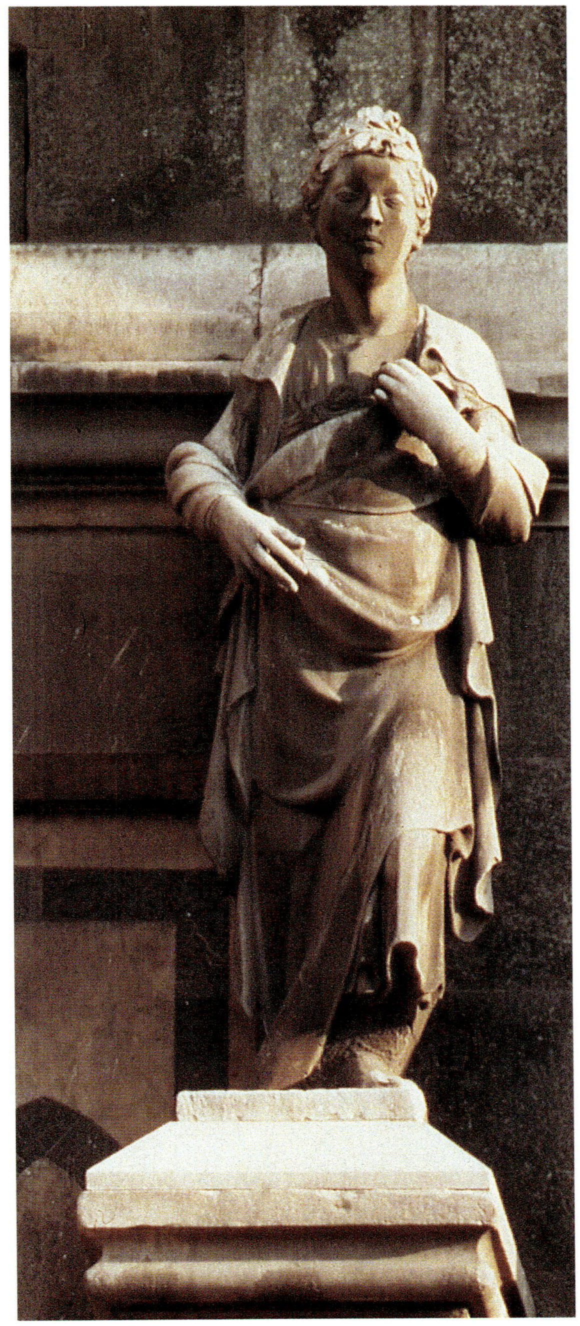

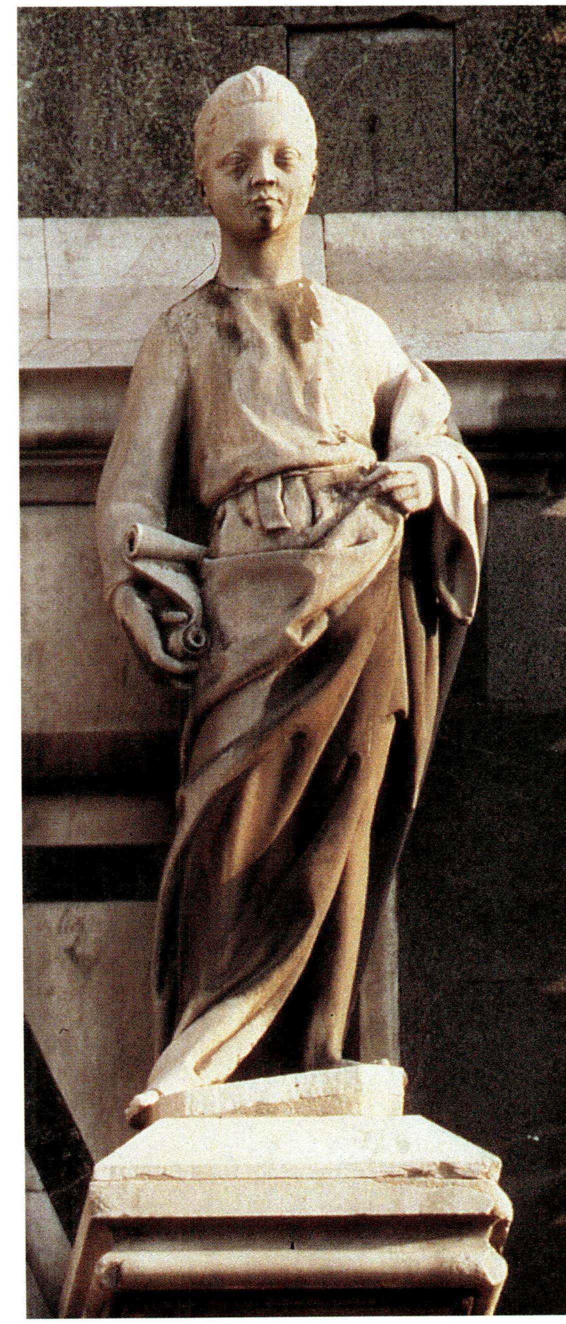

DIE KÜNSTLERISCHEN ANFÄNGE

Als früheste eigenständige Arbeiten Donatellos werden bisweilen die sogenannten *Propheten über der Mandelpforte* an der Außenseite des Doms Santa Maria del Fiore angesehen. Die Zuschreibung ist allerdings mehr als umstritten und geht lediglich auf Zahlungsnachweise der Dombauhütte (Opera del Duomo) zurück. Diesen zufolge erhielt Donatello in den Jahren 1406 und 1408 Gelder für seine Arbeit an zwei nicht näher bezeichneten Propheten-Statuen. Daß es sich dabei um die beiden heute oberhalb der Mandelpforte befindlichen Gestalten handelt, muß bezweifelt werden. Abgesehen von der stilistischen Unterschiedlichkeit beider Figuren, ließe sich die recht unbeholfen anmutende Ausführung bestenfalls mit der Unerfahrenheit des noch jungen Künstlers erklären (Abb. 5, 6).

Als Bildhauer gänzlich anderen Formates erwies sich Donatello, als er 1408 mit der Ausführung einer lebensgroßen *David-Statue* in Marmor für die Chortribüne des Doms beauftragt wurde (Abb. 7, 8). In ihrem Aufbau ist diese frühe Skulptur einerseits durchaus noch gotischen Vorbildern nachempfunden. Überproportional lang erscheinen die Arme des jugendhaften Helden, reichlich geziert die Haltung, die er einnimmt. Andererseits finden sich bereits Elemente, die auf ein klassisches Formenrepertoire zurückgehen. Die Anatomie des Oberkörpers ist durch den enganliegenden Lederwams eher betont als verhüllt und die noch unsichere Verlagerung des Gewichts auf ein Bein verrät das Bemühen um gesteigerte Dynamik, ganz im Sinne des antikischen Kontrapostes. Als überaus selbstbewußte und stolze Gestalt charakterisiert, scheint Donatellos *David* sich seiner göttlichen Auserwähltheit durchaus bewußt.

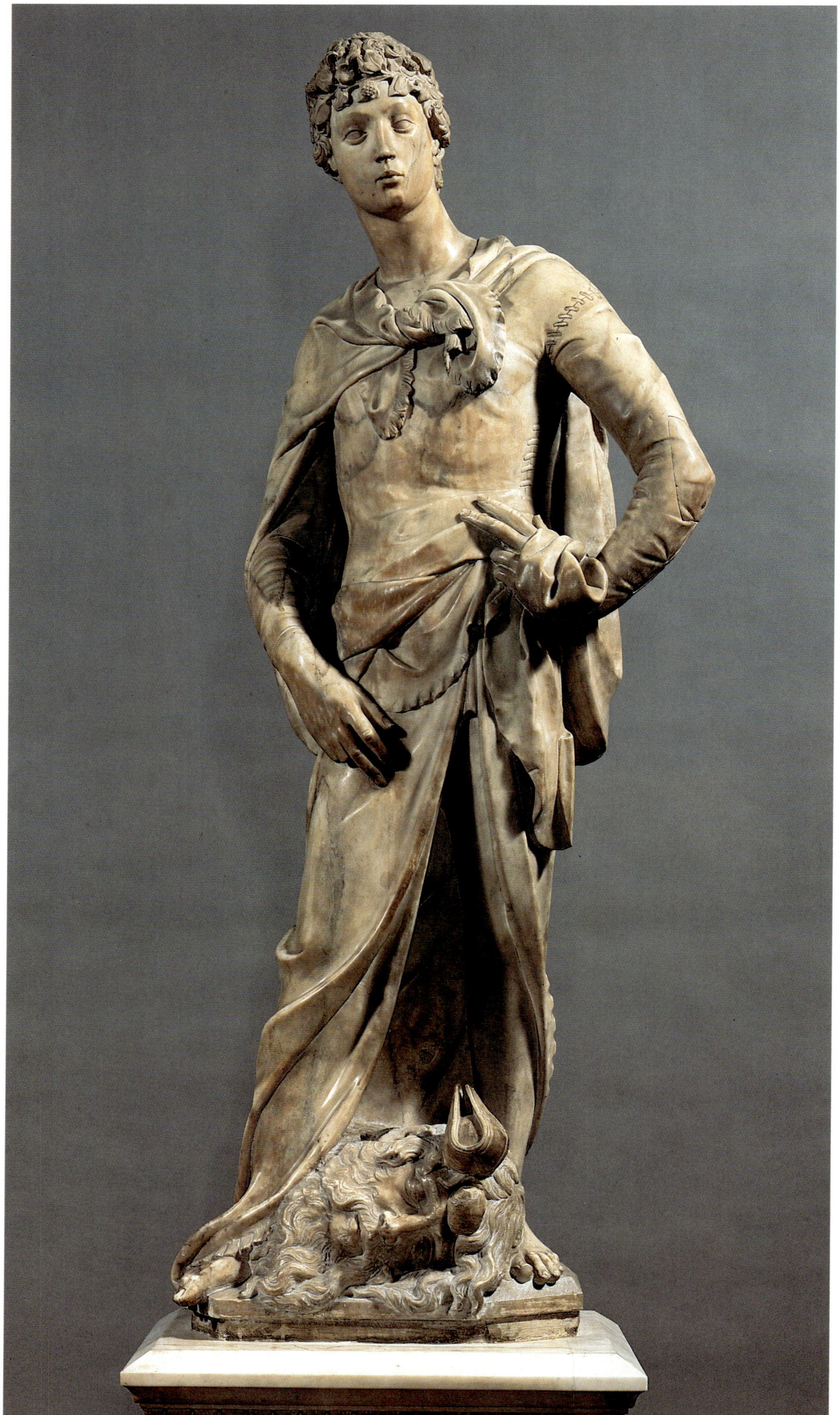

7, 8 *David*, 1408–1409
Marmor, 191 x 57,5 x 32 cm
Museo Nazionale del Bargello, Florenz

David ist als siegreicher Heros dargestellt. Zu seinen Füßen liegt das abgeschlagene Haupt des Goliath, in dessen Stirn sich der Stein aus Davids Schleuder eingegraben hat. Schon 1416 wurde die Statue von der Signoria der Stadt Florenz angekauft, um im Palazzo Vecchio aufgestellt zu werden. Die besondere politische Bedeutung, die dem *David* gerade in Florenz als Symbol unbändiger freiheitlicher Gesinnung zugemessen wurde, war in einer Inschrift abzulesen, die an der Skulptur angebracht wurde. Sie besagte, daß die Götter den tapferen Kämpfern für das Vaterland auch gegen die schrecklichsten Feinde Beistand schenken: PRO PATRIA FORTITER DIMICANTIBUS ETIAM ADVERSUS TERRIBILISSIMOS HOSTES DII PRAESTANT AUXILIUM.

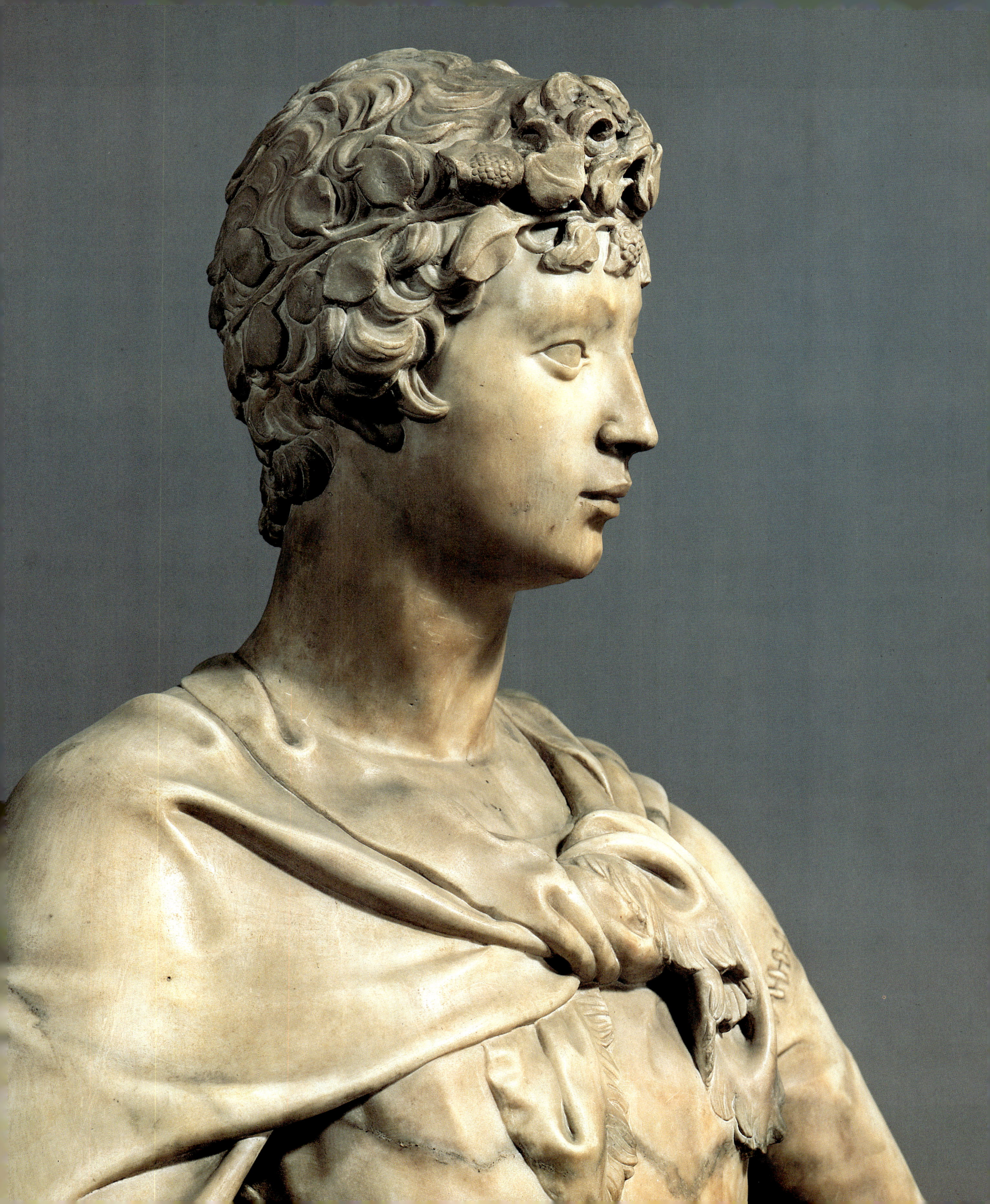

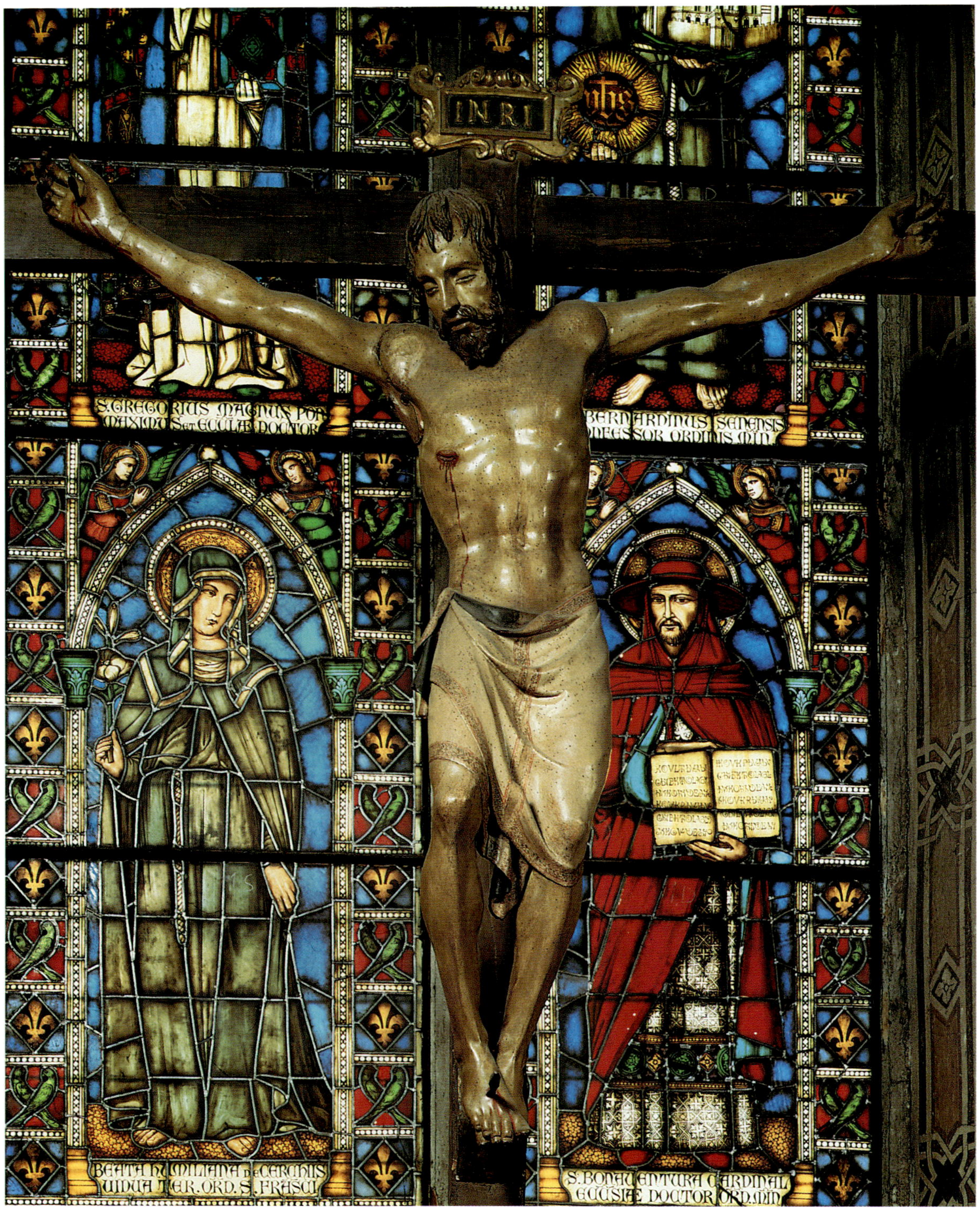

9 *Kruzifix*, um 1412
Holz, 168 x 173 cm
Santa Croce, Florenz

Das *Kruzifix* von Santa Croce zeigt einen von den Qualen des vorausgegangenen Martyriums gezeichneten Christus. In den ermatteten Gesichtszügen zeigen sich unverkennbar die Spuren des Leidensweges.
Zweifelhaft ist, ob es sich bei dem Werk tatsächlich um dasjenige handelt, zu dem Brunelleschi, einer berühmten Anekdote zufolge mit einer eigenen Arbeit in künstlerischen Wettstreit trat.

Ein Hinweis auf ein weiteres Frühwerk findet sich in der Schilderung eines ungewöhnlichen Wettstreits zwischen Brunelleschi und Donatello, die Vasari in den Viten beider Künstler überliefert hat. Dem vertrauten Freund Brunelleschi soll Donatello voller Stolz ein von ihm gefertigtes Holzkruzifix gezeigt haben. Zum Entsetzen Donatellos war dieser von dem Werk allerdings wenig angetan und kommentierte es mit den Worten: »Mir scheint, du habest einen Bauern ans Kreuz geheftet und nicht die Gestalt eines Christus, der zart gebaut und der schönste Mann gewesen ist, der jemals geboren wurde« (Vasari). Empört über derlei Unverständnis forderte Donatello seinen strengen Kritiker auf, selbst ein besseres Werk zu formen. Brunelleschi machte sich an die Arbeit und vollendete ein Kruzifix, angesichts dessen sich Donatello schließlich geschlagen geben mußte. Bezüglich des krassen donatellianischen Naturalismus und des potentiellen Unverständnisses, auf das er mit seinen Arbeiten stets zu stoßen riskierte, ist die überlieferte Anekdote überaus bezeichnend. Das beschriebene *Kruzifix* wurde lange Zeit in demjenigen wiedererkannt, das sich heute in Santa Croce zu Florenz befindet. Ähnlich den *Propheten über der Mandelpforte* ist die Zuschreibung an Donatello in jüngerer Zeit jedoch bezweifelt worden. Neben Donatello ist in Nanni di Banco ein möglicher Urheber zu sehen (Abb. 9).

Als gesichertes Werk Donatellos gilt die Marmorskulptur des *Hl. Markus*, die zwischen 1411 und 1414

10 *Der Hl. Markus*, 1411–1414
Marmor, 236 x 74 cm
Or San Michele, Florenz

Zur Ausstattung ihrer Nische an Or San Michele beauftragte die Zunft der Leinen- und Altwarenhändler Donatello 1411 mit der Anfertigung ihres Schutzheiligen Markus. Meisterlich gestaltete Donatello den Faltenwurf, der die Drehung des Körpers pointiert betont.

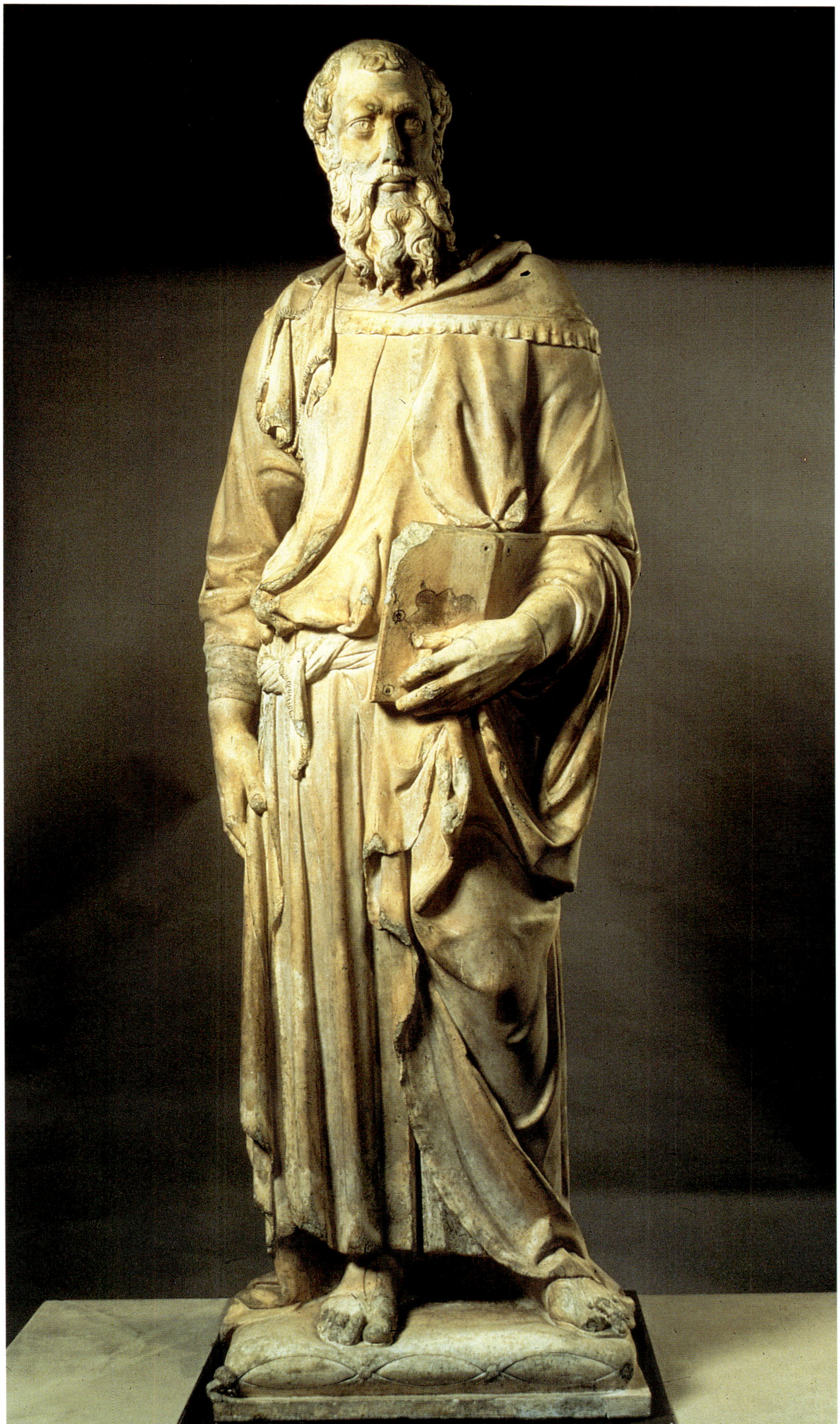

11, 12 *Der Evangelist Johannes*, 1408–1415
Marmor, 210 x 88 x 54 cm
Museo dell' Opera del Duomo, Florenz

Während Donatello für die Domfassade die Figur des *Hl. Johannes* arbeitete, wurden bei Nanni di Banco der *Hl. Lukas* und bei Niccolò di Pietro Lamberti der *Hl. Markus* in Auftrag gegeben. Mit der Ausführung des vierten, noch ausstehenden Evangelisten sollte derjenige unter den drei Konkurrenten betraut werden, der sein Werk am gelungensten ausführte. Von diesem Vorhaben wich man allerdings schon 1410 ab und beauftragte stattdessen Bernardo Ciuffagni mit dem *Hl. Matthäus*. Die ursprüngliche Idee eines künstlerischen Wettbewerbs ist jedoch charakteristisch für das kulturelle Klima im Florenz des frühen 15. Jahrhunderts.

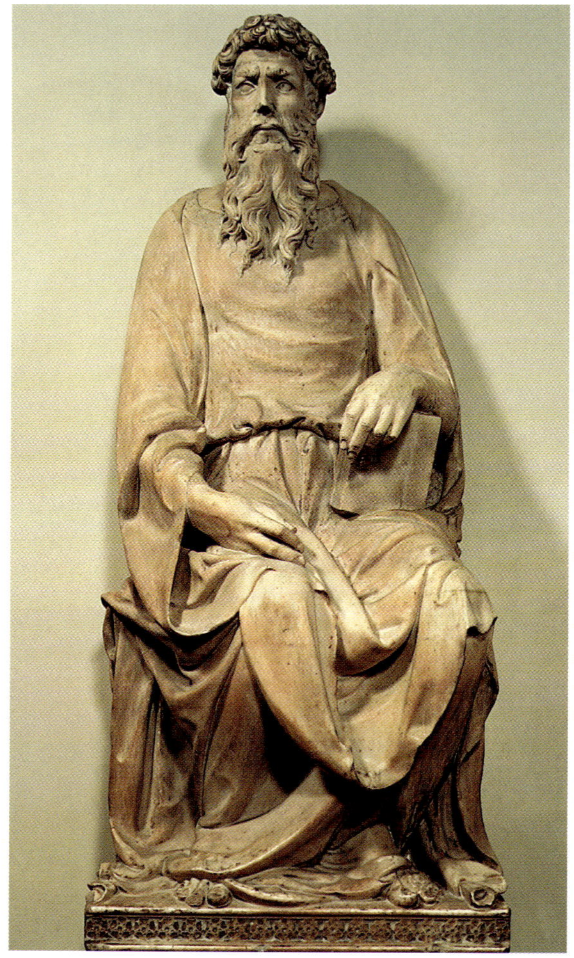

im Auftrag der Leinweberzunft (Arte dei Linaioli) für Or San Michele entstand (Abb. 10). Ein nahezu psychologisierendes Interesse an der Vergegenwärtigung zutiefst menschlicher Regungen drückt sich hier erstmals unübersehbar aus. In sich ruhend, aber ohne jede Starrheit ist der Heilige derart lebensnah wiedergegeben, daß es scheint, als könne er jeden Augenblick aus seiner Nische hervortreten. Weit entfernt von jeder Typisierung, verlieh Donatello dem Gesicht individuelle Züge, aus denen würdevolle Ernsthaftigkeit spricht. Alle Konzentration ruht in der Betonung irdischer Präsenz, zu der auch das in schweren Bahnen geformte Gewand wesentlich beiträgt.

Bezeichnend erscheint angesichts dieses frühen Meisterwerks jenes Urteil, das Michelangelo, der ansonsten so wenig geneigt war, anderen Künstlern Lob zu zollen, Vasari zufolge über den Hl. Markus treffend formulierte: Kein vertrauenerweckenderes Bild eines Menschen sei ihm bekannt; wenn der Hl. Markus tatsächlich so ausgesehen habe, könne man jedes Wort glauben, das er geschrieben habe. Die Besonderheit der Skulptur ist in diesen Worten erfaßt. Sie liegt in der neuen, realistischen Darstellung physischer Erscheinung, bei gleichzeitiger Betonung geistiger Integrität. Im Blick des Heiligen kulminiert diese wahrlich renaissancehafte Sichtweise.

Ähnlich verhält es sich mit der Statue des *Evangelisten Johannes*, die wohl schon 1408 bei Donatello in Auftrag gegeben wurde, vermutlich aber erst mit einiger Verspätung um 1415 vollendet war (Abb. 11, 12). Wieder mutet der Blick des Heiligen äußerst ernst, um nicht zu sagen finster an. Es scheint, als habe er das auf seinem Bein abgestützte Buch für einen kurzen, gedankenverlorenen Moment innerer Besinnung und Reflexion gerade erst geschlossen. Stimmiger könnte die Gestaltfindung in all ihren Details kaum sein. Verglichen mit dem so selbstsicher und aufrecht dastehenden *David*, wird hier – von den herabhängenden Schultern des Evangelisten, über die mächtigen Hände und den schweren Faltenwurf des Gewandes – ein gänzlich anderes, ernsthafteres Bild des Menschen entworfen. Erneut ist an Michelangelo zu erinnern. Die geistige Affinität, beispielsweise zu dessen Moses, ist evident, Donatellos Vorläuferschaft unverkennbar.

Wie schon die Statue des *Evangelisten Markus*, die 1990 durch das Opificio delle Pietre Dure restauriert und an Or San Michele durch eine Kopie ersetzt wurde, befindet sich auch diejenige des *Hl. Johannes* heute nicht mehr an ihrem ursprünglichen Aufstellungsort, der Fassade des Doms, sondern im Dom-Museum.

In der Nachfolge dieser frühen, ganzfigurigen Marmorstatuen ergingen an Donatello weitere Aufträge vergleichbarer Art. Für die Zunft der Plattner und Schwertschmiede (Arte dei Corazzi e Spadai) entstand um 1417 die Figur des *Hl. Georg*, die in einer Nische an der Nordseite von Or San Michele Aufstellung fand (Abb. 13, 14). Erneut hatte Donatello hier einen jugendhaften Helden darzustellen. Diesmal bewältigte er die Aufgabe in beeindruckender Manier. Der Kontrapost ist einem breitbeinigen Stehen gewichen, das von Entschlossenheit und Mut kündet. Ohne jeden Anflug von Selbstzweifel ist der Blick des Hl. Georg in die Ferne gerichtet. Der muskulöse, sich unter dem Harnisch abzeichnende Oberkörper zeugt von Kraft und Vitalität. Im Vertrauen auf die eigene Stärke scheint dieser junge Ritter allen kommenden Herausforderungen gewachsen. »Trotz des Steines, aus dem er besteht, zeigt sich,« wie Vasari bemerkte, »feurige Kühnheit in seinen Zügen und ein wunderbarer Ausdruck der Bewegung.«

Einige weitere Beobachtungen verdienen besondere Aufmerksamkeit. So ist der *Hl. Georg* – im Vergleich zu den vorangegangen Skulpturen – in ein verändertes Verhältnis zu der ihn umgebenden Nische gesetzt. Zwar hatte Donatello bereits beim *Hl. Markus* und dem *Hl. Johannes* ein ausgeprägtes Gespür für den die Skulpturen umfassenden Raum gezeigt, erst mit dem *Hl. Georg* aber eine neue Qualität in der Nutzung dieses Spannungsverhältnisses erreicht. Das umrahmende Tabernakel, dessen Ausführung und Entwurf allerdings nicht mit Sicherheit Donatello zugeschrieben werden können, scheint die ohnehin so eigenständig anmutende Gestalt des Heiligen in ihrer völligen, fast störrischen Autonomie noch zu betonen.

Unterhalb der Skulptur findet sich das erste uns bekannte Marmorrelief Donatellos (Abb. 15). Einen Hinweis auf die Entstehungszeit des Werkes beinhaltet ein einziges erhaltenes Dokument im Februar des Jahres 1417, das den Ankauf eines Marmorblocks für den Sockel der Georgsstatue an Or San Michele erwähnt. Bald danach wird Donatello mit der Arbeit begonnen

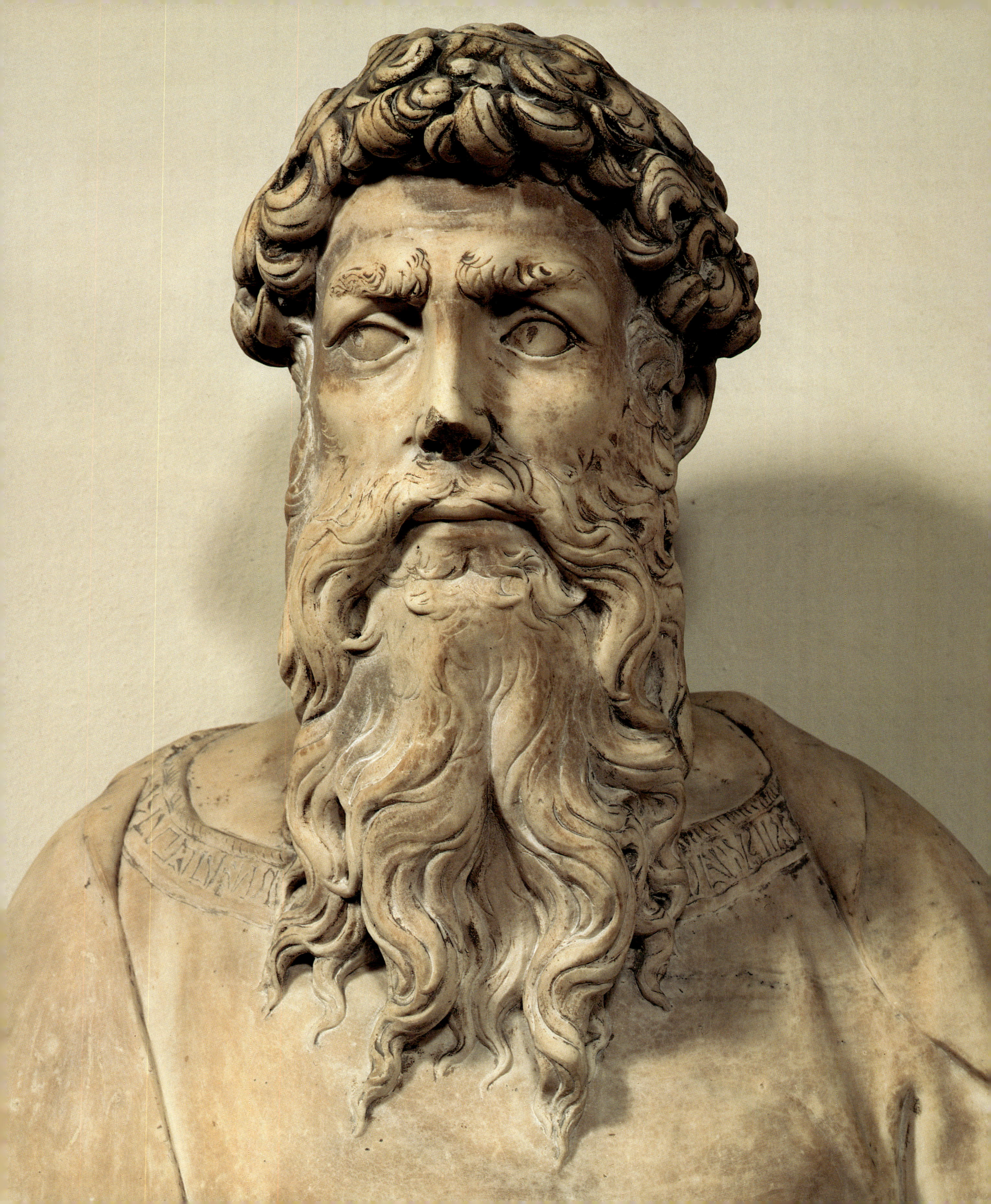

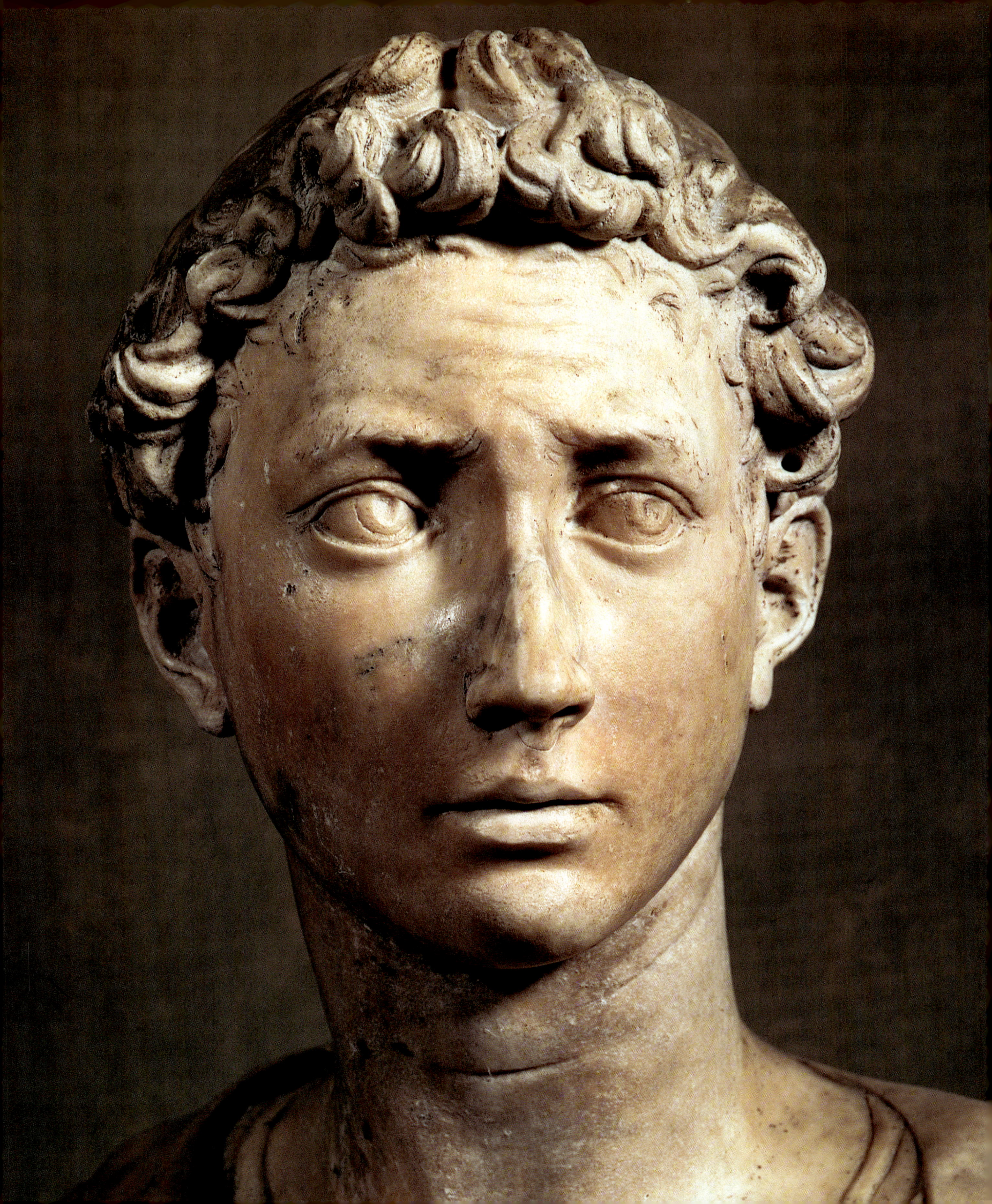

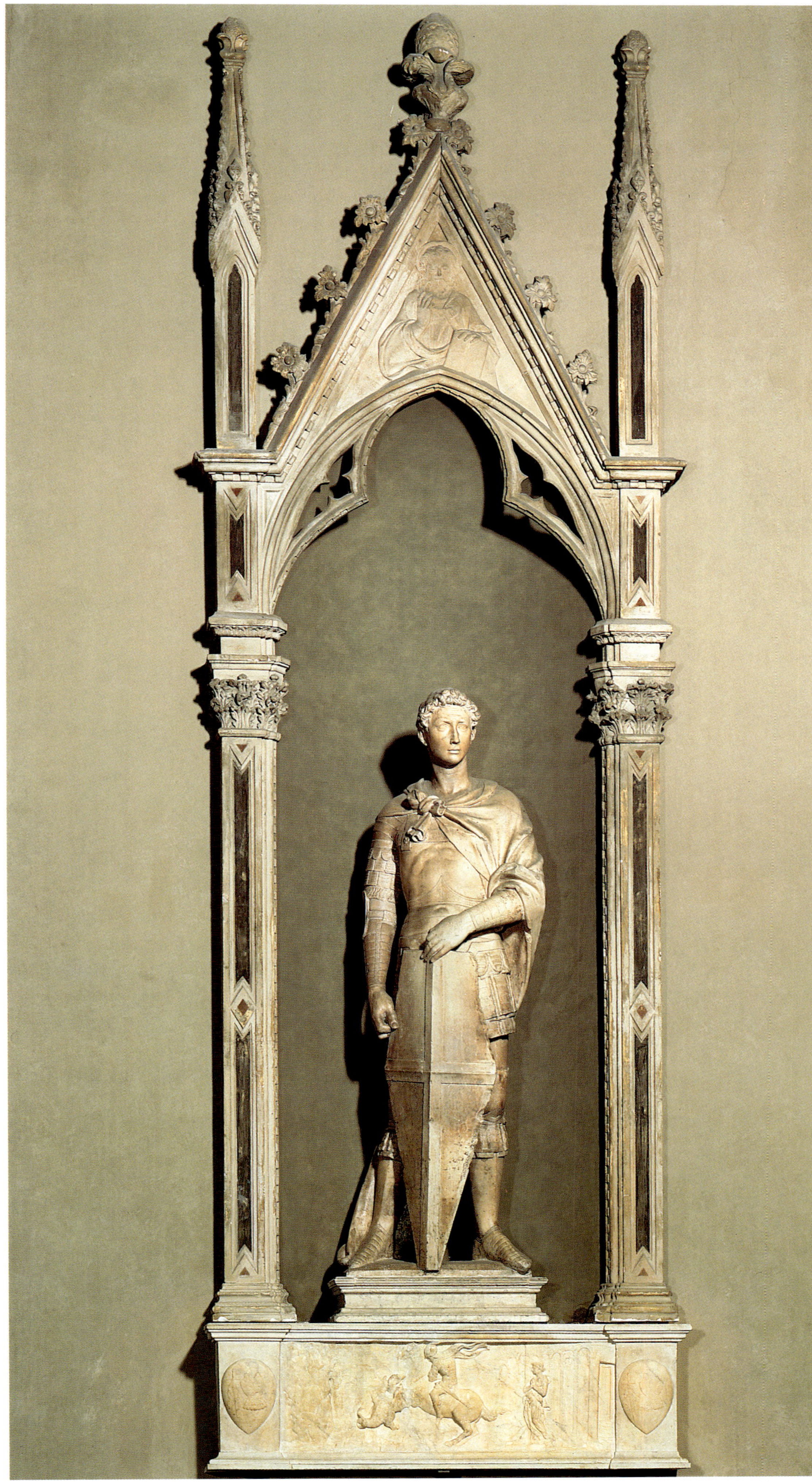

13, 14 *Der Hl. Georg*, um 1417
Marmor, 209 x 67 cm
Museo Nazionale del Bargello, Florenz

Der von Donatello eingeschlagene Weg, der letztendlich zur völligen Loslösung der Statuen von der umgebenden Nischen-Architektur führen sollte, ist angesichts des *Hl. Georg* bereits unverkennbar. Innere Konzentration und physische Stärke sind in der Gestalt dieses mutigen Ritters gleichermaßen betont. Die »vita activa« ist, ganz im Sinne eines neuen Menschenbildes, ebenbürtig neben die »vita contemplativa« gerückt.

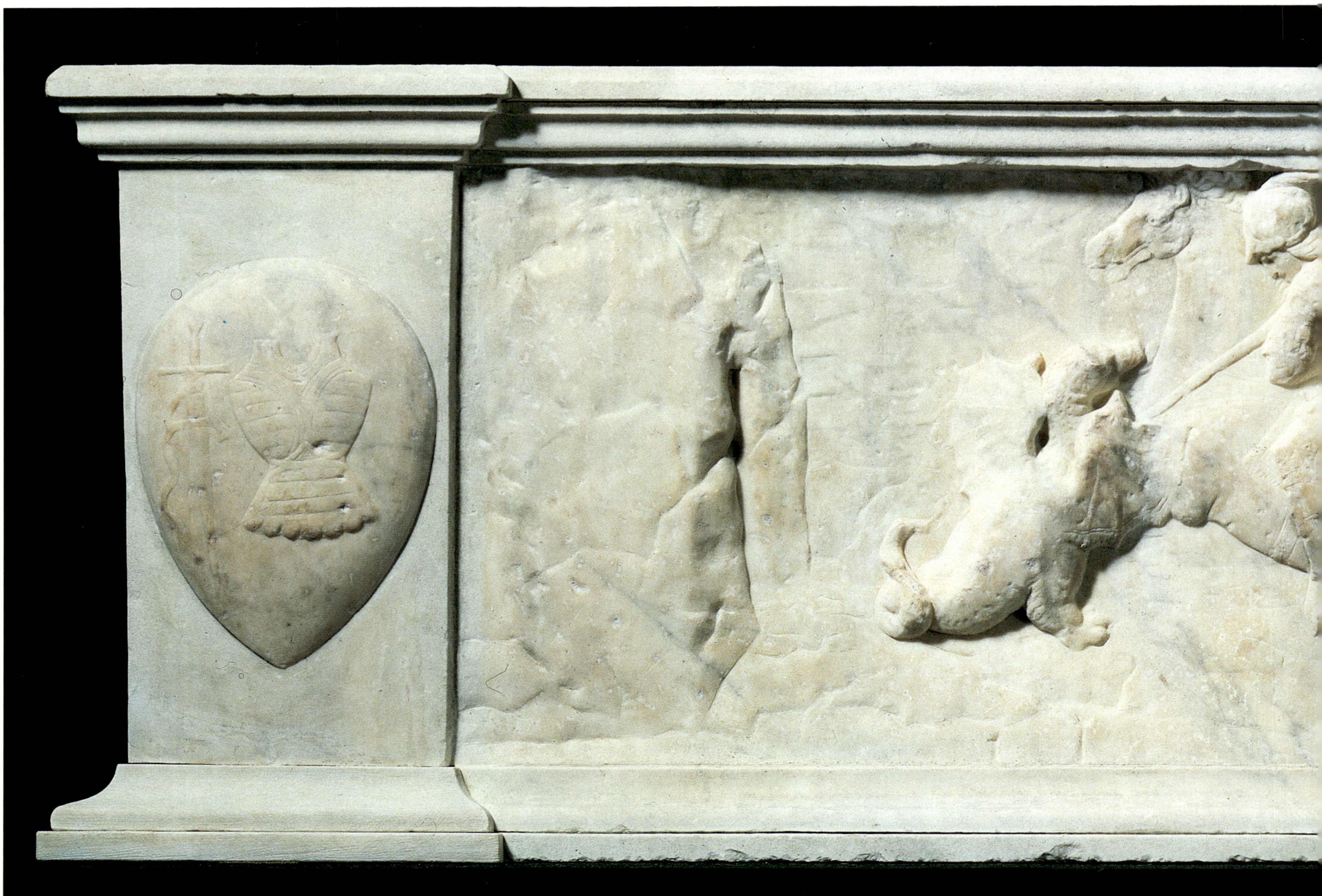

haben. Dargestellt ist, einer Erzählung der Legenda Aurea des Jacobus de Voragine folgend, der siegreiche Kampf des Hl. Georg mit dem Drachen. In der Frauengestalt, die der Szene in gespannter Haltung beiwohnt, erkennen wir die Prinzessin von Kappadozien, die durch das Untier gefangen gehalten wurde. Zu ihrer Rettung war der Hl. Georg herbeigeeilt.

Bemerkenswert an diesem frühen Beispiel seiner Reliefkunst ist die von Donatello entwickelte Technik des sogenannten »rilievo schiacciato«. Abweichend von althergebrachten Modi der Reliefgestaltung gelang es Donatello mittels dieser Neuerung, eine bis dato unerreichte räumliche Tiefenwirkung zu erzielen. Kennzeichnend für die Vorgehensweise ist dabei eine feine Abstufung der Oberflächen, durch die der Eindruck eines nahezu endlosen Bildraumes hervorgerufen wird. Unterstützt wird dieser Effekt atmosphärischer Wirkung zudem durch die präzise Anwendung zentralperspektivischer Regeln, deren Entwicklung man Brunelleschi zuschreibt. In dem Architekturprospekt, der im *Georgs-Relief* hinter der Königstochter zu erkennen ist, wird die Nutzung dieser beiden Darstellungsmittel

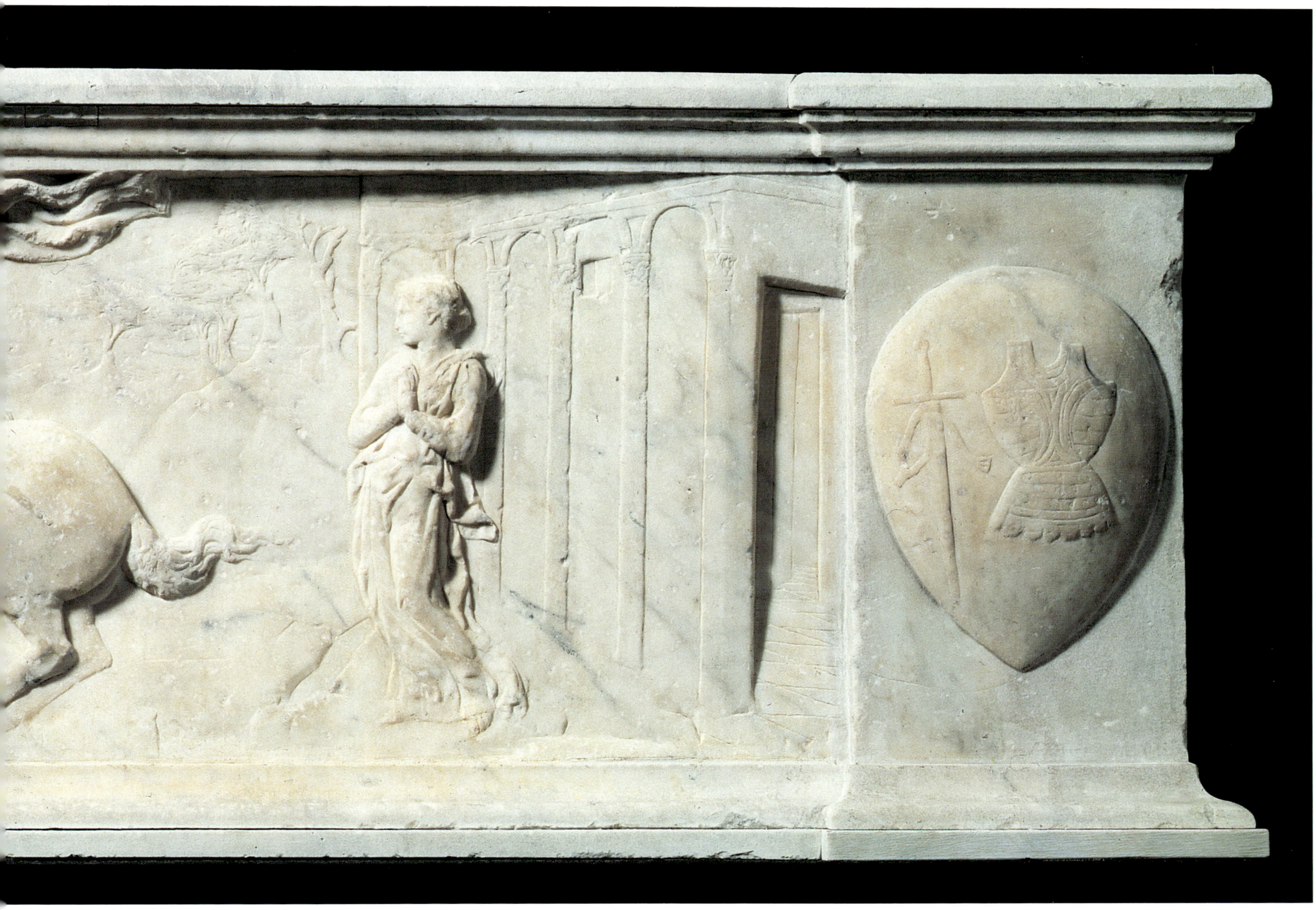

bereits deutlich. In seinen späteren Reliefarbeiten sollte Donatello, wie noch zu beobachten sein wird, seine Erfindung des abgeflachten Reliefs bis zur völligen Perfektion weiterentwickeln. Für die Kunstform des Reliefs erschloß er dabei ein weites Feld neuer Ausdrucksmöglichkeiten, die letztlich in der Hervorbringung geradezu malerischer Wirkungen mündeten. Mit der Drachenkampf-Szene erreichte er auf diesem Wege bereits eine Lebendigkeit in der Darstellung des dramatischen Geschehens, die seine Zeitgenossen verblüffte und Bewunderung hervorrief.

Bedauerlicherweise weist dieses so bedeutende Relief heute deutlich Spuren der Witterungs- und Umwelteinflüsse auf, denen es an der Außenseite von Or San Michele über mehrere Jahrhunderte hinweg ausgesetzt war. Erst 1974 wurde es in das Museo Nazionale del Bargello gebracht und wie die Statue des Hl. Georg, die sich dort schon seit 1892 befand, an Or San Michele durch eine Kopie ersetzt.

15 *Der Hl. Georg im Kampf mit dem Drachen*
(Detail Abb. 14), um 1417
Marmor, 39 x 120 cm
Museo Nazionale del Bargello, Florenz

Noch bevor Masaccio um 1425 in seinem berühmten *Trinitätsfresko* in Santa Maria Novella in der Malerei erstmals die neuen Regeln der Zentralperspektive konsequent anwandte, nutzte Donatello diese in seinem wegweisenden Drachenkampf-Relief. Gepaart mit einer besonderen Technik der Oberflächenbearbeitung gelang ihm eine enorme tiefenräumliche Illusion, bei gleichzeitiger Betonung der Dramatik des dargestellten Geschehens. In diesem Sinne ist das Relief ein erstes Beispiel für die bahnbrechenden Leistungen Donatellos im Bereich der Reliefgestaltung.

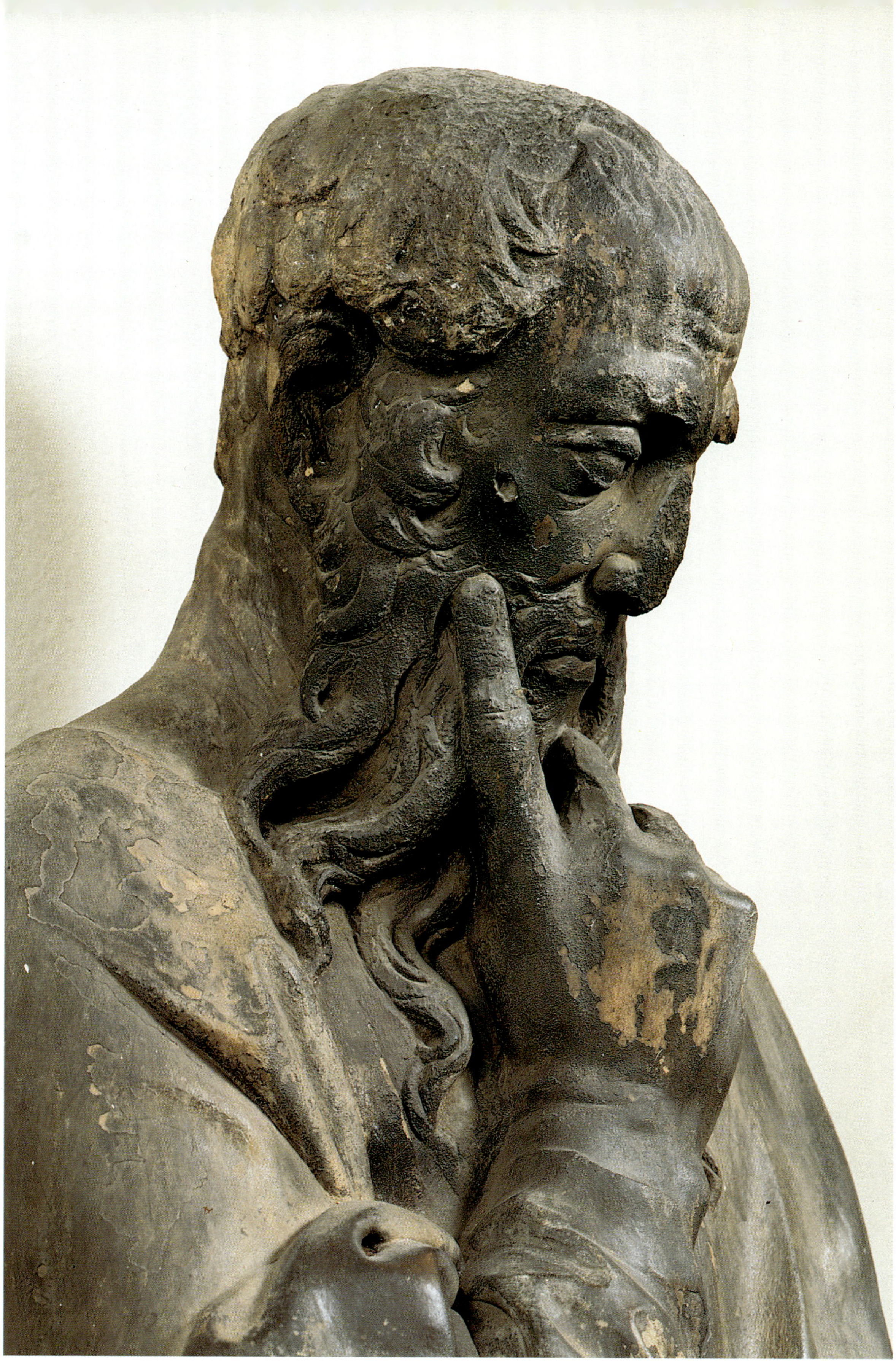

16, 17 *Der bärtige Prophet*, 1415–1418
Marmor, 193 x 64 x 44 cm
Museo dell' Opera del Duomo, Florenz

Den *bärtigen Propheten* bezeichneten die Florentiner schon früh als »Pensieroso«, den Denker. Treffend ist damit das vorrangige Merkmal dieses so gedankenversunken dastehenden Propheten benannt.

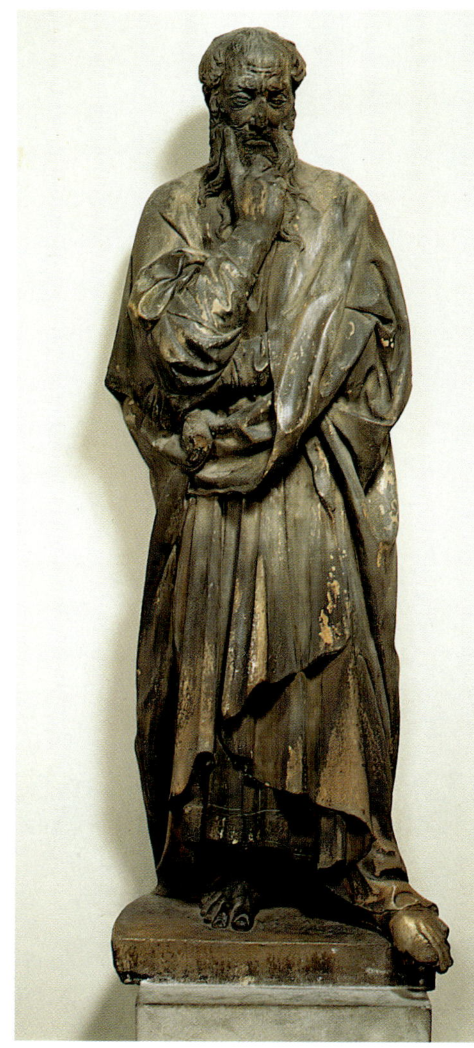

FÜNF SKULPTUREN FÜR DEN CAMPANILE

Unmittelbar nach der Vollendung des *Hl. Georg* begann Donatello mit der Arbeit an den ersten von insgesamt fünf Skulpturen für den Florentiner Campanile, den Glockenturm Giottos. Ein wesentlicher Unterschied zu den früheren Aufträgen bestand in der enormen Höhe des vorgesehenen Aufstellungsortes, nämlich im zweiten Geschoß des Turms. Diesen Umstand berücksichtigte Donatello in der nicht näher identifizierbaren Gestalt des sogenannten *bärtigen Propheten* (Abb. 16, 17). In typischer Denkerpose ist der mächtige Kopf auf eine Hand gestützt und zugleich nach vorne geneigt. Sein Blick ist nach unten gerichtet, als suche er Kontakt zu den von dort emporschauenden Betrachtern. Noch eindringlicher scheint sich die darauffolgend entstandene Figur des *Propheten mit der Schriftrolle* in Gestik und Mimik an ein imaginäres Gegenüber zu wenden (Abb.

18, 19 *Der Prophet mit der Schriftrolle* (*Der bartlose Prophet*), 1415–1418
Marmor, 190 x 64 x 63 cm
Museo dell' Opera del Duomo, Florenz

In seinen Prophetenstatuen für den Florentiner Campanile schuf Donatello wahre Charakterköpfe. Das Fehlen aller ikonographischen Attribute macht die genauere Identifizierung der einzelnen Gestalten heute allerdings nahezu unmöglich. Auch für den sogenannten *bartlosen Propheten* läßt sich nicht mehr mit Bestimmtheit sagen, auf welche Prophetie er mit dem Gestus der rechten Hand so eindringlich – wie zur Warnung – verweist.

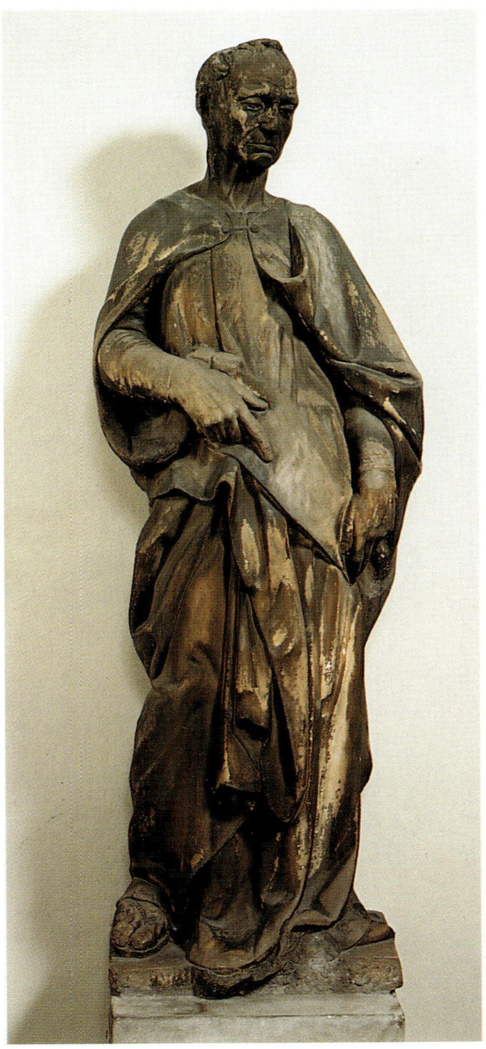

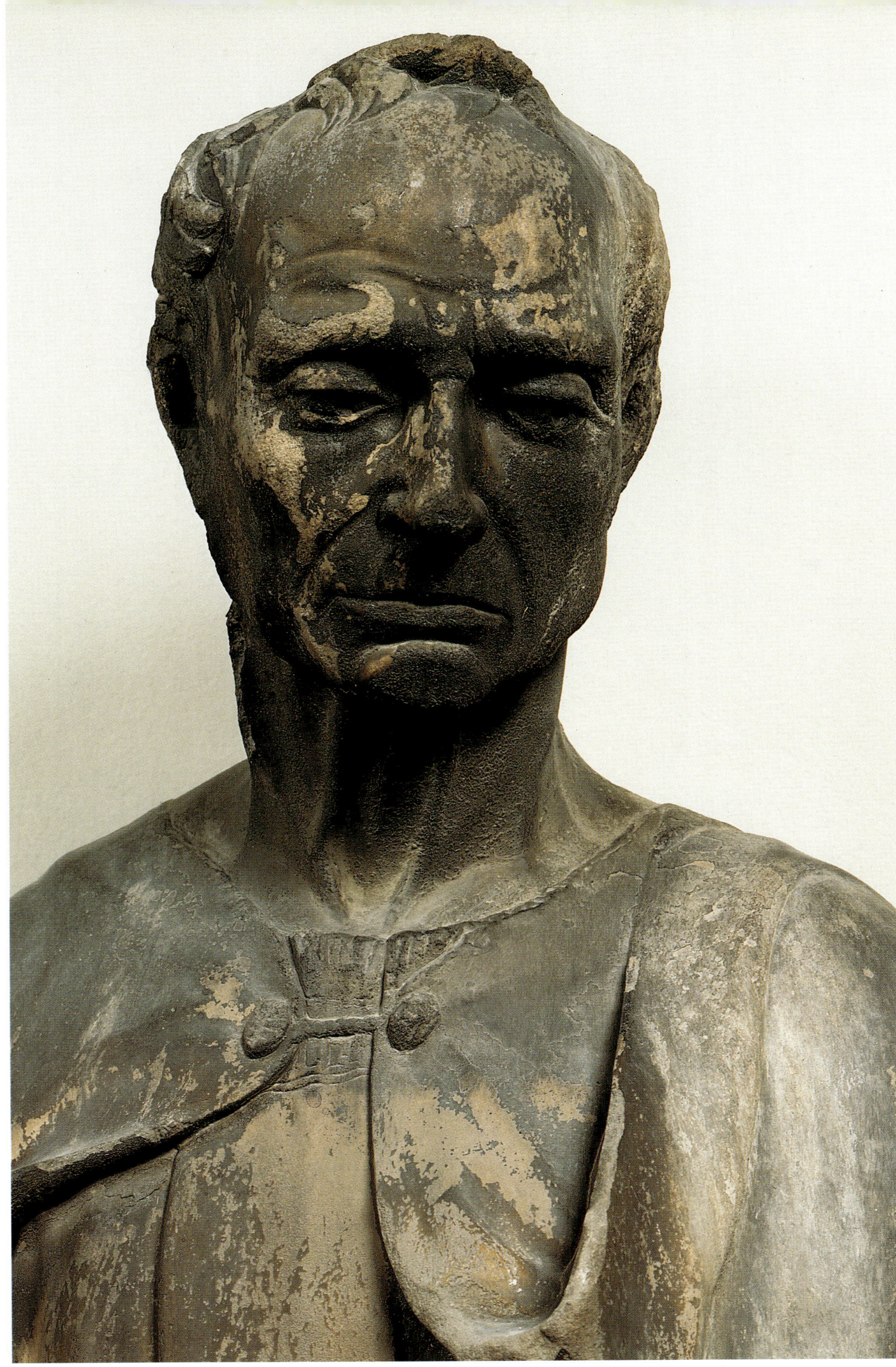

18–19). Mit der rechten Hand verweist der Schriftgelehrte deutlich auf die von ihm gehaltene Textrolle. In den markanten Gesichtszügen offenbart sich eine Individualität von solcher Eindringlichkeit, daß man die Persönlichkeit dahinter zu erkennen vermeint. Wie schon in der Physiognomie des *bärtigen Propheten* sind Anklänge an Köpfe aus der antiken römischen Plastik spürbar. Kennzeichnend für Donatellos Gestaltungskraft ist dabei schon früh die Art und Weise, mit der er die vermeintlichen Vorbilder nie bloß zitierte, sondern stets im Sinne seiner Absichten variantenreich abzuwandeln verstand.

An Donatello und Nanni di Bartolo gemeinsam erging 1421 der Auftrag zur *Abraham-und-Isaak-Gruppe*. Trotz dieses Hinweises auf eine mögliche Urheberschaft zweier Künstler wird das Werk heute zumeist allein Donatello zugeschrieben (Abb. 20,21). Nur in den weniger gelungenen Teilen glaubt man, die Hand

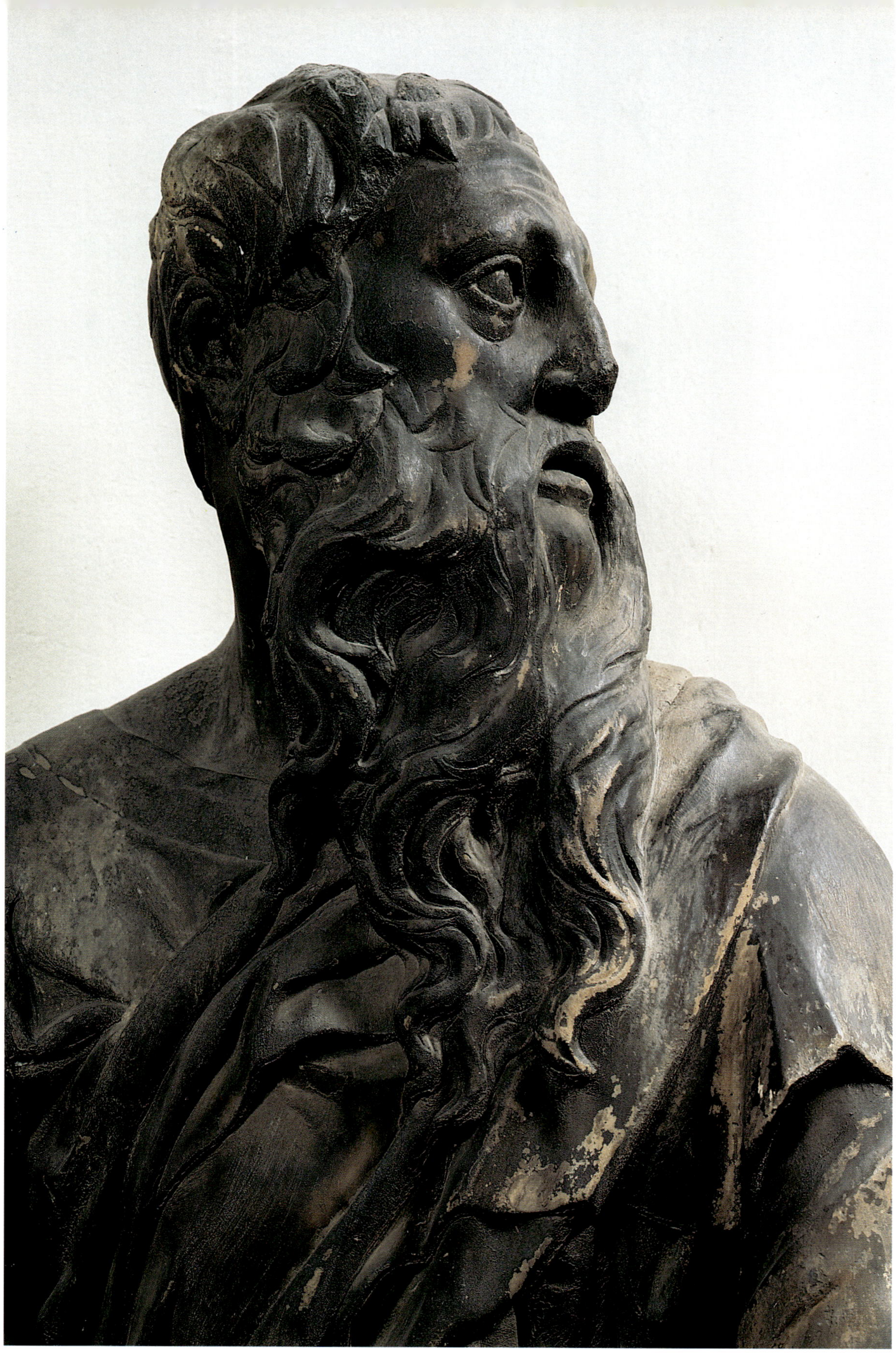

20, 21 *Abraham und Isaak*, 1421
Marmor, 188 x 56 cm
Museo dell' Opera del Duomo, Florenz

Die Darstellung der Opferung Isaaks stellt als Figurengruppe unter den Campanile-Skulpturen eine Ausnahme dar. Wie schon in den Wettbewerbsreliefs der Baptisteriumstür ist jener dramatische Moment vergegenwärtigt, in dem Abraham, der alttestamentarischen Überlieferung zufolge, auf Gottes prüfendes Geheiß bereit ist, den eigenen Sohn zu töten. Auf die Rettung Isaaks – durch den göttlichen Gnadenspruch in buchstäblich letzter Sekunde – verweist Donatello in der Drehung des Kopfes, mit der Abraham sich von der eigentlichen Opferhandlung abwendet.

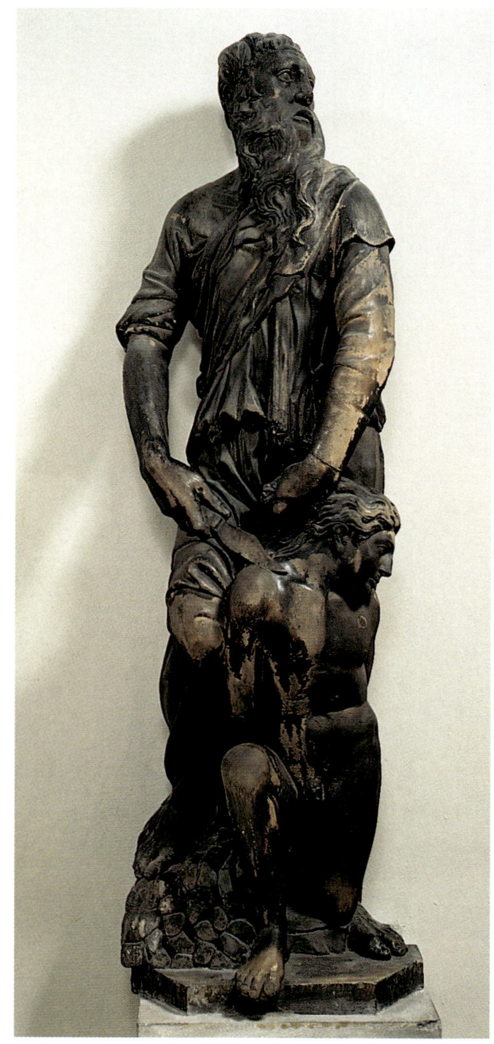

Nannis zu erkennen. In der Tat sind die dramatischen Bewegungsmomente in den extremen Drehungen beider Gestalten wohl eher einem Donatello zuzutrauen. Bedingt durch die Nische des Aufstellungsortes entspricht die Komposition in den Umrissen durchaus den Formen einer Einzelfigur. Innerhalb dieser Konturen sind beide Gestalten aber gleichgewichtig behandelt. Im Gegensatz zu den meisten früheren Darstellungen des Themas ist Isaak der Szene nicht mehr in eher attributivem Sinne beigefügt, sondern beansprucht als eigenständiger Bestandteil des biblischen Geschehens ebensoviel Aufmerksamkeit wie sein Vater, der soeben den göttlichen Gnadenspruch wahrzunehmen scheint.

An dieser Stelle ist es nötig, die chronologische Abfolge zu unterbrechen, um diesen frühen Skulpturen für den Campanile die Betrachtung derjenigen gegenüberzustellen, die Donatello im Abstand von einigen Jahren noch für diesen Ort ausführte. Es sind dies die Pro-

22, 23 *Der Prophet Habakuk* (*Zuccone*), um 1423–1426
Marmor, 195 x 54 x 38 cm
Florenz, Museo dell' Opera del Duomo

Donatellos *Propheten Habakuk* nennen die Florentiner, in Anspielung auf die markante Glatzköpfigkeit der Gestalt, *Zuccone*, was sich mit Kürbiskopf oder – weniger despektierlich – Kahlkopf übersetzen läßt. Der Naturalismus in der Individualisierung der Physiognomie des Propheten hat die Grenzen zur Häßlichkeit recht einprägsam überschritten. Die Vermutung, daß in dem Kopf das Porträt von Donatellos Florentiner Zeitgenossen Giovanni di Barduccio Chierichini zu sehen ist, wurde schon im frühen 16. Jahrhundert geäußert, läßt sich aber heute nicht mehr mit Sicherheit belegen.

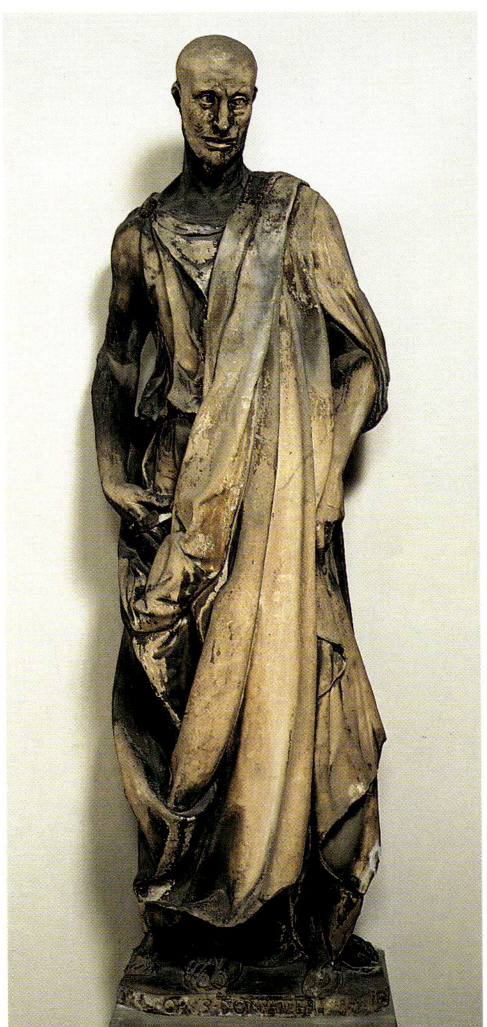

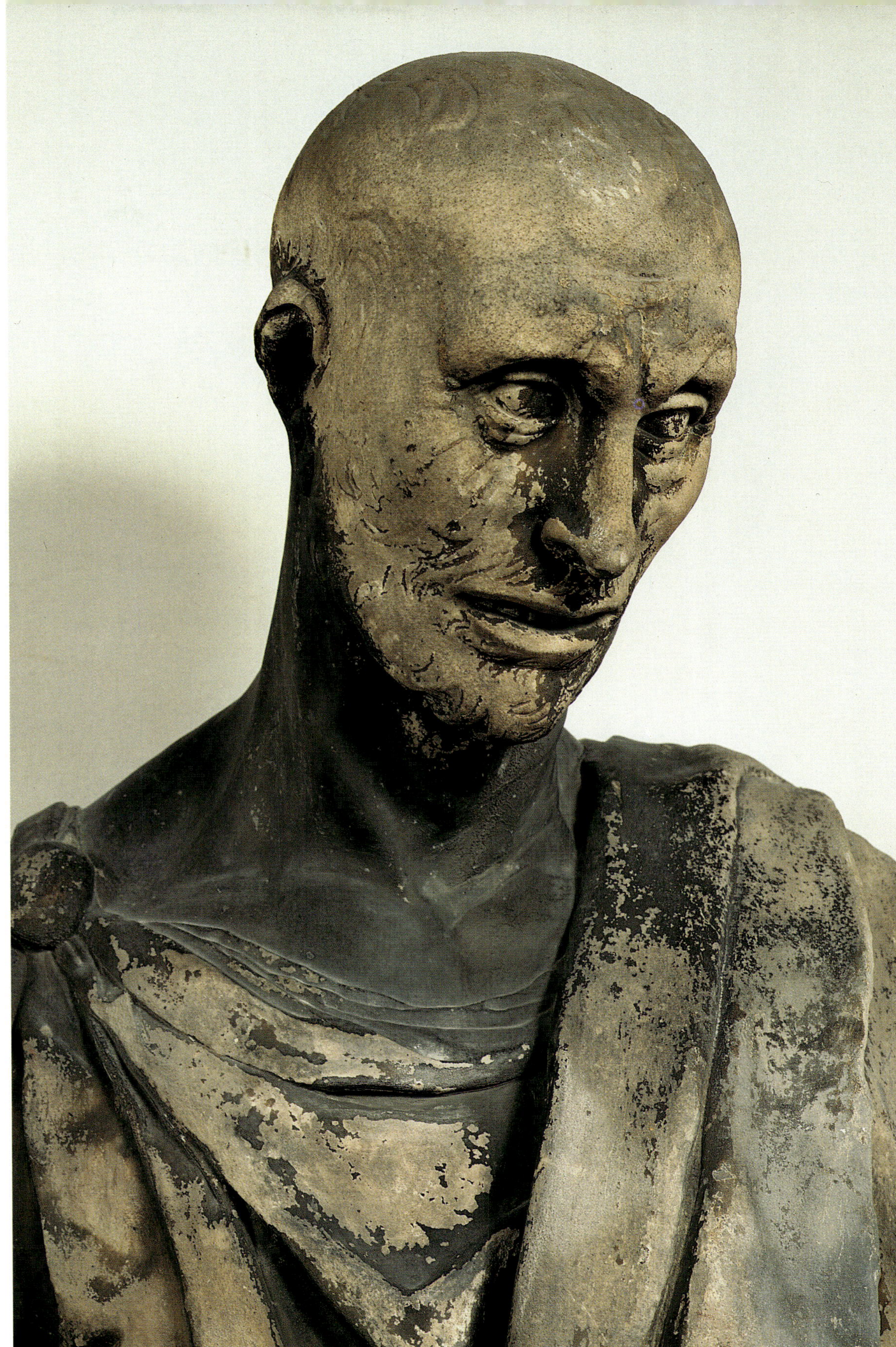

pheten *Jeremias* und *Habakuk (Zuccone)* (Abb. 22–25). Wir wissen, daß eine der Figuren zwischen 1423 und 1426 gearbeitet wurde, während die andere zwischen 1427 und 1436 entstand. Welches der Werke das frühere ist, bleibt allerdings umstritten. Trotz einer Inschrift, die den einen Propheten als Jeremias ausweist und den anderen folgerichtig als Habakuk zu erkennen gibt, ist auch die Identifizierung nicht gänzlich unumstritten: Der Benennung könnte eine frühe Verwechslung zugrunde liegen. Ungeachtet dessen haben sich die Namen im Laufe der Zeit derart unlösbar mit beiden Statuen verknüpft, daß sie trotz dieser verwirrenden Problematik beizubehalten sind.

Vasari maß der Statue des *Habakuk* besondere Bedeutung zu und nannte sie »das schönste und großartigste Werk, das dieser Künstler jemals vollführte«. Er betonte dabei, daß der *Zuccone* nach dem Leben gearbeitet sei, und untermauerte dieses Urteil mit einer Anekdote.

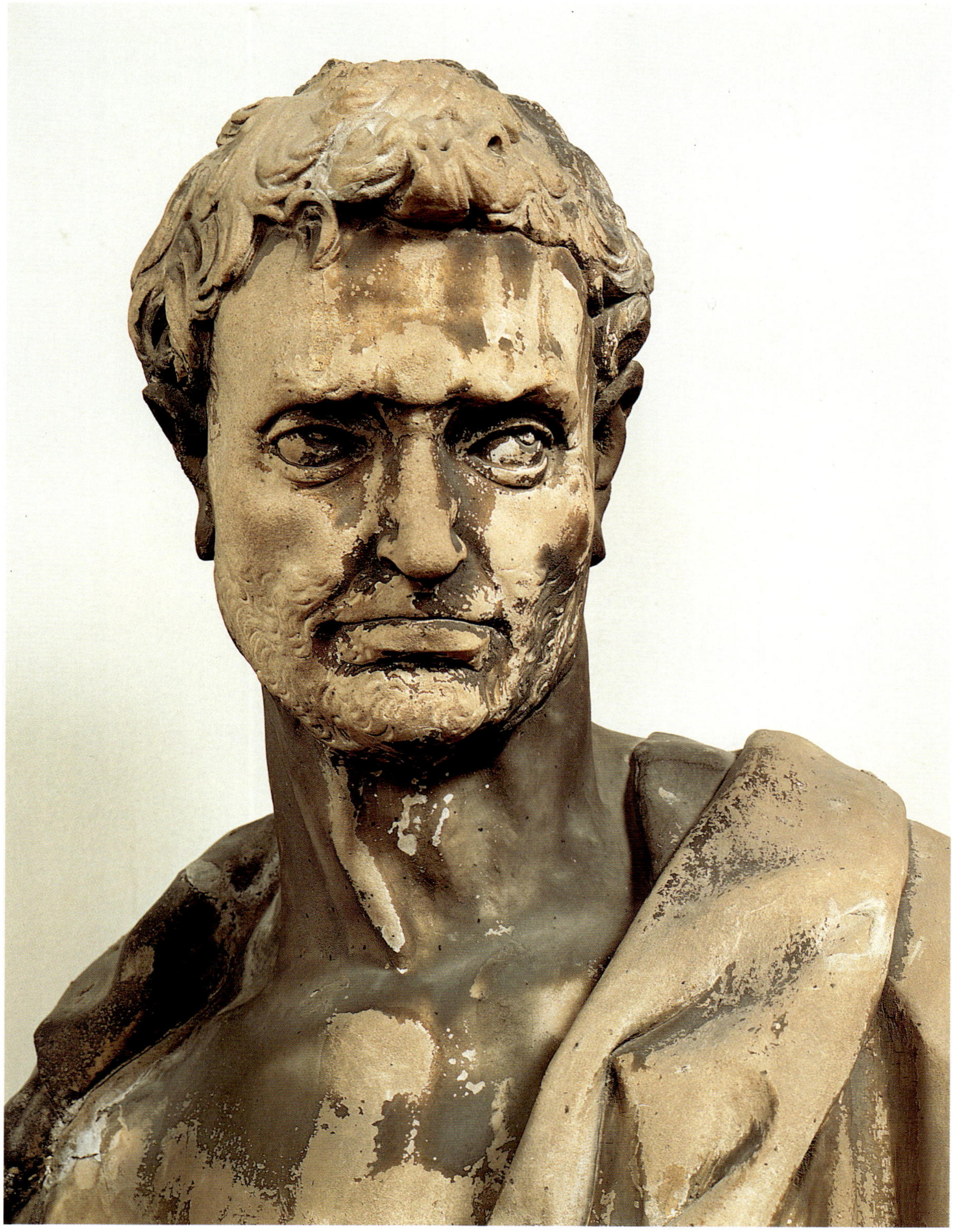

24, 25 *Der Prophet Jeremias*, um 1423–1436
Marmor, 191 x 45 x 45 cm
Museo dell' Opera del Duomo, Florenz

In der Art einer römischen Toga ist der *Prophet* durch das in voluminösen Falten unwirklich um den nackten Körper geführte, schwere Gewand verhüllt. Die Manier der Gewandgestaltung ist für Donatello, der zumeist einen vertikalen Faltenwurf bevorzugte, derart ungewöhnlich, daß man für den Jeremias eine mögliche Zusammenarbeit mit einem anderen Künstler – vielleicht Michelozzo – in Betracht ziehen muß.

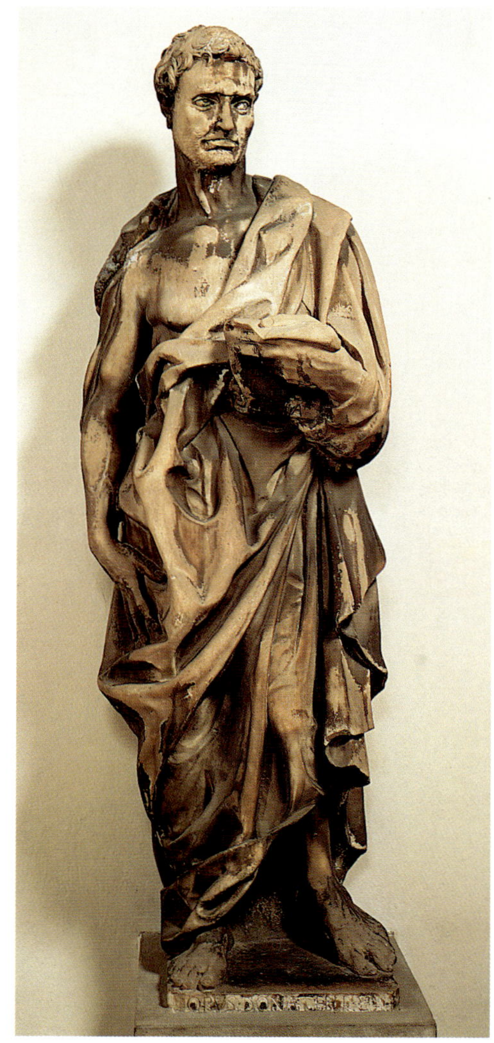

Noch während der Arbeit an der Skulptur soll Donatello ausgerufen haben: »Sprich, sprich doch – sonst sollst du den Blutschiß kriegen.« In diesen drastischen Worten ist bei Vasari durchaus ein weitverbreiteter Topos des Lobes zu erkennen, demnach den besten Steinskulpturen oft nur die Sprache zur Lebendigkeit fehle.

Tatsächlich ist vor allem in der eindrucksvollen Physiognomie eine Individualität charakterisiert, die immer wieder die Vermutung aufkommen ließ, Donatello habe hier das Porträt eines Zeitgenossen geschaffen. Daneben sind allerdings erneut Anklänge an römische Büsten oder auch Rednerfiguren unübersehbar. Zu erinnern ist in jedem Falle – wie Bonnie Bennett und David Wilkins bemerkten – daran, daß es der Prophet Habakuk ist, auf den die Worte zurückgehen: »Wehe dem, der zum Holz spricht: Erwache! Und zum stummen Stein: Stehe auf! Dergleichen sollte weissagen? Es ist ja gefaßt in Silber und Gold, und keinerlei Odem ist in ihm. Was hilft denn das Schnitzbild, daß der Meister es schnitzt, das Gußbild und Lügenorakel, daß der Meister darauf vertraut und stumme Götzen macht?« (Habakuk 2; 18–19)

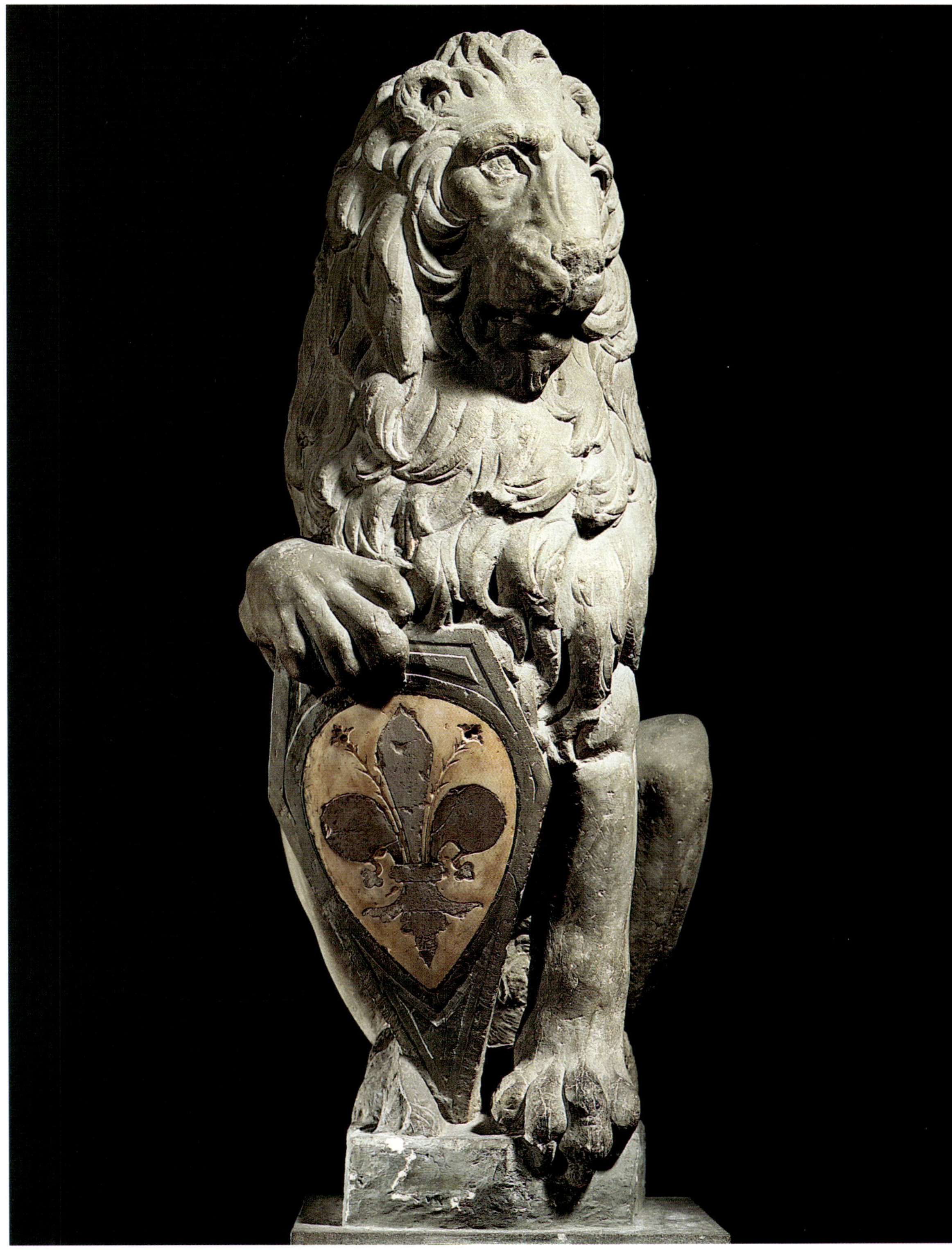

26 *Der Marzocco*, 1419–1420
Sandstein, 135,5 x 38 x 60 cm
Museo Nazionale del Bargello, Florenz

1810 wurde Donatellos *Marzocco* als Wappentier der Stadt Florenz auf der Piazza della Signoria aufgestellt. Dort durch eine Kopie ersetzt, befindet sich die Skulptur heute im Bargello. Als Verkörperung der stolzen Florentiner Gesinnung hält der Löwe das Lilienwappen der Stadt.

DIE ERWEITERUNG DES BILDHAUERISCHEN REPERTOIRES: NEUE AUFGABEN UND TECHNIKEN

Anläßlich des Florenz-Besuches von Papst Martin V. wurde Donatello 1419 mit der Steinfigur des *Marzocco* (Löwen) beauftragt (Abb. 26). Diese sollte am Treppenaufgang zu den päpstlichen Gemächern im Kloster von Santa Maria Novella aufgestellt werden. Wieder einmal übertraf Donatello alle früheren Darstellungen des Florentiner Wappentieres in der »vivacità«, der Lebendigkeit des Ausdrucks.

Als eine Art Prolog bezüglich des angewachsenen Interesses an naturalistischer Ausdruckssteigerung, wie es in den Statuen des *Jeremias* und des *Habakuk* zu beobachten ist, mag man Donatellos vergoldete Bronzeplastik des *Hl. Ludwig von Toulouse* ansehen (Abb. 27, 28). Fünf Jahre nach dem *Hl. Georg* wurde Donatello damit wieder mit einer Nischenfigur für Or San Michele betraut. Auftraggeber war diesmal die Parte Guelfa. Als Parteigänger des Papstes und Befürworter der städtischen Autonomie waren die Guelfen die Gegenspieler der kaisertreuen Ghibellinen gewesen, als im 13. Jahrhundert der Streit um die Ansprüche des Heiligen Stuhls

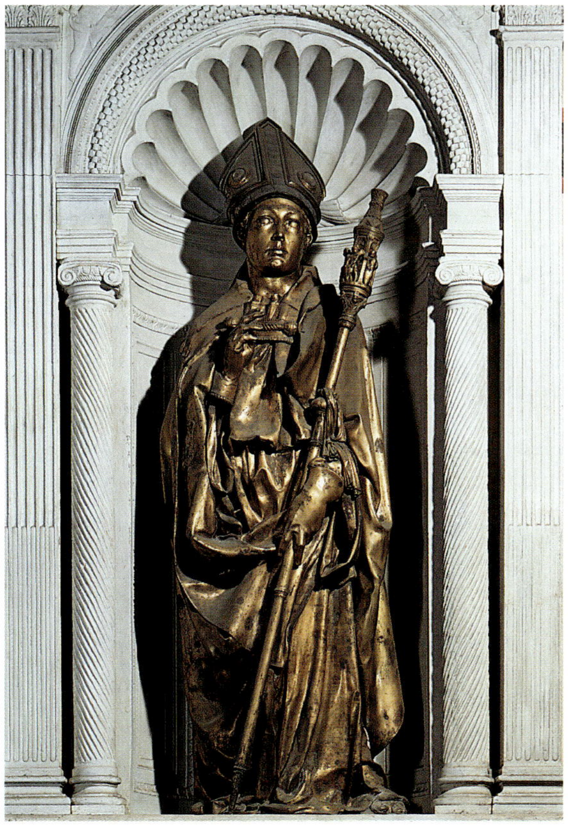

und diejenigen des Reiches zwischen päpstlicher und weltlicher Vormacht entbrannte. Für ihr seit langer Zeit unbestücktes Tabernakel an Or San Michele gaben sie die Statue des *Hl. Ludwig von Toulouse* bei Donatello in Auftrag. Sie wählten damit eine historische Gestalt, in deren ungewöhnlicher Vita sich Gehorsam gegenüber dem Papsttum exemplarisch veranschaulichen ließ. Als Ludwig von Toulouse 1297 im Alter von nur 23 Jahren starb, hatte er als ältester Sohn von Karl II. seine Ansprüche auf den Thron von Neapel und Sizilien einem geistlichen Amt und Lebenswandel geopfert. Donatello schuf mit der Darstellung des zu Beginn des 14. Jahrhunderts heiliggesprochenen Ludwig von Toulouse seine erste Bronzeplastik. 1425 waren die Arbeiten abgeschlossen. Schon 1459, also noch zu Lebzeiten Donatellos, wurde die Skulptur allerdings in Santa Croce aufgestellt, als die Parte Guelfa ihr Tabernakel verkaufte. Heute befindet sie sich im Museum von Santa Croce. Fotografien, die die Skulptur an Or San Michele zeigen, stammen aus dem Jahr 1945, als das Werk – wie viele andere – nach sicherer Unterbringung während der Kriegsjahre für kurze Zeit wieder an den ursprünglichen Aufstellungsort gebracht wurde.

Innerhalb des donatellianischen Œuvres stellt diese Skulptur eine eigentümliche Ausnahme dar. Bis heute ist das Urteil über das Werk geteilt und reicht von wohlwollender Aufnahme bis hin zu Beschreibungen, die es als völlig mißlungen abtun. Im Gegensatz zu seiner euphorischen Wertschätzung des *Zuccone* nannte schon Vasari den *Hl. Ludwig von Toulouse* eine plumpe Figur, die unter Donatos Werken vielleicht die am wenigsten gelungene sei. Er entschuldigte Donatello geradezu, indem er unterstellte, die Figur sei von ihrem Schöpfer absichtlich mit mancherlei Unzulänglichkeiten geradezu tölpelhaft wiedergegeben, »da der Heilige ein ungeschickter Dummkopf gewesen sei, auf ein Königreich zu verzichten, um Mönch zu werden.« Unter den bei allem Wohlwollen konstatierbaren Mängeln ist vor allem das augenfällige Mißverhältnis zwischen der körperlichen Erscheinung des Heiligen und seiner überproportionierten Gewandung zu bemerken. Das voluminöse Bischofsgewand scheint den schmächtigen Körper beinahe niederzudrücken, die übergroße Mitra kontrastiert auffällig mit dem beinahe noch infantilen Gesicht des jugendhaften Würdenträgers. Ähnlich wie Vasari in seiner Anekdote, ist man auch heute noch geneigt, Donatello zu unterstellen, er habe in diesen Effekten die Vielschichtigkeit der historischen Gestalt nachvollziehbar gemacht. Mit seinem Verzicht auf den Thron und der überlieferten Hinwendung zu franziskanisch geprägtem, asketischem Lebenswandel hatte Ludwig nicht zuletzt ja gerade den repräsentativen Ansprüchen auf Macht, Herrschaftlichkeit und Autorität entsagt, die ihm als Bischof wieder aufgebürdet wurden. »Ohne die ketzerische Seite von Ludwigs Ergebenheit zu kennen, hat Donatello den inneren Konflikt zwischen Ludwig dem Mönch und Ludwig dem Bischof mit feinster Beobachtung gestaltet« (Bennett/Wilkins). Daß auch die Auftraggeber diese inhaltliche Nuance bemerkten, muß zumindest bezweifelt werden; sie wären darüber wohl kaum erfreut gewesen.

Obwohl die Statue des Heiligen sich heute nicht mehr an ihrem originären Platz befindet, bedarf es erneut einiger Bemerkungen bezüglich des Verhältnisses von Nische und Skulptur. Für die gesamte gotische Plastik ist eine Tatsache von besonderer Signifikanz. Diese liegt in der Beobachtung, daß gotische Statuen nicht denkbar sind ohne den dazugehörigen, entsprechenden Baldachin. Mit Donatello wird diese Determinante in ein neues Verhältnis gerückt. Die Figuren erscheinen gleichsam emanzipiert von den sie beherbergenden Tabernakeln. Seine Statuen folgen eigenen Gesetzmäßigkeiten und scheinen nicht mehr bloß der biblischen Exegese untergeordnet. Die vergegenwärtigten inneren Konflikte sind weltlicher Natur, die äußere Erscheinung unterliegt vor allem den durchaus irdischen Gesetzen der Schwerkraft. Angesichts des *Hl. Ludwig von Toulouse* ist dies mehr als deutlich. Zudem ist diese Statue, verglichen mit den früheren Marmorstatuen, proportional größer, und daher deutlich eingeengter in das Tabernakel gesetzt. Es scheint, als habe Donatello mit diesem Kunstgriff den Eindruck, den wir schon in der überdimensionierten Kleidung des Heiligen beobachten konnten, nochmals betonen wollen. In jedem Falle gilt für alle frühen Skulpturen Donatellos, daß er ihr Verhältnis zur umgebenden Nische einem genauen Kalkül unterzog. Es lohnt, diesbezüglich daran zu erinnern, daß die hoch gelegenen Figuren-Nischen des Campanile, aus einiger Entfernung gesehen, völlig im Schatten verbleiben. Aus diesem Dunkel treten die *Propheten* Donatellos hervor und wenden sich an den herannahenden Betrachter. Donatello war nicht nur einer der ersten Bildhauer, der die architektonische Umgebung der Statuen hinsichtlich

27, 28 *Der Hl. Ludwig von Toulouse*, um 1421–1425
Vergoldete Bronze, 226 x 85 cm
Museo dell' Opera di Santa Croce, Florenz

Den Guß seiner ersten Bronzestatue ließ Donatello in acht einzelnen Stücken ausführen. Die anschließende Feuervergoldung dürfte durch diese Vorgehensweise erheblich vereinfacht worden sein.

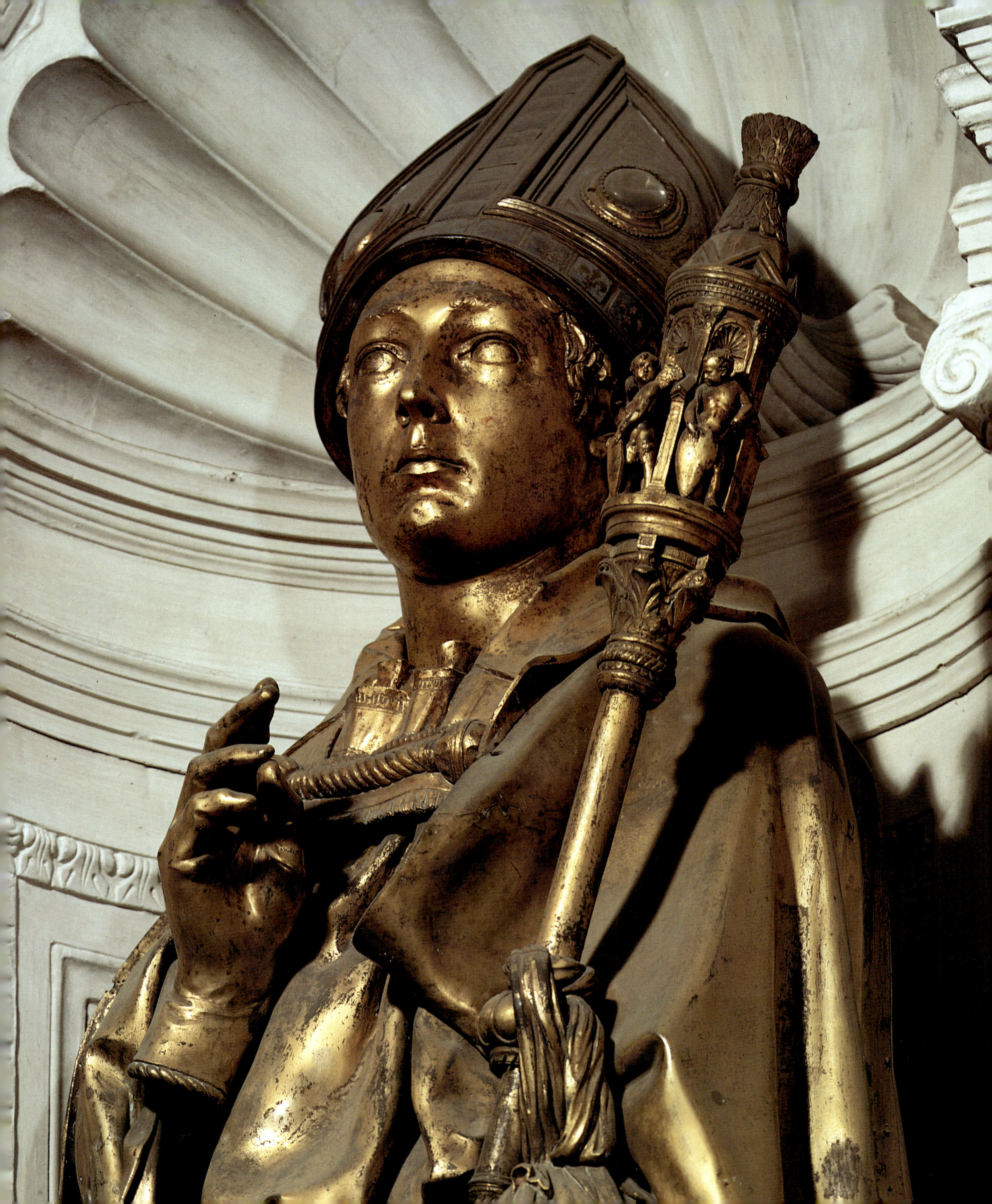

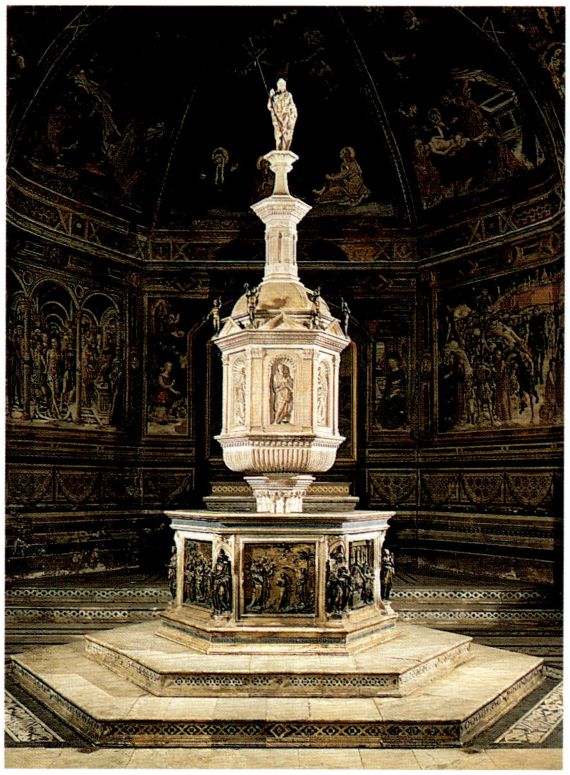

29 *Das Sieneser Taufbecken*, 1416–1434
Marmor, Bronze (vergoldet), Email, Höhe 402 cm
Baptisterium San Giovanni, Siena

Donatellos Arbeiten für das umfangreiche Gemeinschaftsprojekt des Sieneser Taufbeckens zogen sich über mindestens sechs Jahre hin. Neben dem *Gastmahl des Herodes* und den beiden *Tugendstatuen* stammen unter anderem vermutlich drei der tanzenden und musizierenden *Putti* von seiner Hand.

30 *Das Gastmahl des Herodes*, 1423–1427
vergoldete Bronze, 60 x 60 cm
(Sieneser Taufbecken) Baptisterium San Giovanni, Siena

Angestiftet durch ihre Mutter Herodias forderte Salome, als Belohnung für einen Tanz, von ihrem Stiefvater Herodes das Haupt Johannes des Täufers. Durch die sündige Darbietung betört, gab Herodes dem Wunsch nach. In Donatellos Darstellung überwiegt der Schrecken angesichts der, durch einen Soldaten überbrachten, grausigen Trophäe. Es scheint, als bereue Herodes seinen Entschluß und erkenne mit einem Mal seinen fatalen Fehler.

der beabsichtigten Gesamtwirkung bewußt reflektierte, sondern er wirkte, wo dies möglich war, an deren Gestaltung wohl auch selbst mit.

Mit dem vielteiligen, handwerklich anspruchsvollen Guß des *Hl. Ludwig von Toulouse* hatte Donatello sein Debüt als Schöpfer von Bronzeskulpturen gegeben. In stetig zunehmendem Maße – und in den späten Jahren beinahe ausschließlich – sollte er fortan in dieser Technik arbeiten. Sein Ruf als universeller Bildhauer scheint in der Eroberung derart neuen Terrains seinen Ursprung zu haben. Noch während der Zwanziger Jahre des 15. Jahrhunderts wurde er als Künstler gerühmt, der verschiedenartigste Werke in nahezu allen bildhauerischen Techniken auszuführen in der Lage sei. Auf den sich nun längst auch über die Grenzen von Florenz hinaus ausweitenden Ruhm Donatellos sind zum Teil sicherlich auch die anspruchsvollen Aufträge der Folgezeit zurückzuführen.

Ein erster bedeutender Auftrag außerhalb von Florenz erging 1423 an Donatello, noch während der Arbeit an den Campanile-Propheten. Zum Taufbrunnen des Sieneser Baptisteriums sollte er das Relief mit dem *Gastmahl des Herodes* beisteuern (Abb. 30). Insgesamt sechs Reliefs verschiedener Künstler, darunter Lorenzo Ghiberti und Jacopo della Quercia, sollten das Taufbecken schmücken. Die Wirkung von Donatellos Relief ist enorm. Gekonnt hat er es verstanden, den Betrachter in das dargestellte Geschehen gleichsam miteinzubeziehen. Der Reliefrand ist äußerst schlicht gehalten und fungiert als eine Art Passepartout. Nichts weiter trennt den Betrachter von der dargestellten Szene, der er wie durch ein Fenster gewahr wird. Auf den ersten Blick stellt sich der Eindruck perfekter tiefenräumlicher Illusion ein. Die Darstellung ist auf einen zentralen Fluchtpunkt ausgerichtet und mit zahlreichen, gekonnt ausgeführten Verkürzungen versehen. Donatello berücksichtigte sogar den oberhalb des Reliefs liegenden Augenpunkt des Betrachters. Bei genauerem Hinsehen bemerkt man allerdings eine Vielzahl subtiler Brechungen, die in die Wirklichkeitsillusion eingeflossen sind. Zunächst fällt diesbezüglich auf, daß Donatello mehrere aufeinanderfolgende Geschehensmomente gleichzeitig dargestellt hat. Im Hintergrund erkennen wir einen Soldaten, der das Haupt des Täufers Johannes heranträgt, während dieses vorne gleichzeitig bereits dem erschrocken zurückweichenden Herodes präsentiert wird. Ein Musiker in der mittleren Reliefzone erinnert an den Tanz der Salome, mittels dessen sie die Sinne ihres Stiefvaters betört und diesen zur Tötung des Täufers bewogen hatte. Trotz der zentralperspektivischen Raumgestaltung weicht das Relief deutlich von der renaissancetypischen Zentralkomposition ab.

Donatellos *Gastmahl des Herodes* scheint bei den Auftraggebern Gefallen gefunden zu haben, denn er wurde unmittelbar darauf, ebenfalls für den Taufbrunnen, noch mit der Gestaltung der Bronzefiguren des *Glaubens* (*La Fede*) und der *Hoffnung* (*La Speranza*) beauftragt (Abb. 31, 32).

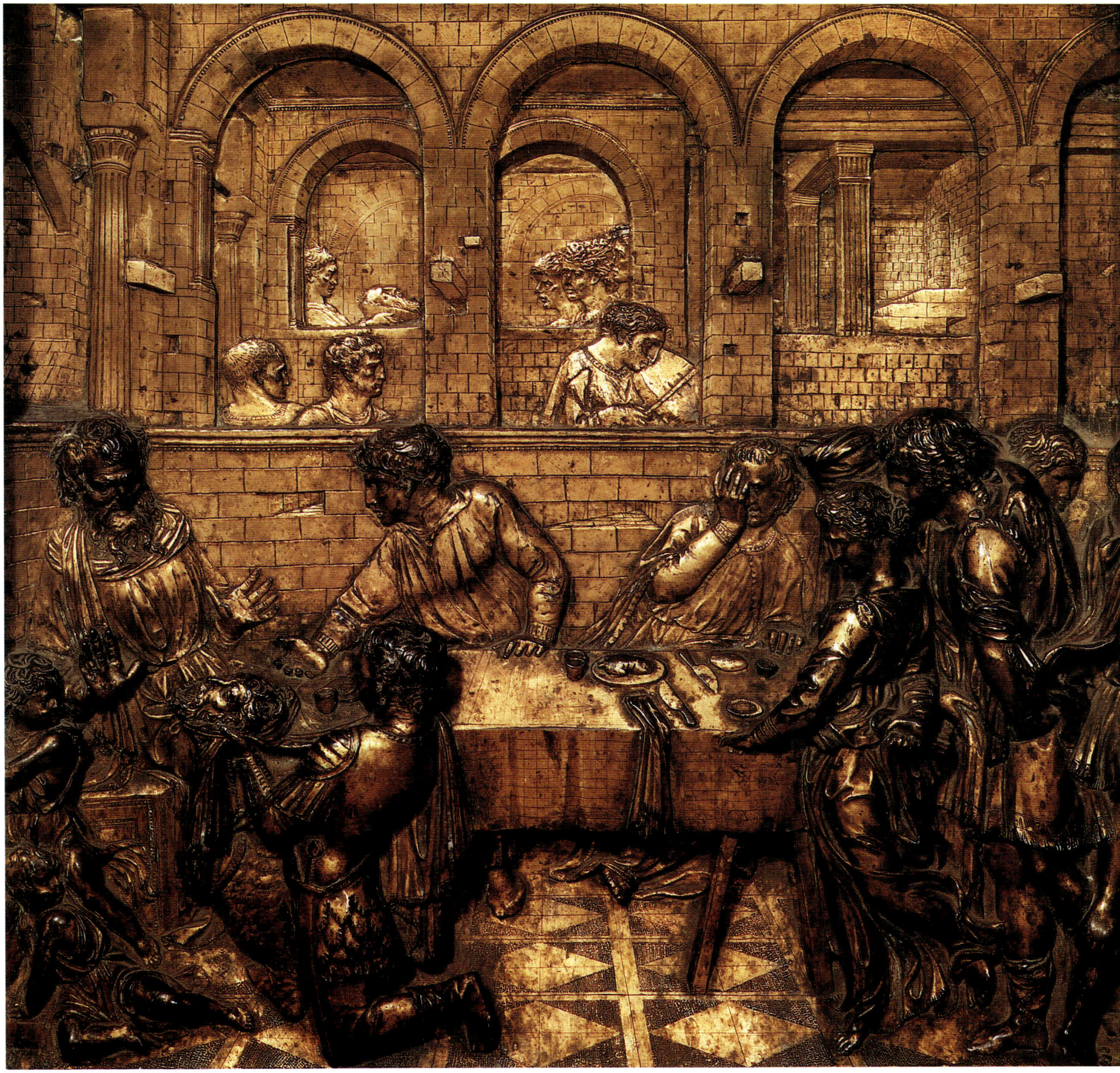

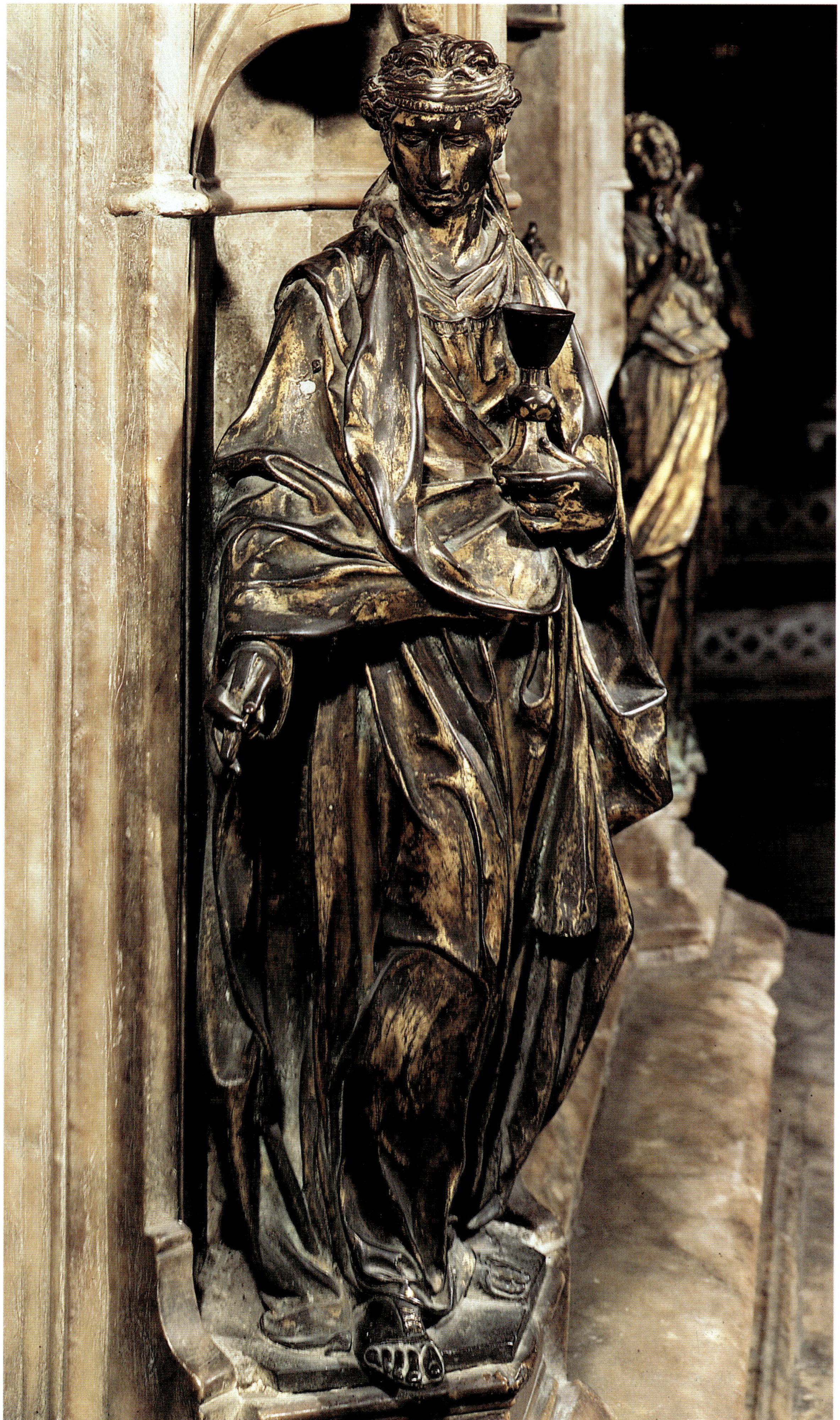

31 *Der Glaube* (Detail Abb. 29), 1427–1429
Vergoldete Bronze, 52 cm
Baptisterium San Giovanni, Siena

Von den sechs Figuren der Tugenden, die für den Sieneser Taufbrunnen – unter anderem bei Giovanni di Turino und Goro di Ser Neroccio – in Auftrag gegeben wurden, schuf Donatello diejenigen des *Glaubens* (*La Fede*) und der *Hoffnung* (*La Speranza*). In extremer seitlicher Drehung sind beide Figuren aus den Tabernakeln herausgetreten.
Der Glaube ist hier durch eine Frau personifiziert, die in ein voluminöses Gewand gekleidet ist und in der linken Hand den Kelch hält, der in der Eucharistie die Vergebung der Sünden symbolisiert.

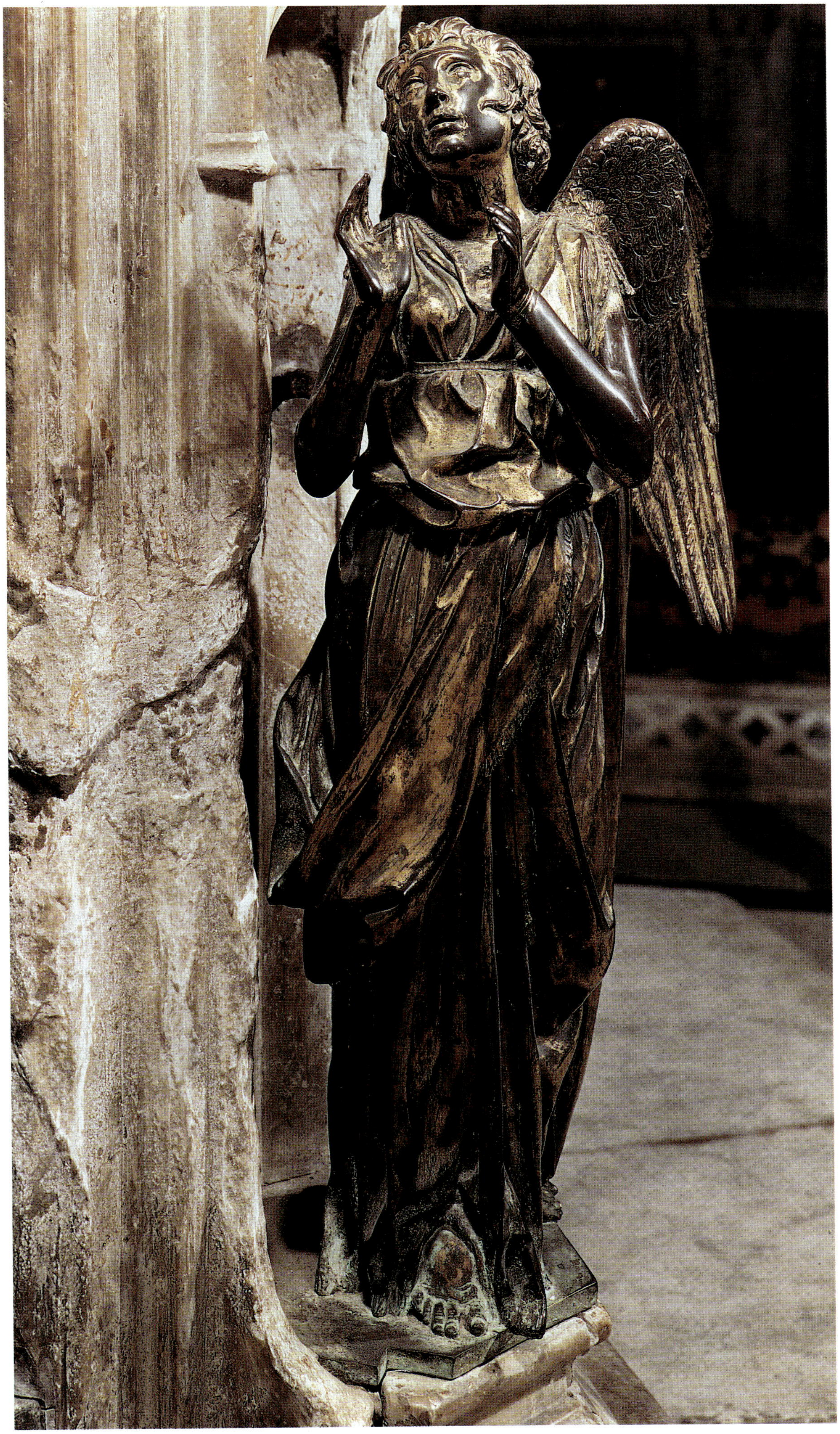

32 *Die Hoffnung* (Detail Abb. 29), 1427–1429
Vergoldete Bronze, 52 cm
Baptisterium San Giovanni, Siena

Traditionell wurde die Hoffnung durch eine Frauengestalt verkörpert, die beide Hände erhoben und den Blick (zu Gott) emporgerichtet hat. Auf weitere Attribute verzichtete Donatello in seiner Skulptur.

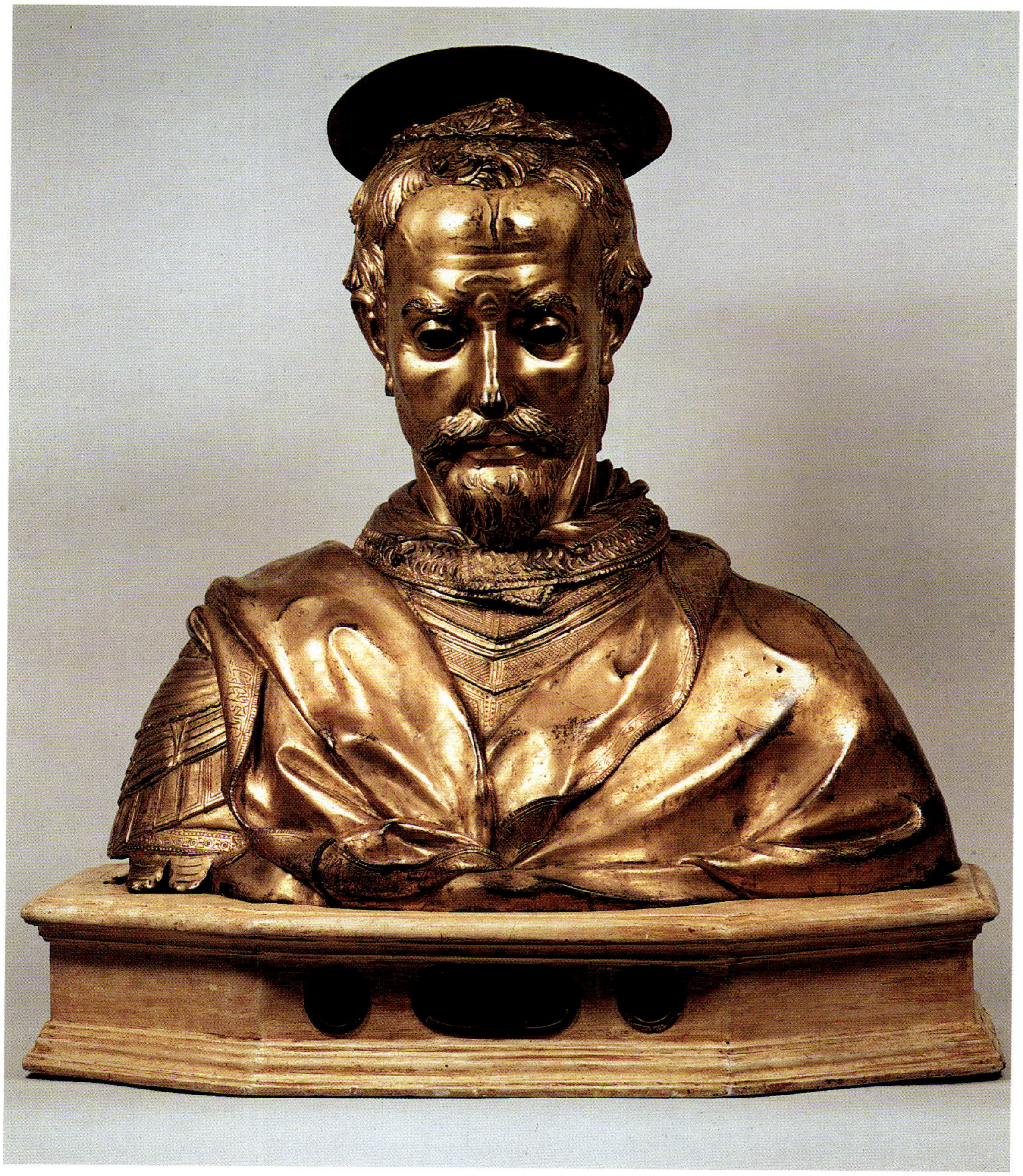

33, 34 *Reliquiarbüste des Hl. Rossore*, um 1424–1427
Vergoldete Bronze, 56 x 60,5 cm
Museo di San Matteo, Pisa

Der Guß der Reliquiarbüste wurde von Giovanni di Jacopo degli Stroza ausgeführt und besteht aus fünf Einzelteilen, die miteinander verschraubt sind. Donatellos Gestaltung des Werkes ist ungewöhnlich und geht konzeptionell weit über mittelalterliche Lösungen vergleichbarer Aufgaben hinaus. Deutlich ist die Reliquiarbüste des frühen christlichen Märtyrers »alla romana« gearbeitet. Statt in verallgemeinernder Typisierung die metaphysische Dimension der enthaltenen Reliquie zu betonen, vergegenwärtigte Donatello die Individualität der Person des Heiligen.

Zeitgleich mit den Arbeiten für Siena war Donatello mit derjenigen einer *Reliquiarbüste des Hl. Rossore* beschäftigt (Abb. 33, 34). Im Jahr 1422 hatten die Mönche von Ognisanti in Florenz eine Schädelreliquie des Heiligen erworben. Zur Aufbewahrung dieser Kostbarkeit bedurfte es nun – nach mittelalterlichem Brauch – einer angemessenen äußeren Hülle. Rossore war ein römischer Soldat, der zum Christentum konvertierte und deshalb zu Zeiten Diokletians auf Sardinien enthauptet wurde. Abweichend von vergleichbaren mittelalterlichen Reliquiarbüsten gestaltete Donatello eher eine Porträtbüste römischen Zuschnitts. Die markanten Gesichtszüge, durchaus vergleichbar den späteren *Campanile-Propheten*, haben sogar zu der Vermutung geführt, es könne sich um ein Selbstporträt des Künstlers handeln. Der sorgfältige Guß, die preziöse Bearbeitung – verblüffenderweise sind sogar noch Bartstoppeln zu erkennen – und die abschließende Vergoldung aller Teile betonen den Wert des Inhaltes. Eindringlich ist der besondere Rang des Heiligen vergegenwärtigt. 1591 gelangte die Büste samt Inhalt nach Pisa, wo sie bis heute aufbewahrt wird.

Für den Dom zu Siena schuf Donatello die Deckplatte für das *Grab des Giovanni Pecci*, des Bischofs von Grosseto (Abb. 35). Um 1426 lieferte er damit ein weiteres außergewöhnliches Beispiel seiner Reliefkunst in Bronze.

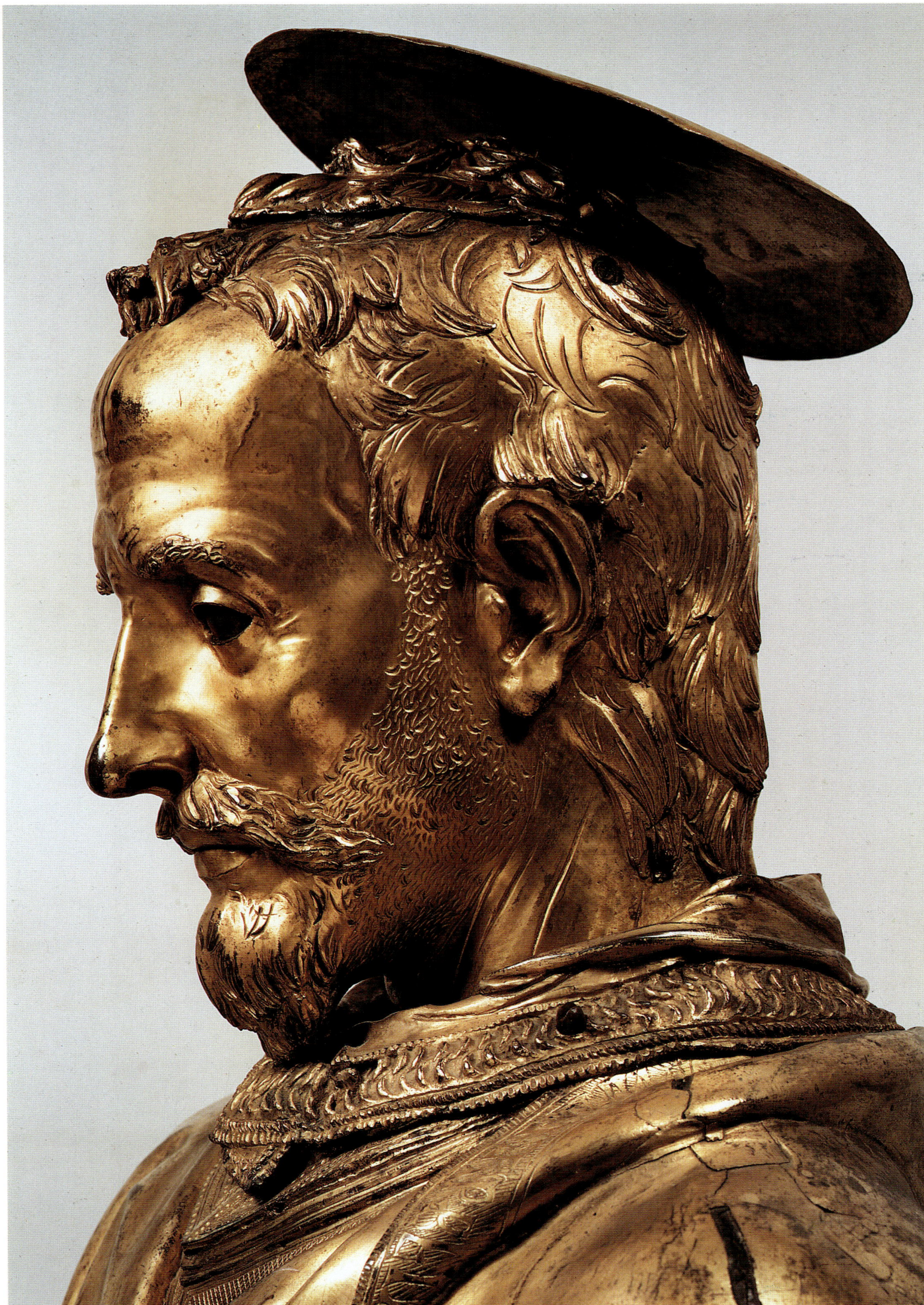

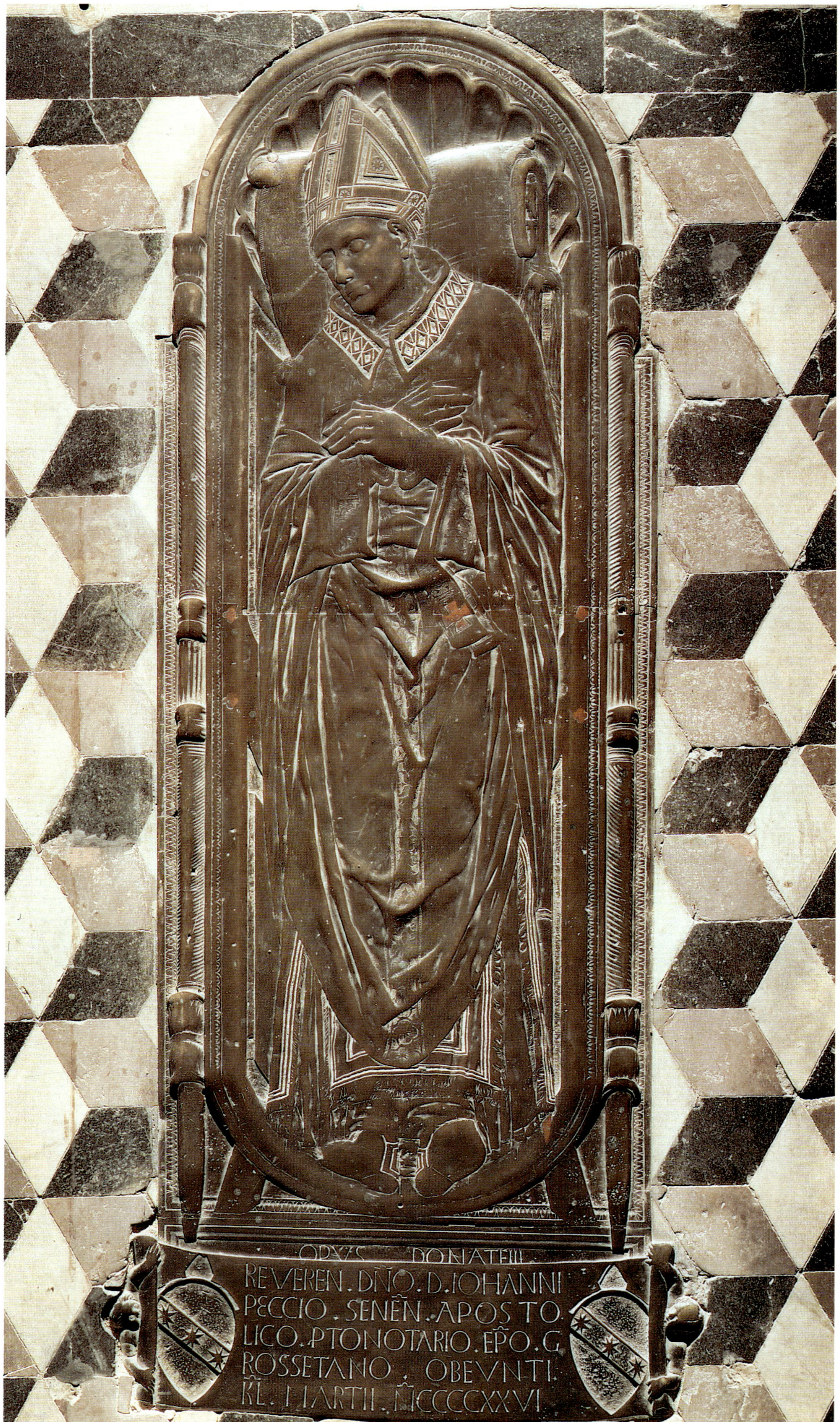
OPVS DONATELLI
REVEREN . DÑO . D . IOHANNI
PECCIO . SENẼN . APOS TO
LICO . PTONOTARIO . EPÕ . G
ROSSETANO . OBEVNTI .
KL . MARTII . ÑCCCCXXVI

35 *Grabplatte des Giovanni Pecci*, nach 1426
Bronze, 247 x 88 cm
Dom, Siena

Der Inschrift zufolge verstarb Giovanni Pecci, Bischof von Grosseto, am 1. März des Jahres 1426. In unmittelbarer zeitlicher Folge dürfte der Auftrag zur Gestaltung der bronzenen Grabplatte an Donatello ergangen sein. In perspektivischer Betrachter-Ausrichtung scheint der Verstorbene nicht – wie dies zu erwarten wäre – für die Ewigkeit gebettet, sondern auf eine durchhängenden Tragbahre, deren untere Griffe noch zu sehen sind. Hinsichtlich der ständigen Umformulierung und Erneuerung traditioneller künstlerischer Gestaltungsformen zeigt sich auch in der Pecci-Grabplatte Donatellos rastloses Temperament.

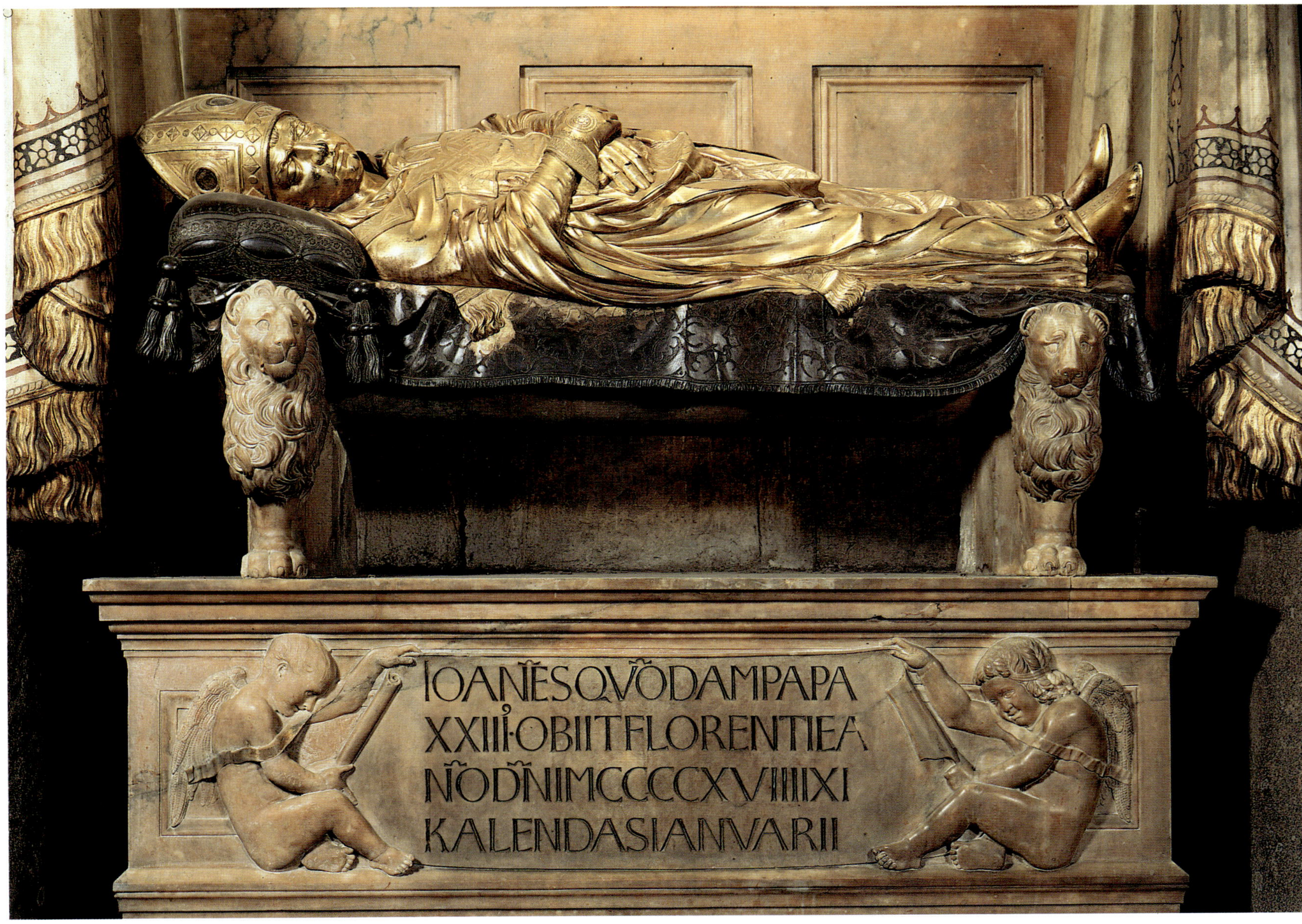

36 *Grabmonument des Gegenpapstes Baldassare Coscia* (Detail Abb. 38), ca. 1422-1428
Marmor (z. T. polychrom) und vergoldete Bronze
Baptisterium, Florenz

Der zur Seite geneigte Kopf des Verstorbenen, dessen Körper als einziger Bestandteil des Grabmonumentes in vergoldeter Bronze gearbeitet ist, wirkt außerordentlich lebensnah modelliert. Von besonderer Kunstfertigkeit zeugt darüberhinaus auch die Gestaltung des Gewandes. Der Faltenwurf suggeriert – obgleich in Bronze gegossen – in zahlreichen horizontal gestaffelten Bahnen den weichen Fluß des Stoffes.

DONATELLO UND MICHELOZZO – EINE WERKSTATTGEMEINSCHAFT

Im Florentiner Baptisterium gestaltete Donatello zu wesentlichen Teilen schließlich das umfangreiche *Grabmal des Baldassare Coscia* (Abb. 36–38). Bis zur Aufhebung des Schisma und seiner Amtsenthebung durch das Konzil von Konstanz im Jahre 1415 hatte Coscia als Johannes XXIII. das Pontifikat als einer von drei Päpsten ausgeübt. Seine letzten Lebensjahre verbrachte er in Florenz, 1419 war er dort gestorben. Testamentarisch hatte Coscia vier namhafte Florentiner dazu bestimmt, sich nach seinem Tode unter anderem auch um die Errichtung eines Grabmals in einer Kirche ihrer Wahl zu bemühen. 1422 sprachen drei dieser Testamentsvollstrecker bei der Arte di Calimala, der die Verantwortung für die Ausstattung des Baptisteriums unterstand, vor. Sie erhielten die Erlaubnis, das Grabmal in der Taufkirche zu errichten. Coscia selbst hatte durch mehrere Stiftungen noch zu Lebzeiten an seiner Präferenz für diesen Ort keinen Zweifel gelassen.

Ein genaues Datum für den Beginn der Arbeiten ist leider nicht überliefert. Als sicher gilt allerdings, daß die Ausführung zu wesentlichen Teilen noch nach 1426 stattfand. Dies ist von besonderer Bedeutung, da Donatello schon 1425 eine Art Werkstattgemeinschaft mit Michelozzo eingegangen war. Bis weit in die dreißiger Jahre hinein sollten beide eine ganze Reihe umfangreicher Projekte arbeitsteilig bewältigen. Die Vorteile dieser künstlerischen Zweckgemeinschaft liegen auf der Hand: Einerseits wurde dadurch die Führung und Organisation des nunmehr immensen Werkstatt-Apparates wesentlich vereinfacht, andererseits scheinen beide Künstler wechselseitig von den spezifischen Fähigkeiten des jeweils anderen profitiert zu haben. Dem um zehn Jahre jüngeren Michelozzo wird zudem ein größeres Geschick in geschäftlichen Dingen nachgesagt. Die notwendige Erledigung aller alltäglichen Belange, denen Donatello sich zeitlebens so ungern und fahrlässig widmete, scheint Michelozzo übernommen zu haben. Bezeichnend ist in diesem Zusammenhang, daß Michelozzo im Jahre 1427, zugleich für sich selbst und für Donatello, die Steuererklärung verfaßte. Das aufschluß-

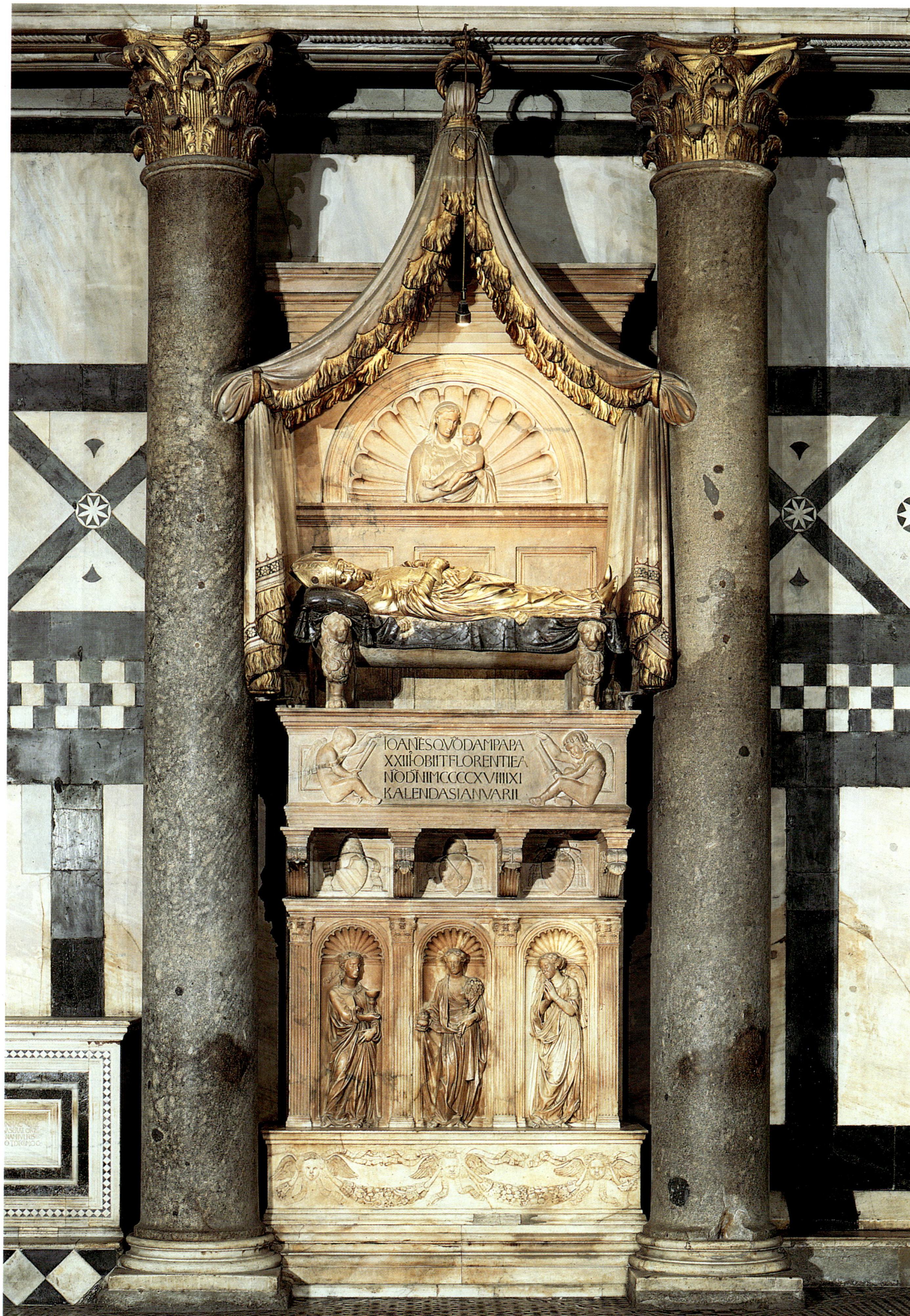
IOAÑESQVÕDAMPAPA
XXIIIOBIITFLORENTIEA
ÑODÑIMCCCCXVIIIIXI
KALENDASIANVARII

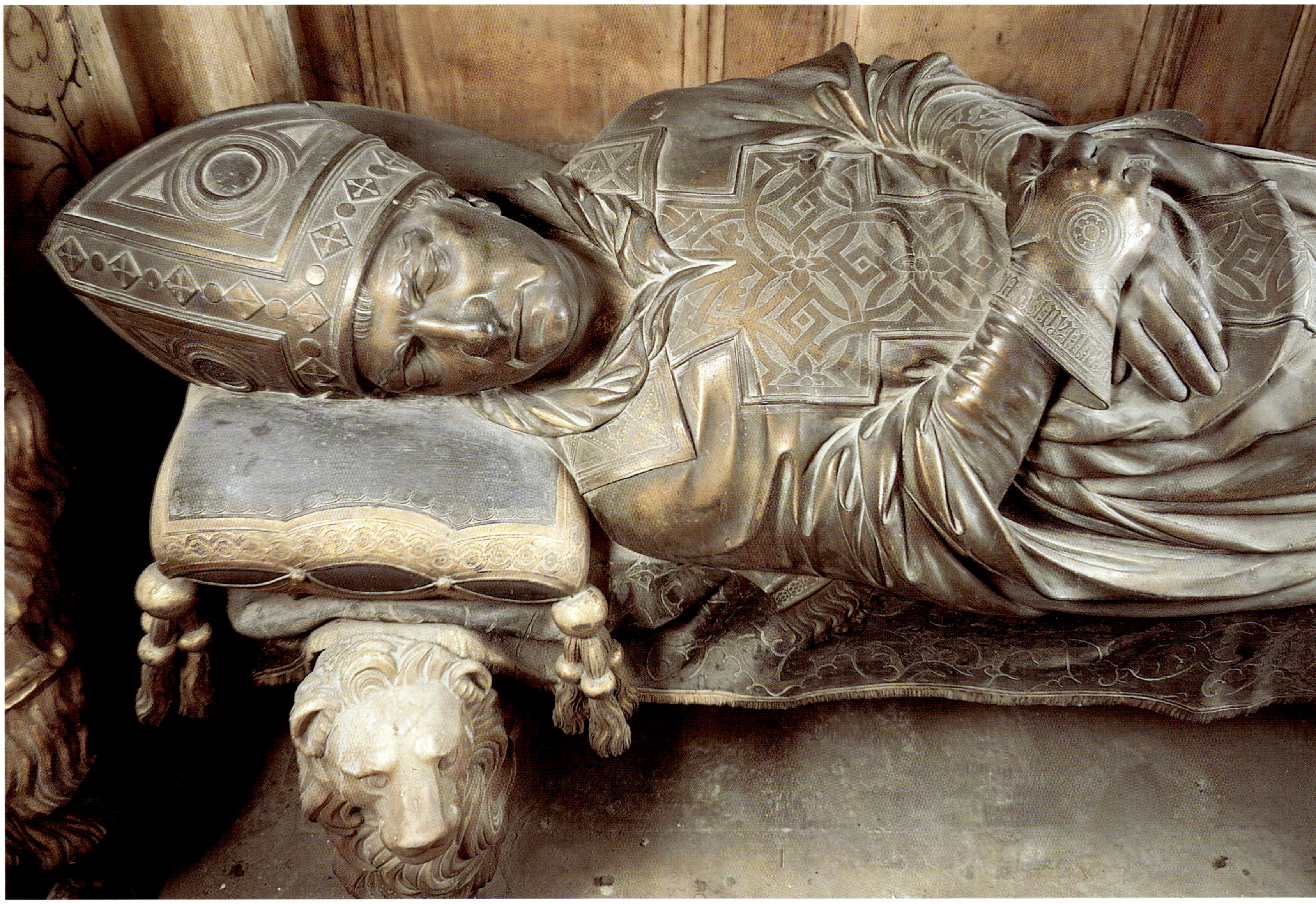

37, 38 *Grabmonument des Gegenpapstes Baldassare Coscia,* um 1422–1428
Marmor (z. T. polychrom) und vergoldete Bronze, 713 x 200 x 213 cm
Baptisterium, Florenz

Zwischen zwei Säulen im Innenraum des Baptisteriums fügten Michelozzo und Donatello das *Grabmonument* stimmig ein. In der unteren Zone finden sich, in Relief gearbeitet, die Figuren des *Glaubens,* der *Liebe* und der *Hoffnung.* Durch vier Konsolen getragen, steht darüber der Sarkophag des Verstorbenen, der hier allerdings als Sockel für ein Totenbett fungiert. Überfangen ist das Grabmonument von einem aufgezogenen Vorhang, der nochmals die theaterartige Inszenierung betont. In seiner enormen Größe und der prächtigen Gestaltungsvielfalt wurde dieses Gemeinschaftswerk Donatellos und Michelozzos zum Vorläufer einer ganzen Reihe weiterer Grabmonumente, die in Florenz – vor allem in Santa Croce – während des Quattrocento errichtet wurden. Neuartig war auch die Konzeption als Baldachingrabmal.

reiche Dokument enthält einen der wenigen Hinweise auf Donatellos Alter – er wird als 41jährig bezeichnet – sowie die Informationen, daß Mutter und Schwester, einschließlich ihres fünfjährigen Sohnes, im Hause des Künstlers lebten, und daß dieser mit den Mietzahlungen zwei Jahre im Rückstand war.

Gesicherte Erkenntnisse über die Art der Zusammenarbeit beider Künstler am Coscia-Grabmal haben wir leider nicht. Auf Donatello selbst scheint in jedem Falle aber die liegende Bronzefigur des Verstorbenen zurückzugehen. Der zur Seite geneigte Kopf trägt porträthafte Züge, ohne daß sich mit Bestimmtheit folgern ließe, daß Donatello auf eine Totenmaske zurückgegriffen hat.

In der bereits erwähnten Steuererklärung aus dem Jahre 1427 nennt Michelozzo zwei weitere Grabmonumente, mit deren Ausführung er und Donatello betraut wurden: dasjenige des Kardinals Rainaldo Brancacci in Neapel (Abb. 39) und das des Bartolomeo Aragazzi für den Dom in Montepulciano. Letzteres – heute nurmehr in Fragmenten erhalten – scheint Michelozzo allein ausgeführt zu haben. Am Brancacci-Grab dagegen arbeiteten beide Künstler zusammen. Vermutlich zu diesem Zweck mieteten sie noch 1426 eine gemeinsame Werkstatt in Pisa an. Diese Maßnahme erleichterte die Mühen anstehender Materialtransporte erheblich. Zum einen lag Pisa näher an den berühmten Steinbrüchen von Carrara, zum anderen war von dort der Transport des fertigen Werks auf dem Seeweg nach Neapel leichter. Die Arbeiten gingen überaus rasch voran und schon 1428 wurde das Monument an seinen Zielort verschifft. Bis heute befindet sich das Grabmal dort, in der Kirche Sant' Angelo a Nilo. Wieder ist es unmöglich, klare Grenzen zwischen dem Beitrag Donatellos und demjenigen Michelozzos – oder auch weiterer Gehilfen – zu ziehen. Den Gesamtentwurf des Grabmals wird Donatello zweifellos mitgeprägt haben, die Ausführung des figürlichen Programms seiner Aufsicht unterstellt gewesen sein. In den drei Karyatiden der unteren Zone des Monumentes vermeint man, Donatellos künstlerisches Temperament zu spüren. Eindeutig von seiner Hand stammt jedoch allein das zentrale Marmorrelief der *Himmelfahrt Mariä* (Abb. 40). Das rechteckige Format scheint nicht gerade ideal für eine Szene, die üblicherweise Maria gen Himmel aufsteigend über einer Schar von Engeln zeigt. Donatello wich somit denn auch von

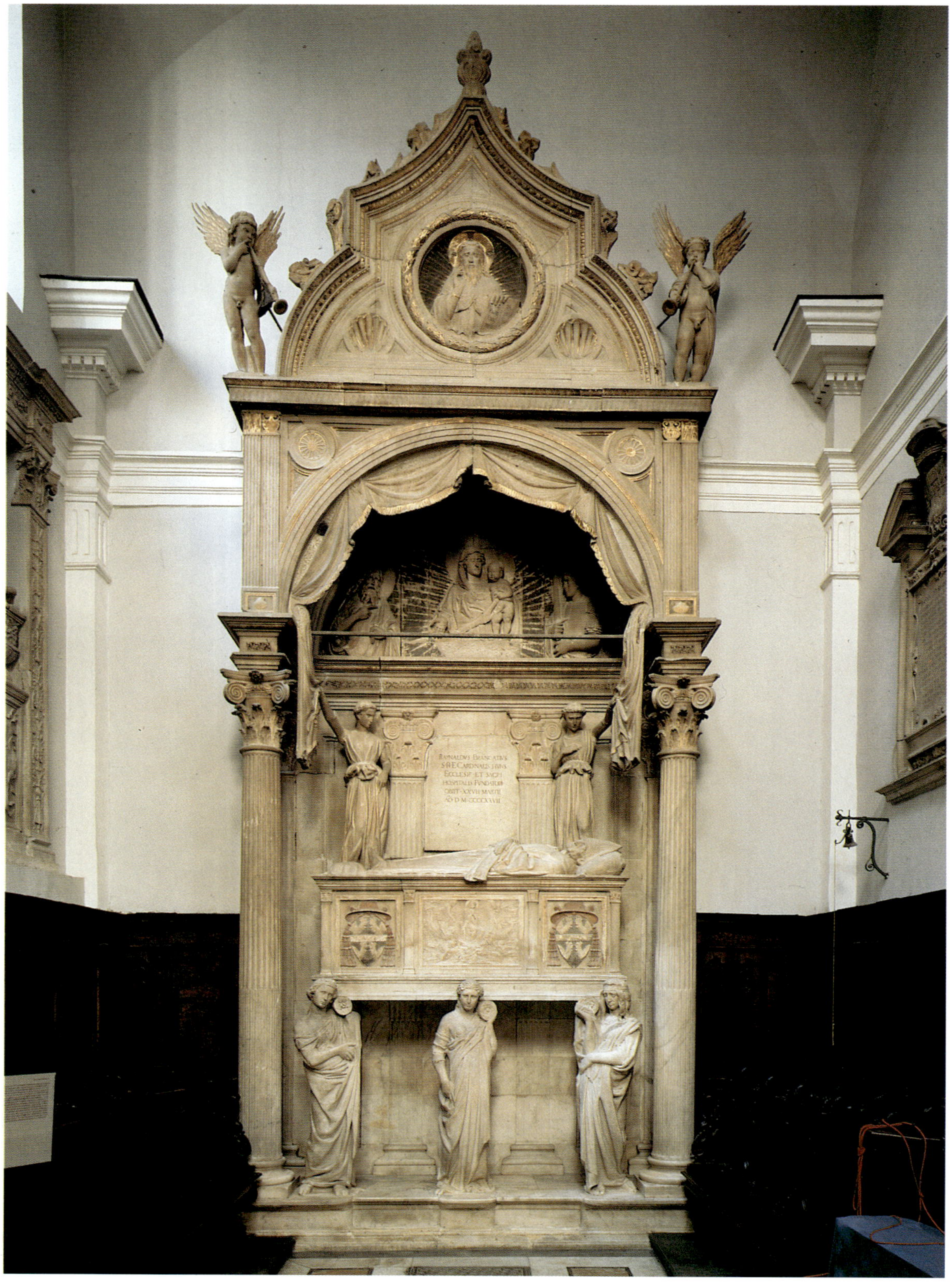

39 *Grabmonument des Kardinals Rainaldo Brancacci*, um 1426–1428
Marmor (z. T. vergoldet und polychrom), 1160 x 460 cm
Sant' Angelo a Nilo, Neapel

Das *Brancacci-Grabmonument* folgt in wesentlichen Teilen der Tradition trecentesker, neapolitanischer Gestaltungsschemata. Mit der Arbeit wurde vermutlich schon begonnen, als Rainaldo Brancacci noch lebte, denn schon kurze Zeit nach dessen Tod am 5. Juni 1427 gaben die Künstler zu Protokoll, bereits rund ein Viertel des Monumentes vollendet zu haben.
Nicht in dem Maße innovativ wie das *Coscia-Monument* im Baptisterium zu Florenz, werden Ausführung und Entwurf überwiegend auf Michelozzo zurückgehen. Allein in dem Relief der *Himmelfahrt Mariä* erkennt man eindeutig die Hand Donatellos.

gängigen Kompositionsschemata ab und plazierte Maria sitzend, inmitten der um sie herum wirbelnden Engel. Besondere Beachtung verdient allerdings vor allem die Tatsache, daß das Relief nicht mehr wie in mittelalterlichen Grabmälern fester, unlösbarer Bestandteil des Sarkophages ist, sondern an diesem völlig autonom, geradezu austauschbar angebracht wurde.

Aus den späten zwanziger Jahren des Quattrocento stammt überdies eine ganze Reihe weiterer Marmorreliefs von der Hand Donatellos. Im Londoner Victoria and Albert Museum befindet sich dasjenige der *Schlüsselübergabe und Himmelfahrt Christi*, dessen Zuschreibung an Donatello, trotz fehlender Dokumente, unbestritten ist (Abb. 41). Ikonographisch ist die Verknüpfung der beiden biblischen Szenen in einer Darstellung einzigartig. Vergleichbar der *Himmelfahrt Mariä* hatte es Donatello erneut mit einem rechteckigen Bildformat zu tun. Bezüglich der Technik des »rilievo schiacciato« ist in dem Relief ein kaum mehr zu überbietendes Extrem erreicht. Bei einer Breite von immer-

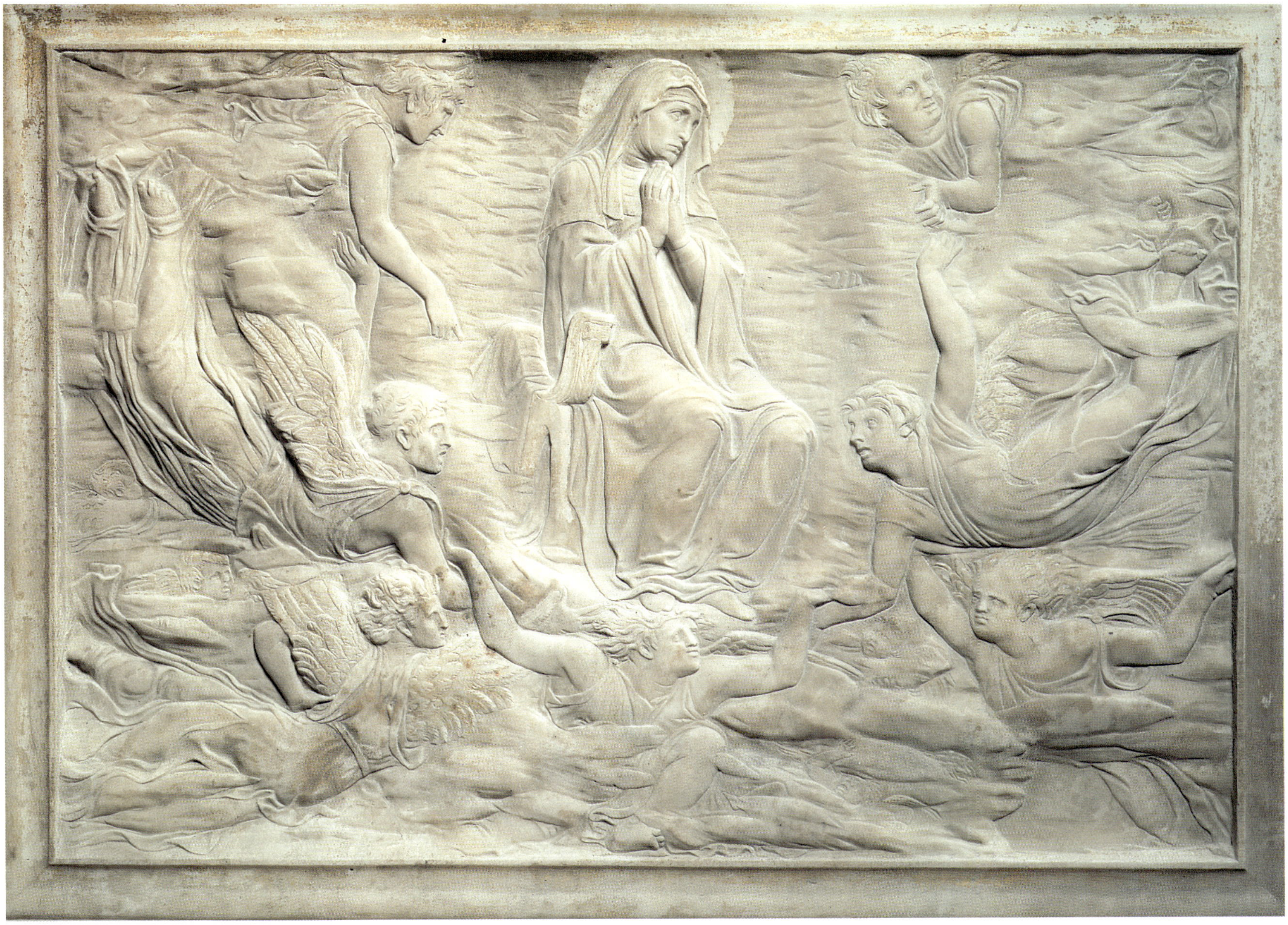

hin 114 cm beträgt die plastische Tiefe des Reliefs an den hervorgehobensten Stellen nicht einmal zehn Millimeter.

Donatellos inzwischen kontinuierlich gewordene Auseinandersetzung mit den speziellen künstlerischen Erfordernissen und Möglichkeiten des Reliefs ist auch in demjenigen der *Taufe Christi* im Dom von Arezzo bezeugt (Abb. 42). In den Jahren zwischen 1425 und 1430 entstanden zudem die Donatello zugeschriebenen *Madonnen-Reliefs* in den Staatlichen Museen von Berlin (Abb. 43) und im Bostoner Museum of Fine Arts (Abb. 44).

Im Juli des Jahres 1428 erhielten Donatello und Michelozzo einen weiteren überaus bedeutenden Großauftrag. Sie sollten die neue Außenkanzel des Doms zu Prato gestalten. Einen ersten Vertrag unterzeichnete Michelozzo, bezeichnenderweise alleine, jedoch in beider Namen. Darin wurde unter anderem ein Termin für die Fertigstellung vereinbart, der sich im nachhinein als absolut illusorisch herausstellen sollte. Bis zum September 1429, binnen 15 Monaten also, sollten die Arbeiten abgeschlossen sein. Tatsächlich zogen sie sich, zum vielfach bekundeten Verdruß der Auftraggeber, bis in die späten dreißiger Jahre hin. Währenddessen waren beide Künstler, wie es scheint, von einer Vielzahl anderer Aufträge okkupiert und unternahmen zudem, ungeachtet der anstehenden Arbeiten, eine ausgedehnte Rom-Reise. Nach dem Rom-Aufenthalt und der ersten Phase ihrer gemeinsamen Tätigkeit an der Außenkanzel in Prato, wo sich Michelozzos Beitrag auf die Kanzelarchitektur beschränkt zu haben scheint, verlieren sich die Spuren einer Zusammenarbeit beider Künstler. Michelozzo wandte sich in wachsendem Maße der Architektur zu, während Donatello unaufhaltsam dem Höhepunkt seiner künstlerischen Laufbahn entgegenging.

40 *Die Himmelfahrt Mariä* (Detail Abb. 39), um 1426–1428
Marmor, 53,5 x 78 cm
Sant' Angelo a Nilo, Neapel

Neben dem Format des Reliefs und der außergewöhnlichen, fast zeichnerischen Art der Oberflächenbehandlung, ist auch das Thema der Himmelfahrt Mariä für ein Grabmonument äußerst selten. Daß der Verstorbene in Rom der Kirche Santa Maria Maggiore eng verbunden war, könnte ein Grund für die Wahl dieses ungewöhnlichen Motivs gewesen sein, denn dort war man der Marienverehrung und dem Fest ihrer Himmelfahrt in besonderem Maße verpflichtet.

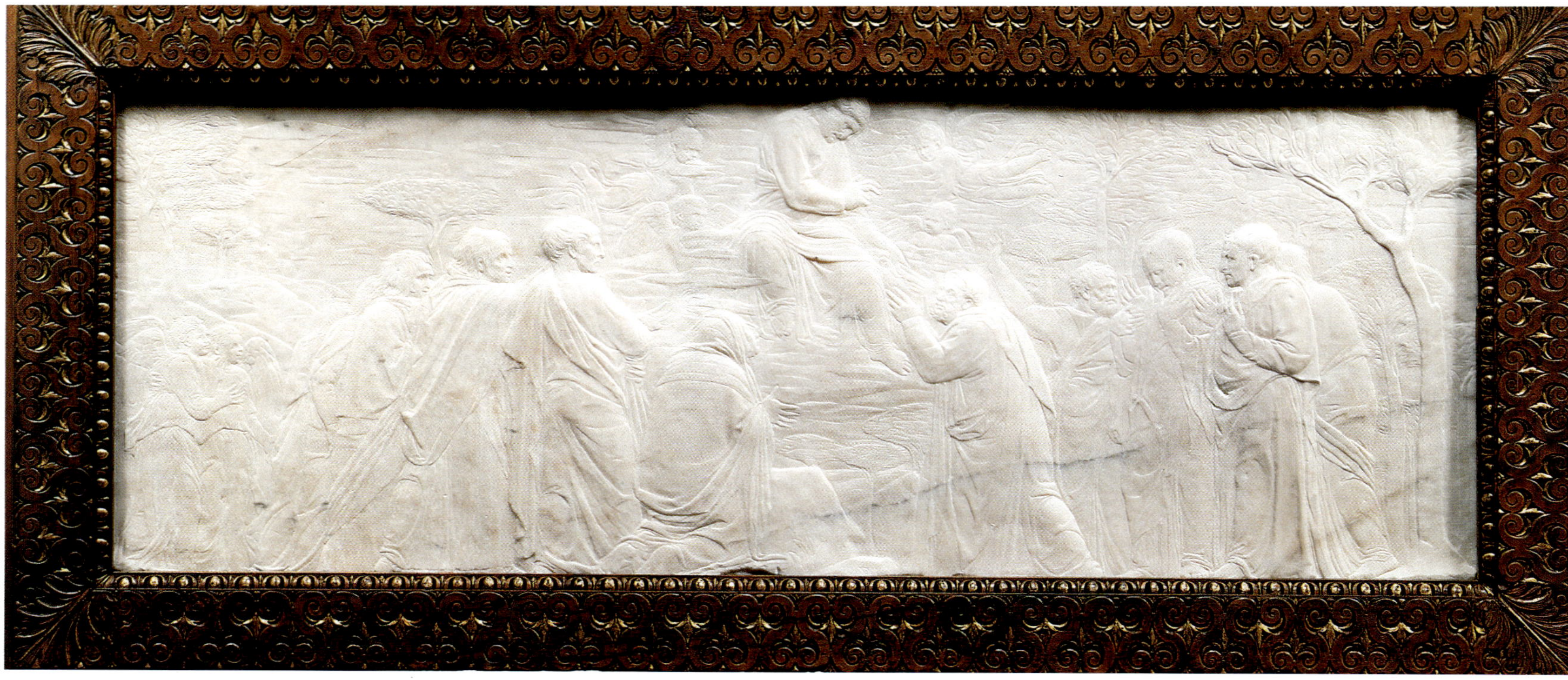

41 *Schlüsselübergabe und Himmelfahrt Christi*, um 1430
Marmor, 41 x 114 cm
Victoria and Albert Museum, London

Die ursprüngliche Bestimmung des Reliefs ist nicht mehr bekannt. Äußerst selten ist die motivische Verknüpfung der beiden Szenen der Himmelfahrt Christi und der Schlüsselübergabe an Petrus.

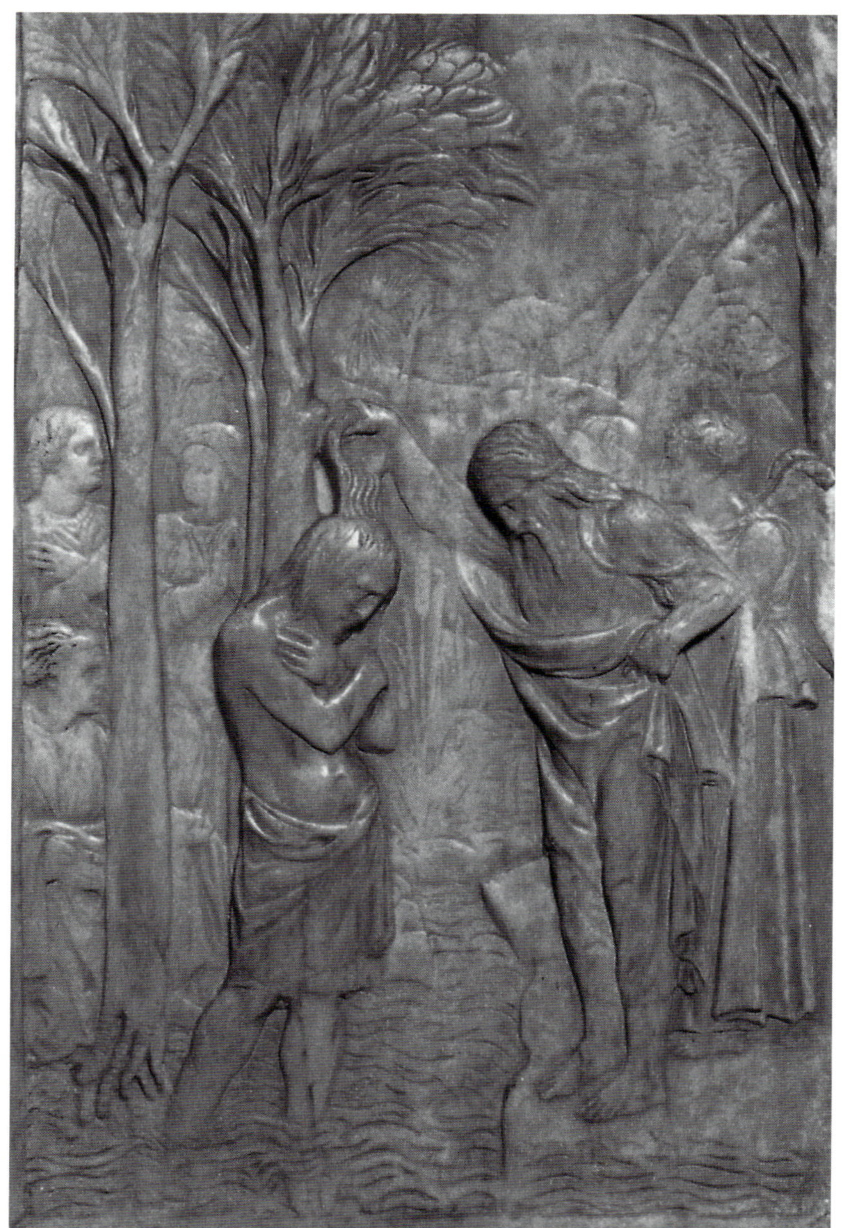

42 *Taufe Christi*, nach 1425
Marmor, 63,5 x 40,5 cm
Dom (Battistero Nuovo), Arezzo

Das Relief der *Taufe Christi* befindet sich am Taufbecken des Baptisteriums von Arezzo. Vasari schrieb die Arbeit dem Umfeld Donatellos zu. Seit Anfang des 20. Jahrhunderts wurde auf dem Wege stilistischer Vergleiche immer wieder eine direkte Urheberschaft des Meisters selbst – wenngleich nicht gänzlich unumstritten – für wahrscheinlich gehalten.

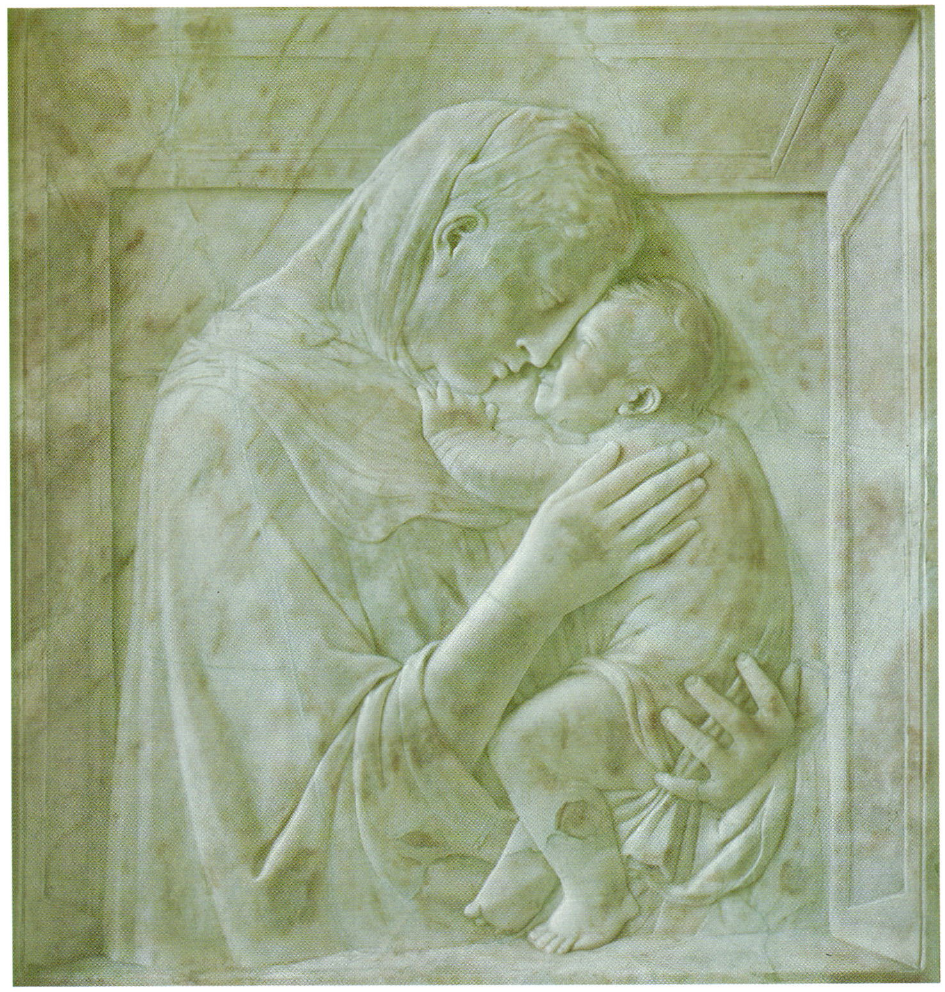

43 *Die Pazzi-Madonna*, zwischen 1425 und 1430
Marmor, 74,5 x 69,5 cm
Staatliche Museen Preußischer Kulturbesitz, Berlin

Zu privater Andacht bestimmt, erfreute sich dieser Typus der halbfigurigen Madonnendarstellung während des gesamten 15. Jahrhunderts außerordentlicher Beliebtheit. Trotz der relativen Schlichtheit in kompositioneller Hinsicht zeigt sich Donatellos Virtuosität in der Reliefgestaltung. Mittels subtil abgestufter Oberflächenbehandlung erreicht er eine enorme Zartheit, etwa in der Wiedergabe des seidigen Gewandes, die die Intimität der Szene unterstützt. Tiefenräumliche Wirkung entsteht schon durch den einfachen, perspektivisch verkürzten Rahmen.

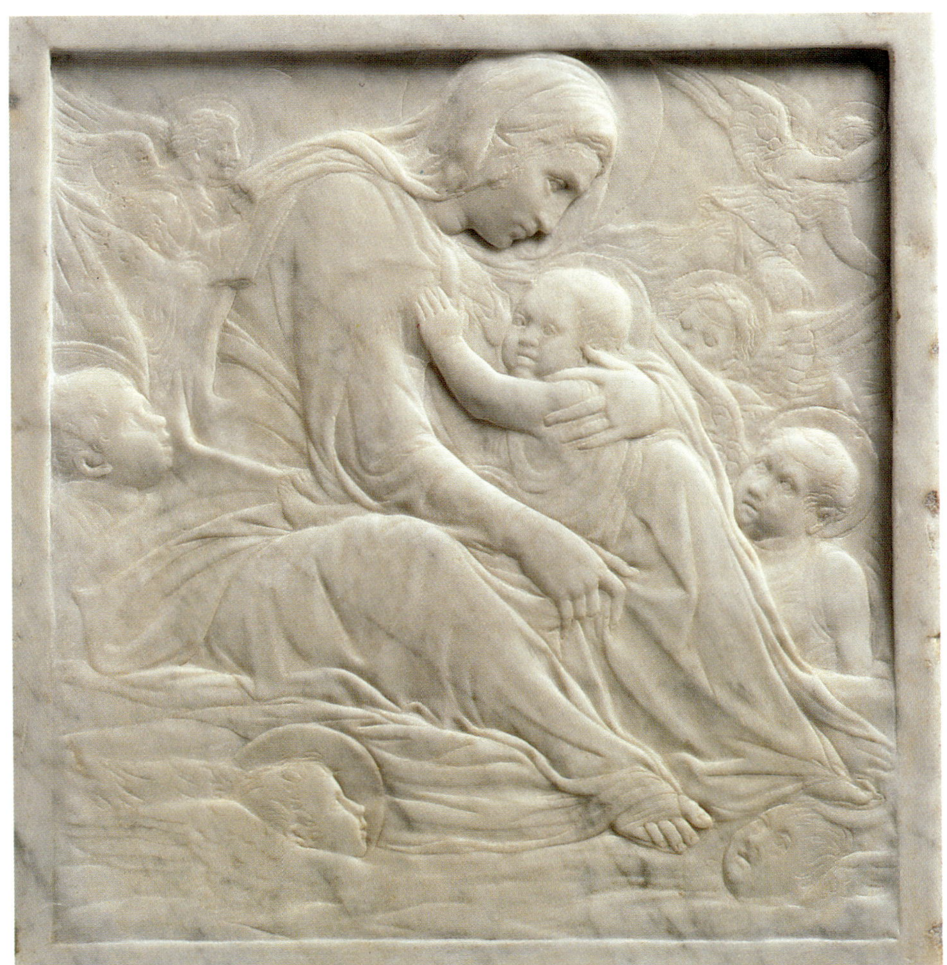

44 *Madonna*, um 1430
Marmor, 33,5 x 32 cm
Museum of Fine Arts, Boston

Die Zuschreibung an Donatello – oder seine Werkstatt – ist für das Bostoner *Madonnen-Relief* nicht gänzlich unumstritten. Für den Typus der sogenannten Madonna humilitas, die sich, umgeben von Engeln, dem Christus-Kind zuneigt, lassen sich schon im 14. Jahrhundert zahlreiche Vorbilder benennen. Zur Andacht in privater Umgebung wird wohl auch dieses kleine Werk bestimmt gewesen sein.

Die Geschichte der Stadt Florenz war im 14. Jahrhundert von politischen Machtkämpfen, militärischen Rückschlägen, ökonomischem Niedergang, Epedemien und zahlreichen Katastrophen überschattet. Hungersnöte (1315–1317), eine verheerende Überschwemmung (1333) und schließlich die Pest (1348), der rund drei Fünftel der ehemals 100 000 Einwohner zum Opfer fielen, prägten das Leben in der Arno-Stadt. Erst im letzten Viertel des Trecento, nach dem legendären Ciompi-Aufstand von 1378, mehren sich die Anzeichen eines neuerlichen Aufschwungs, innerhalb dessen sich auch der Aufstieg des relativ jungen Medici-Geschlechtes vollzog.

Als Donatello nach der Jahrhundertwende die Bühne betrat, waren in Florenz zahlreiche wichtige Bauvorhaben auf den Weg gebracht worden. Besondere Bedeutung kam dabei der Vollendung des Doms (Santa Maria del Fiore) zu, mit dessen Errichtung schon 1296 begonnen worden war. Seit 1371 bemühte man sich, für das Problem der Realisierung der enormen Dom-Kuppel eine praktikable Lösung zu finden. Als Brunelleschi seine Konstruktions-Ideen diesbezüglich erstmals vortrug, hielt man ihn schlichtweg für verrückt. Unter Gelächter wurde er – gegen heftigen Widerstand – aus dem Saal getragen und kurzerhand vor die Tür gesetzt. Die Beharrlichkeit, mit der er, ungeachtet solcher Rückschläge, an seiner Vision festhielt, sollte sich allerdings auszahlen, denn 1423 wurde nach seinen Plänen schließlich mit der Errichtung der gewaltigen Kuppel begonnen. Gegenüber dem Dom hatte Ghiberti unterdessen seine erste Baptisteriumstür, an der vielleicht auch Donatello mitwirkte, vollendet. Ab 1426 sollte dieser die sogenannte *Paradiestür* folgen.

Die erhaltenen Dokumente und Werke bezeugen für Donatello, daß sich sein künstlerischer Aufstieg im Umfeld des Domplatzes vollzog. Zur figuralen Ausstattung des architektonischen Ensembles von Dom, Baptisterium und Campanile wurde er in zunehmendem Maße über mehrere Jahrzehnte mit bedeutenden Aufträgen betraut.

Ein wesentliches Merkmal der kulturellen Blüte, die Florenz im 15. Jahrhundert erlebte, ist in der glücklichen Konstellation zu sehen, mit der wirtschaftlicher Wohlstand, kunstverständiges Mäzenatentum und eine ungewöhnliche Vielzahl künstlerischer Talente aufeinandertrafen.

Die bildhauerische Arbeit Donatellos kann sich zu jener Zeit wohl nicht allein in der Abgeschiedenheit der Werkstatt vollzogen haben, sondern in hohem Maße auch unter den Augen einer breiten Öffentlichkeit. Gedanklicher Austausch mit den zahllosen Malern, Bildhauern, Architekten und Handwerkern, die rund um den Domplatz beschäftigt waren, muß alltäglich gewesen sein. Direkte Konkurrenz unter den Künstlern war oftmals schon durch die Auftragsbedingungen vorgegeben.

Nur wenige Schritte von Santa Maria del Fiore entfernt, lag an der Via dei Calzaiuoli, die den Domplatz und die Piazza della Signoria auf direktem Wege noch heute verbindet, Or San Michele. Ein Nonnenkloster aus dem achten Jahrhundert, das dem Hl. Michael gewidmet war, war dort 1240 abgerissen und durch einen Getreidemarkt ersetzt worden. Nach einem Brand im Jahre 1304 wurde der repräsentative Neubau errichtet. Das Untergeschoß

45 *Or San Michele*, Florenz

Einen besonderen Rang unter den Sehenswürdigkeiten der Stadt nimmt Or San Michele vor allem wegen der skulpturalen Ausstattung der vierzehn rund um das Gebäude verteilten Figuren-Nischen ein. Neben Donatello haben hier u. a. Ghiberti, Nanni di Banco, Giambologna und Verrocchio bedeutende Zeugnisse verschiedener Entwicklungsstufen der Bildhauerei (vom ausgehenden 14. Jh. bis zum beginnenden 17. Jh.) hinterlassen.

46 *Piazza del Duomo*, Florenz
Baptisterium, Dom und Campanile

Das Erscheinungsbild des architektonischen Ensembles von Baptisterium, Dom und Campanile ist von den für Florenz typischen Marmorinkrustationen geprägt. Für die Außengestaltung des Doms, mit dessen Neubau 1296 unter der Leitung Arnolfo di Cambios begonnen wurde, diente neben San Miniato al Monte das Baptisterium als Vorbild. Obwohl die Grundsteinlegung der Taufkirche vermutlich erst gegen Mitte des 11. Jahrhunderts erfolgt war, hielt man den Bau zeitweilig für ein Werk der klassischen Antike. Mit der Errichtung des Campanile wurde nach 1334 begonnen, als Giotto zum Dombaumeister berufen worden war.

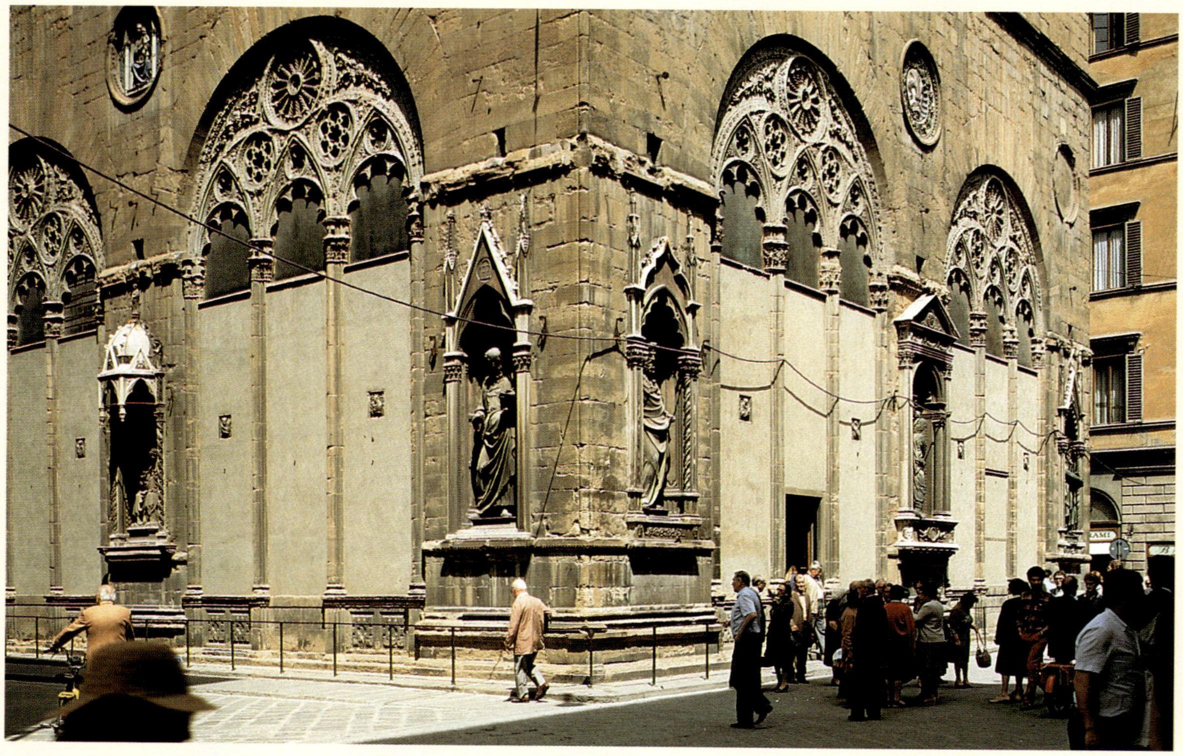

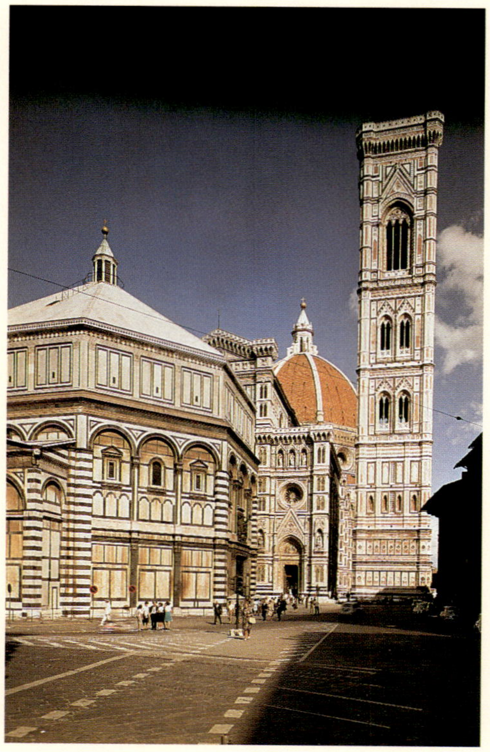

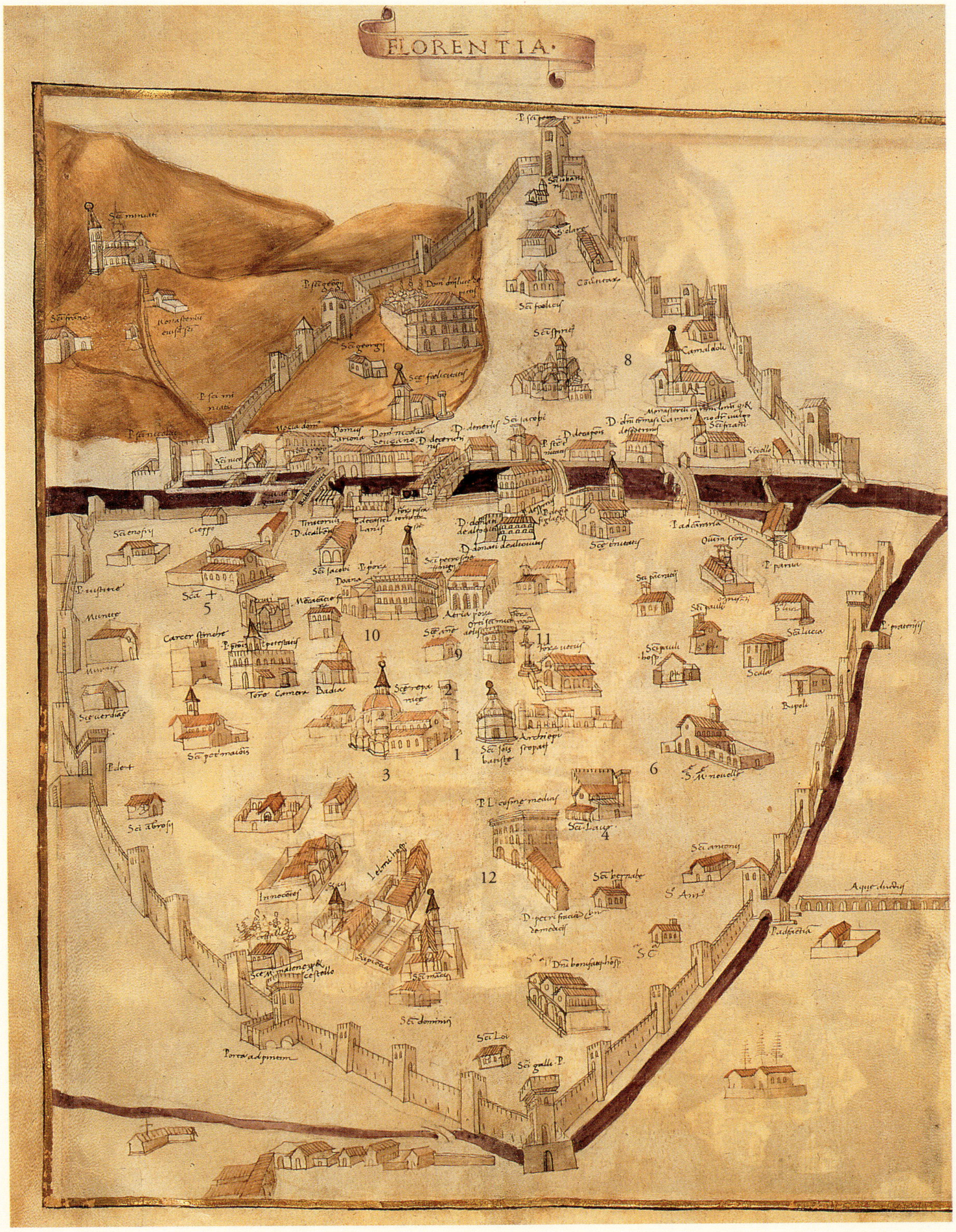

47 *Lageplan der Stadt Florenz*, um 1469–1472 (aus einem Manuskript der Geografia des Claudius Ptolemäus)
Biblioteca Apostolica Vaticana, Codex Urb. 277, Vaticano, Rom

Das Bild zeigt einige der berühmtesten Gebäude der Stadt innerhalb der Grenzen der letzten – hier allerdings nur stilisiert wiedergegebenen – siebten Stadtmauer, die in den ersten Jahrzehnten des Trecento nach Plänen des Dombaumeisters Arnolfo di Cambio errichtet wurde.

1 Baptisterium San Giovanni
2 Campanile
3 Dom Santa Maria del Fiore
4 San Lorenzo
5 Santa Croce
6 Santa Maria Novella
7 Ognissanti
8 Santa Maria del Carmine
9 Or San Michele
10 Palazzo Vecchio
11 Mercato Vecchio
12 Palazzo Medici

war ursprünglich dem Marktbetrieb vorbehalten, die offenen Arkaden wurden erst zwischen 1367 und 1380 durch Simone Talenti geschlossen. Fortan diente das untere Stockwerk den Zünften der Stadt Florenz als Zentrum.

Die vierzehn Nischen des Außenbaus waren schon 1336 den wichtigsten Zünften zur Verfügung gestellt worden. Da zu Beginn des 15. Jahrhunderts erst eine Nische mit figuralem Schmuck ausgestattet war, sah man sich seitens der Stadt gezwungen, eine Zehnjahresfrist zu verhängen, innerhalb derer auch die verbleibenden Tabernakel bestückt werden sollten.

Diesen ungewöhnlichen Umständen ist es zu verdanken, daß Or San Michele einen ebenso eindrucksvollen wie paradigmatischen Kulminationspunkt der italienischen Skulptur zwischen später Gotik und früher Renaissance darstellt. Bedeutende Meister wie Lorenzo Ghiberti, Nanni di Banco und Niccolò di Piero Lamberti schufen zwischen 1408 und 1429 Skulpturen für diesen Ort. Im späten 15. Jahrhundert folgte Andrea del Verrocchio und 1601 Giambologna. Donatello begegnen wir in den Figuren des *Hl. Markus*, des *Hl. Georg* und dem, ursprünglich für diesen Ort geschaffenen, heute aber durch Verrocchios *Ungläubigen Thomas* ersetzten *Hl. Ludwig von Toulouse*.

Die dreissiger Jahre

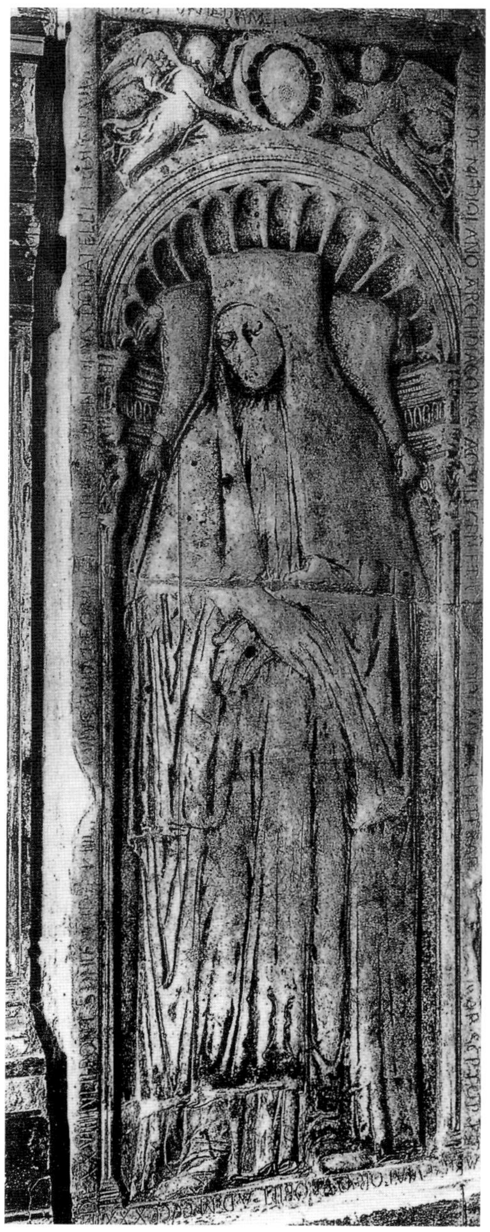

Eine profunde Kenntnis der antiken römischen Plastik ist in zahlreichen Werken Donatellos evident. Daß er diese nicht allein in der Toskana erworben haben kann, sondern auch aus dem direkten Studium der Originale in Rom herleitete, ist unbestritten. Vermutlich machte Donatello sich sogar mehrmals auf den Weg in die Heilige Stadt, die auch zu Beginn des Quattrocento eine enorme Anziehungskraft auf auswärtige Künstler ausübte. Bezüglich möglicher Rom-Reisen Donatellos sind somit denn auch zahlreiche Vermutungen angestellt worden. Vasari berichtete schon für das Jahr 1402 von einem ersten Rom-Aufenthalt in Begleitung Brunelleschis. Dieses frühe Datum wird heute weitestgehend bezweifelt. Man wird jedoch davon ausgehen können, daß sich Donatello zwischen 1410 und 1420 mindestens einmal in Rom aufhielt. Ob er die Reise tatsächlich gemeinsam mit Brunelleschi antrat, bleibt fraglich; spätestens in Rom dürfte er aber auch auf toskanische Kollegen gestoßen sein.

Der einzige dokumentarisch belegte und somit nachweisbare Rom-Aufenthalt Donatellos ist derjenige um 1432. Im Frühjahr 1431 ist seine Anwesenheit in Florenz letztmalig bezeugt, im Herbst 1432 scheinen er und Michelozzo sich bereits seit längerem in Rom aufgehalten zu haben, denn die verzweifelten Auftraggeber der Kanzel von Prato bemühten sich zu dieser Zeit bereits energisch darum, Donatello zu einer Rückkehr zu bewegen. Nach mehrmaliger Aufforderung und Androhung einer Geldstrafe traf er im Mai 1433 endlich wieder in Florenz ein. Während seines Rom-Aufenthaltes hatte Donatello – vermutlich gemeinsam mit Michelozzo – dort zumindest zwei Werke gearbeitet: die *Grabplatte des Giovanni Crivelli* in Santa Maria in Arcoeli (Abb. 48) und das heute in der Sakristei der Beneficiati in St. Peter befindliche Tabernakel mit dem Relief der Grablegung Christi (Abb. 49).

Zurück in Florenz hatte sich Donatello notgedrungen einer Vielzahl von Aufgaben zu widmen, deren Auftragserteilung zum Teil noch in die Zeit vor seiner Rom-Reise zurückreicht. Die Arbeiten am letzten Campanile-Propheten waren – wie wir uns erinnern – noch nicht abgeschlossen. Die Auftraggeber in Prato drängten auf Vollendung der Außenkanzel des Doms. Zudem übernahm Donatello schon am 10. Juli 1433, wenige Tage nach seiner Rückkehr, erste Aufträge zur Gestaltung und Dekoration des Florentiner Doms. Dort wurden während der kommenden drei Jahrzehnte namhafte Meister wie Luca della Robbia, Lorenzo Ghiberti, Paolo Uccello, Andrea del Castagno und viele andere mehr beschäftigt. Donatello übernahm die Gestaltung einer *Kanzel für Sänger und Musikanten,* die als Gegenstück zu der Orgelkanzel geplant war, die Luca della Robbia unmittelbar zuvor bereits begonnen hatte. Überraschenderweise beteiligte sich Donatello 1434 dann auch noch an dem Wettbewerb zur Gestaltung des Glasfensters im Kuppeltambour des Doms und ging aus diesem – gegen namhafte Konkurrenz – sogar als Sieger hervor. Gegen Mitte der dreißiger Jahre gesellte sich zu diesen umfangreichen Projekten schließlich noch dasjenige der vielbewunderten *Cavalcanti-Verkündigung* für Santa Croce. An Arbeit kann es Donatello, der während der dreißiger Jahre seine wohl produktivste Schaffenszeit durchlebte, demnach nicht gemangelt haben.

48 *Grabplatte des Giovanni Crivelli*, 1432
Marmor, 213,5 x 88 cm
Santa Maria in Aracoeli, Rom

Bei der Gestaltung der Grabplatte des Erzbischofs Giovanni Crivelli verfuhr Donatello weitaus konventioneller als noch bei derjenigen des Pecci-Grabes in Siena. Auftraggeberwünsche können dabei ebenso eine Rolle gespielt haben wie das Bemühen, dem in Rom vorherrschenden Geschmack entgegenzukommen. Mit der Arbeit müssen Donatello und Michelozzo unmittelbar nach dem Tode Crivellis, im Juli 1432, begonnen haben. Das Werk trägt die Inschrift: OPUS DONATELLI FLORENTINI.

49 *Das Sakraments-Tabernakel*, um 1432
Marmor, 225 x 120 cm
San Pietro (Sakristei der Beneficiati), Rom

Über die Entstehungsumstände des Tabernakels kennen wir keine historischen Dokumente. Erwähnt ist es jedoch bereits bei Vasari. Das Gemälde der Madonna della febbre wurde erst nachträglich eingefügt. Donatellos Beitrag zu diesem, gemeinsam mit Michelozzo ausgeführten Werk, ist vornehmlich in dem oberen Relief der Grablegung Christi zu sehen.

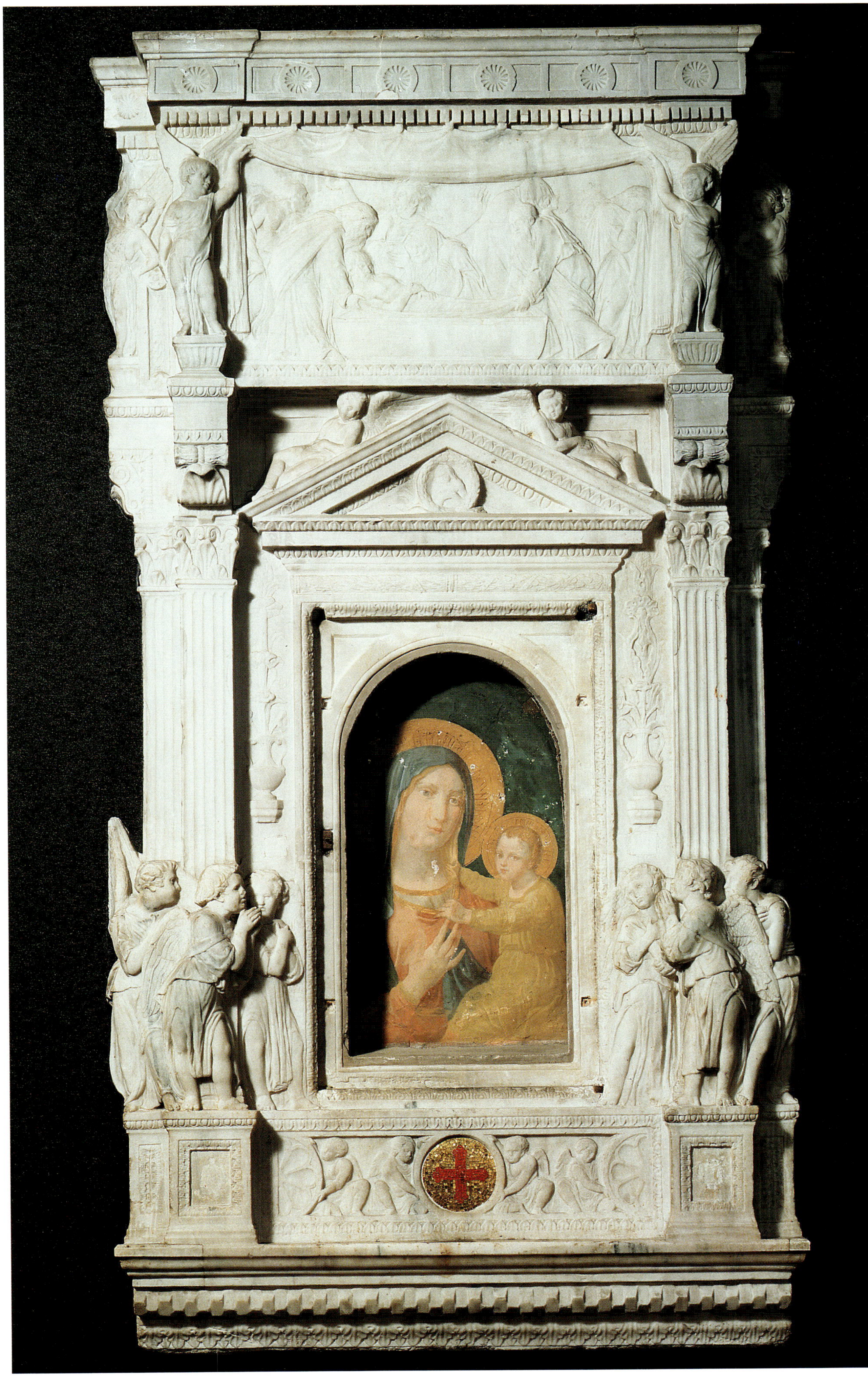

DIE KANZELN FÜR PRATO UND FLORENZ

Die *Außenkanzel des Doms zu Prato* (Abb. 50–52) war zur Präsentation einer berühmten Reliquie, nämlich des Gürtels der Jungfrau Maria, bestimmt. Zweimal jährlich wird die Reliquie dort noch heute gezeigt. Schon 1428 scheinen Donatello und Michelozzo erste Arbeiten auf den Weg gebracht zu haben. Diese müssen vor allem Teile der Kanzelarchitektur und des strukturellen Aufbaus umfaßt haben. Wesentliche Veränderungen dieses frühen Konzeptes werden danach nurmehr schwerlich möglich gewesen sein. Mit der Rückkehr aus Rom stand nun die weitestgehend wohl Donatello überlassene Arbeit an den einzelnen Kanzelreliefs an. Diese wurden auf Mosaikgrund in Marmor ausgeführt. Die einzelnen Relieftafeln füllte Donatello mit einem lebhaften Reigen musizierender und tänzelnder Putti, wie wir sie ähnlich auch an der etwa zeitgleich entstandenen *Cantoria* des Doms von Florenz antreffen.

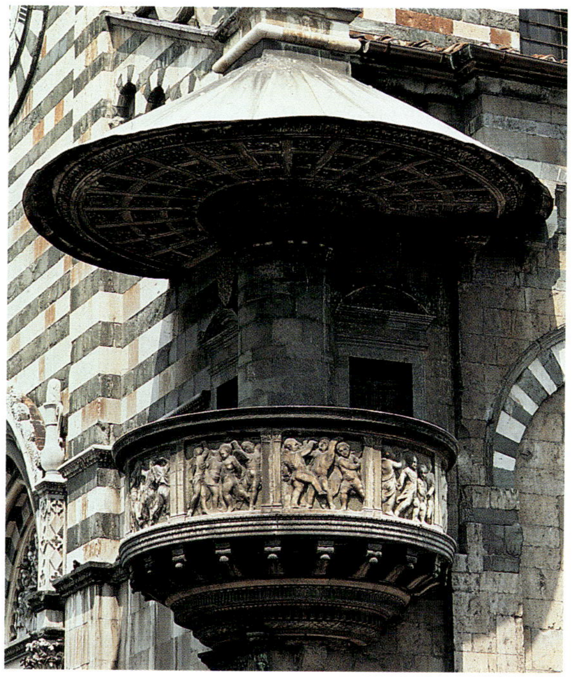

50 *Die Außenkanzel des Doms zu Prato*, 1428–1438
Marmor, Mosaik, Bronze, Holz; Höhe (ohne Dach) ca. 210 cm
Dom und Museo dell' Opera del Duomo, Prato

An der Kathedrale von Prato wurde die Kanzel an der südlichen Ecke der Fassade angebracht. Sie ersetzte dort eine frühere Kanzel des Trecento. In den zahlreichen Dokumenten, die die Entstehungsgeschichte der Arbeit außergewöhnlich umfangreich dokumentieren, finden sich mehrere Gehilfen genannt, die Michelozzo und Donatello bei der Arbeit assistierten. Im Gegensatz zu dem ersten Kontrakt, der 1428 zwischen den Auftraggebern und beiden Künstlern geschlossen wurde, bezog sich ein zweiter Vertrag im Mai 1434 nurmehr auf Donatello und die Ausführung der einzelnen Reliefs. Erst im Sommer des Jahres 1438 waren diese fertiggestellt und konnten montiert werden. Im September des gleichen Jahres erfolgten schließlich die letzten Zahlungen an Donatello.

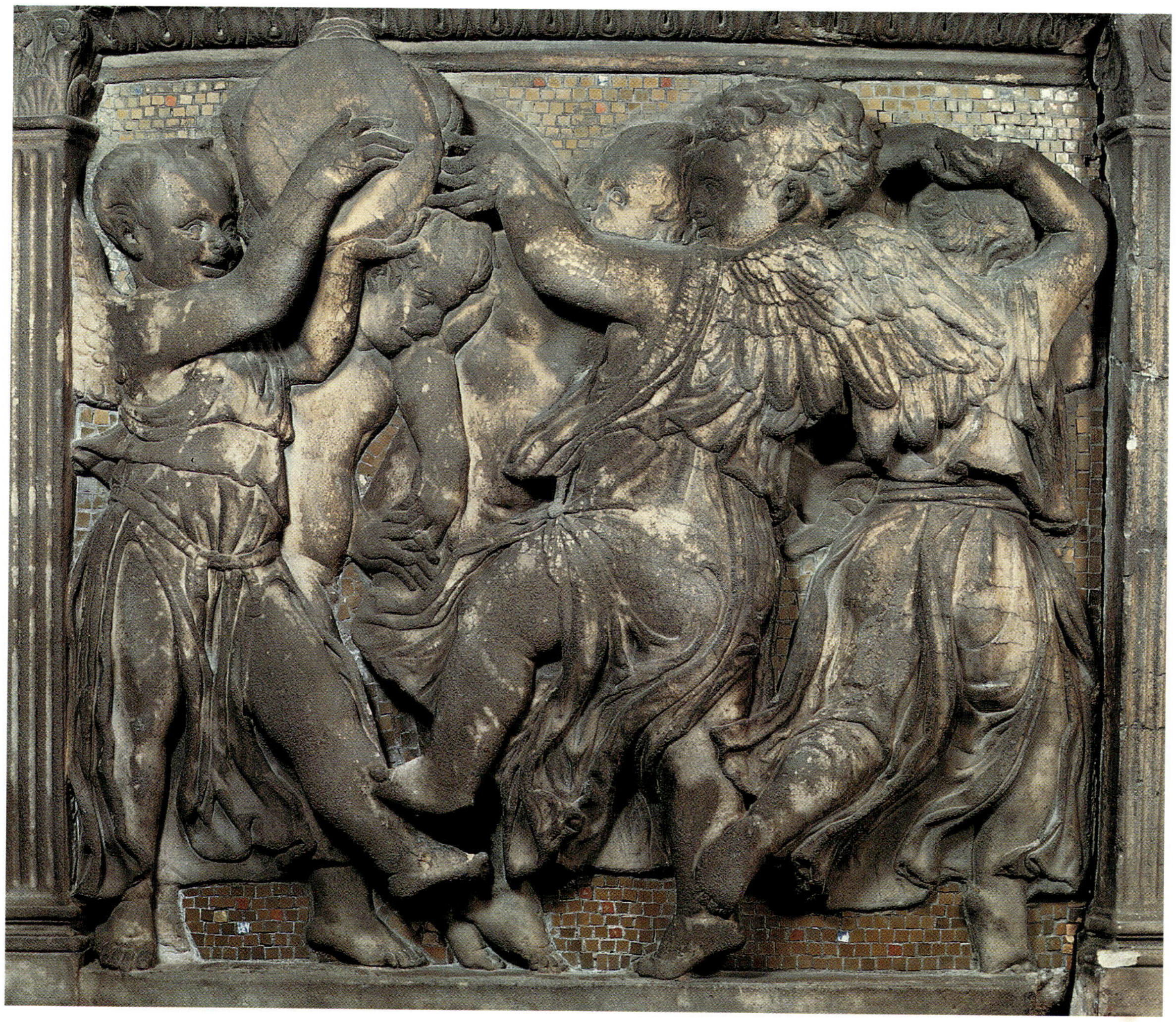

51, 52 *Die Reliefs der Außenkanzel des Doms zu Prato*, 1434–1438
Marmor auf mosaiziertem Grund, je 73,5 x 79 cm
Museo dell' Opera del Duomo, Prato

Um sie vor fortschreitender Verwitterung zu schützen, wurden die Basreliefplatten 1972 ins Dom-Museum von Prato verbacht und an der Kathedrale durch Kopien ersetzt.
Qualitative und stilistische Unterschiede, wie sie sich bei genauerer Betrachtung der einzelnen Reliefs offenbaren, legen die Vermutung nahe, daß Donatello längst nicht alle Teile eigenhändig ausführte. Für das Motiv der tanzenden und musizierenden Putti, wie sie zeitgleich von Donatello auch an der *Cantoria* des Florentiner Doms verwirklicht wurden, sind mehrere Hypothesen bezüglich eines ikonographischen Hintersinns aufgestellt worden. Einerseits ist in den biblischen Psalmen 148–150 zur Lobpreisung Jahwes durch Chöre und Reigen von Kindern aufgerufen: »Lobet ihn mit dem Hall der Posaunen, lobet ihn mit Psalter und Harfe! Lobet ihn mit Pauken und Reigen, lobet ihn mit Flöten und Saitenspiel! Lobet ihn mit klingenden Zimbeln, lobet ihn mit dem Schall der rauschenden Zimbeln! Alles, was Odem hat, lobe Jahwe!« (Psalm 150, 2–5) Andererseits hat Hans Kauffmann nachweisen können, daß tanzende und musizierende Engel schon im 13. Jahrhundert häufig in Zusammenhang mit der Himmelfahrt oder Krönung Mariä dargestellt wurden. Für die Kanzel in Prato, die der Schaustellung einer Marien-Reliquie diente, ist damit ein möglicher, heute nur noch schwer nachzuvollziehender motivischer Bezug benannt.

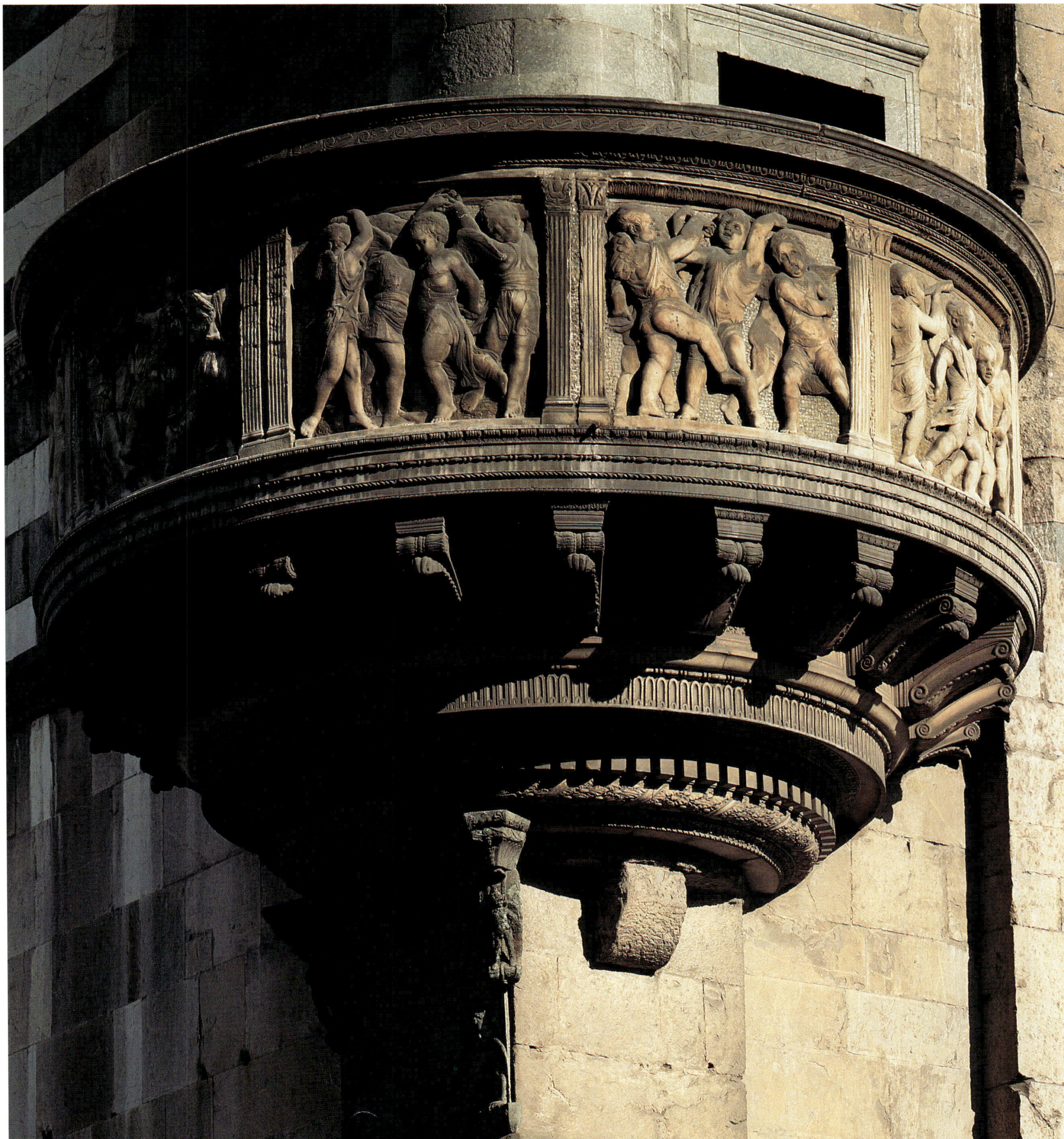

Seine Florentiner *Sängerkanzel* (Abb. 55, 53) gestaltete Donatello wohl ganz bewußt in auffälligem Gegensatz zu derjenigen Luca della Robbias (Abb. 54). In frappierender Eigenwilligkeit kam er zu einer Lösung, die es ihm innerhalb der funktionsbedingt massiven Kanzelarchitektur erlaubte, die lebhafte Abfolge der lobpreisenden Putti als durchgängigen Reigen, nicht mehr unterbrochen durch die Vorgabe einzelner Relieffelder, zu gestalten (Abb. 53, 55).

Auf fünf Wandkonsolen ruht ein mächtiges Gesims, über dem sich fünf freistehende Säulenpaare erheben, die ihrerseits das abschließende Gebälk tragen. Elemente der Bewegung erfahren eine Verstärkung durch verschiedenste Kunstgriffe. Die vorgestellten Säulenpaare schränken die Putti in ihrer Bewegungsfreiheit keinesfalls ein. Im Gegenteil: Mit jedem Schritt des an der Kanzel vorbeischreitenden Betrachters belebt sich das changierende Figurenspiel dahinter aufs Neue. Mit dem gleichen Mosaik versehen wie der Reliefhintergrund, sind die Säulen in ihrer optischen Präsenz zudem bewußt abgeschwächt. Im wohlkalkulierten Spiel von Licht und Schatten ergeht sich Donatello im Reigen der Putti überdies nicht nur in einer Vielfalt verschiedenster Posen von extremer Lebendigkeit, sondern führt zugleich zwei Ebenen unterschiedlicher Bewegungsrichtung ein. Dabei ziehen die meisten Putti im Vordergrund nach links, diejenigen im Hintergrund in die entgegengesetzte Richtung. All dies trägt wesentlich zu dem Eindruck bei, daß die Figuren in Donatellos *Cantoria* sich völlig losgelöst, in skulpturaler Eigenständigkeit, frei im Raum bewegen.

Zwei *Kandelaberengel*, die heute im Musée Jacquemart-André in Paris aufbewahrt werden, könnten der Kanzel Donatellos ursprünglich angehört haben (Abb. 56–57).

Noch vor Fertigstellung der *Cantoria* wurde 1437 auch das ebenso bedeutende wie gewaltige *Glasfenster* Donatellos im Dom-Tambour montiert (Abb. 58). Heute ist es nurmehr in einem äußerst schlechtenErhaltungszustand zu sehen, der keine Beurteilung dieses einzigen malerischen Werks Donatellos mehr zuläßt. In Umrissen läßt sich noch die dargestellte Krönung Mariä – ein durchaus weitverbreitetes Thema der Zeit – ausmachen.

53, 55 (unten + rechts unten) *Die Sängerkanzel* (*Cantoria*), 1433–1438
Marmor, 348 x 570 cm
Museo dell' Opera del Duomo, Florenz

Donatellos *Cantoria* wurde im Jahr 1668 vollständig demontiert. Anläßlich der Hochzeit von Ferdinando de' Medici mit Violante von Bayern wurde sie für zu klein befunden, um alle Sänger aufzunehmen. Teile des Rahmenwerks wurden zweckentfremdet und fanden bei der Restaurierung des Doms Verwendung. Im 19. Jahrhundert wurden die einzelnen Reliefs vorübergehend in den Uffizien und im Bargello ausgestellt. Erst 1891 gelangte die inzwischen restaurierte Kanzel – die ihr Schicksal mit derjenigen Luca della Robbias teilte – ins neugegründete Museum der Domopera. In ihrer heutigen Gestalt wurde die Kanzel 1895 wieder zusammengefügt.
Für den Tanz der Putti lassen sich in der antiken römischen Kunst zahlreiche Vorbilder aufzeigen. Einige davon hatte Donatello mit größter Wahrscheinlichkeit während seiner Rom-Reise gesehen und noch in guter Erinnerung, als er sich kurz nach seiner Rückkehr an die Arbeit machte.

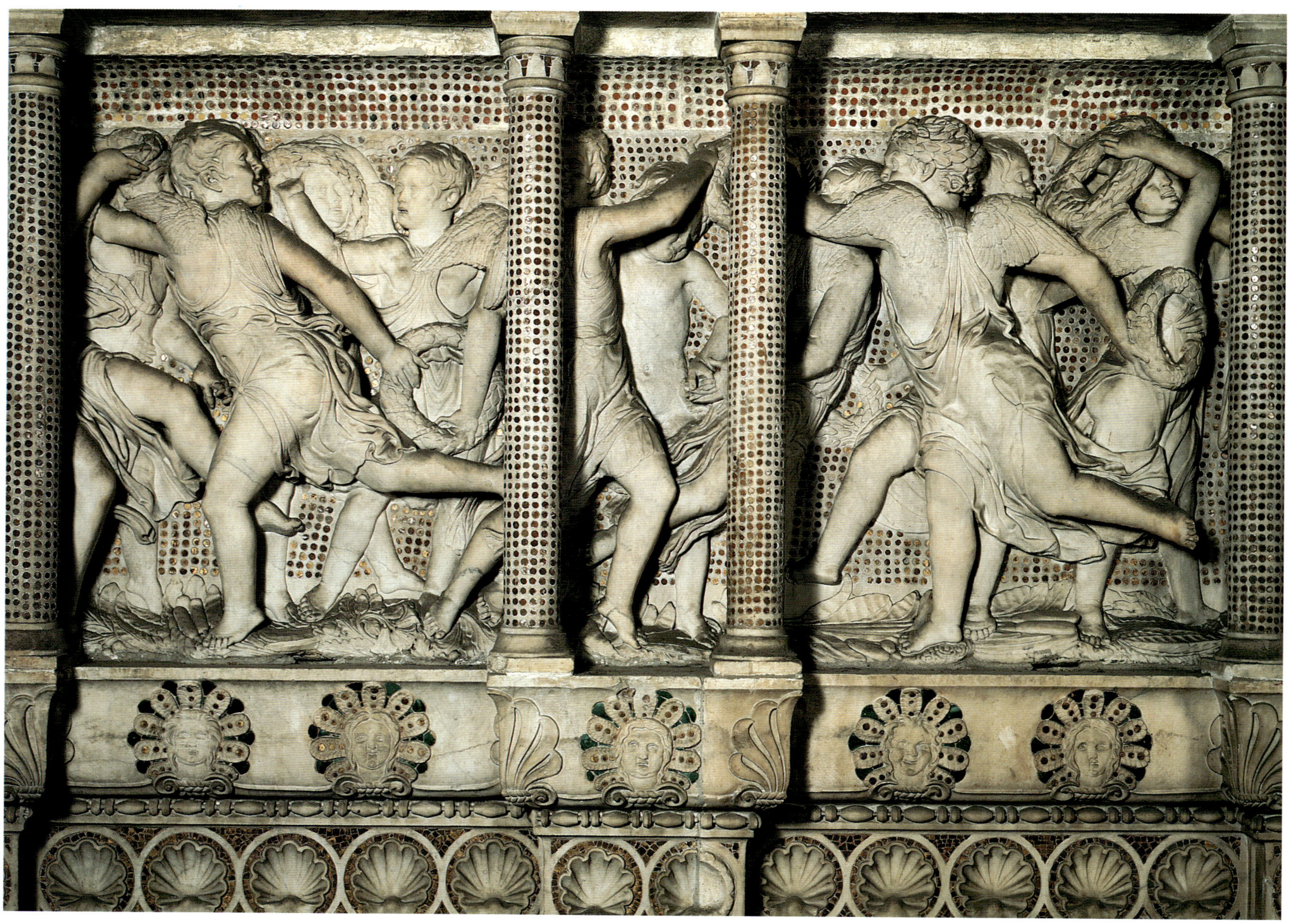

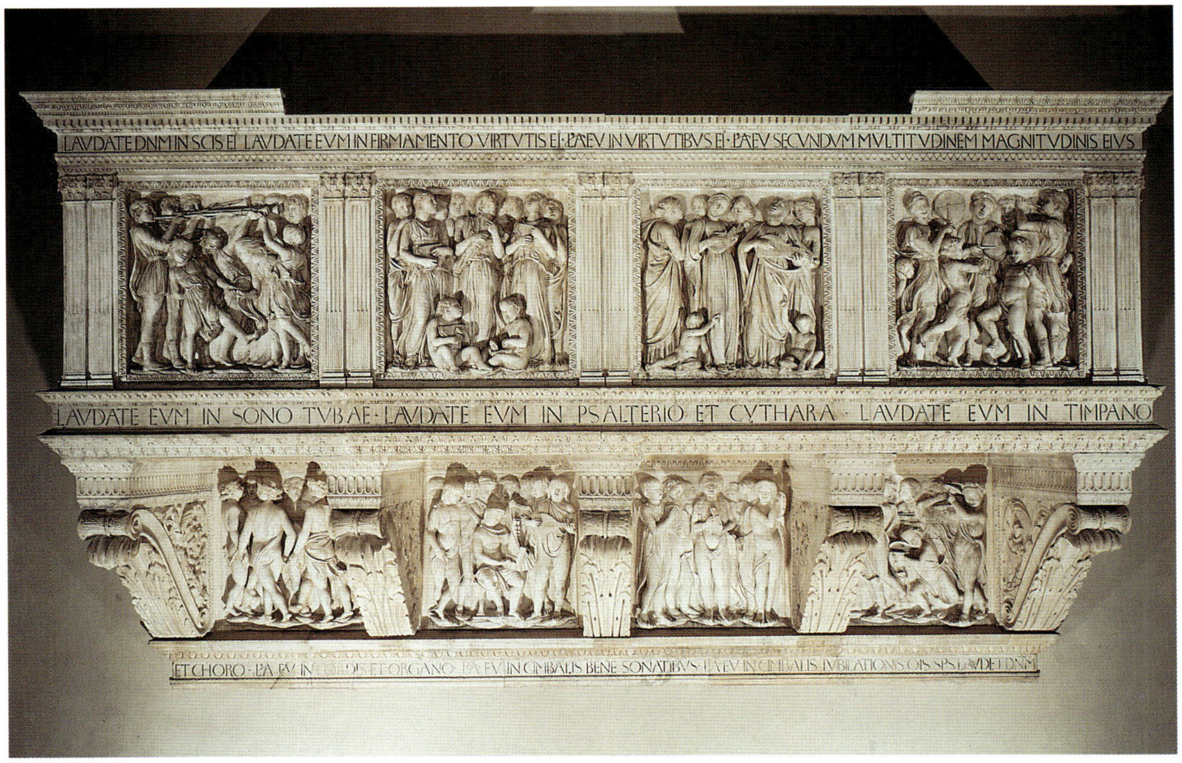
LAVDATE DNM IN SCIS EI LAVDATE EVM IN FIRMAMENTO VIRTVTIS EI·LAEV IN VIRTVTIBVS EI·LAEV SECVNDVM MVLTITVDINEM MAGNITVDINIS EIVS
LAVDATE EVM IN SONO TVBAE· LAVDATE EVM IN PSALTERIO ET CYTHARA · LAVDATE EVM IN TIMPANO

54 (links) Luca della Robbia
Die Sängerkanzel (*Cantoria*), 1431/32–1438
Marmor, 328 x 560 cm
Museo dell' Opera del Duomo, Florenz

Die sogenannte *Cantoria* Luca della Robbias wurde vermutlich als Orgelkanzel konzipiert. Seine *Sängerkanzel* arbeitete Donatello als direktes Gegenstück.
Im Vergleich beider Werke offenbart sich die konventionellere Gestaltungsweise della Robbias. In seiner Kanzel dominiert die architektonische Gliederung, der die einzelnen, gesondert behandelten Bildteile in traditioneller, additiver Manier eingefügt sind.

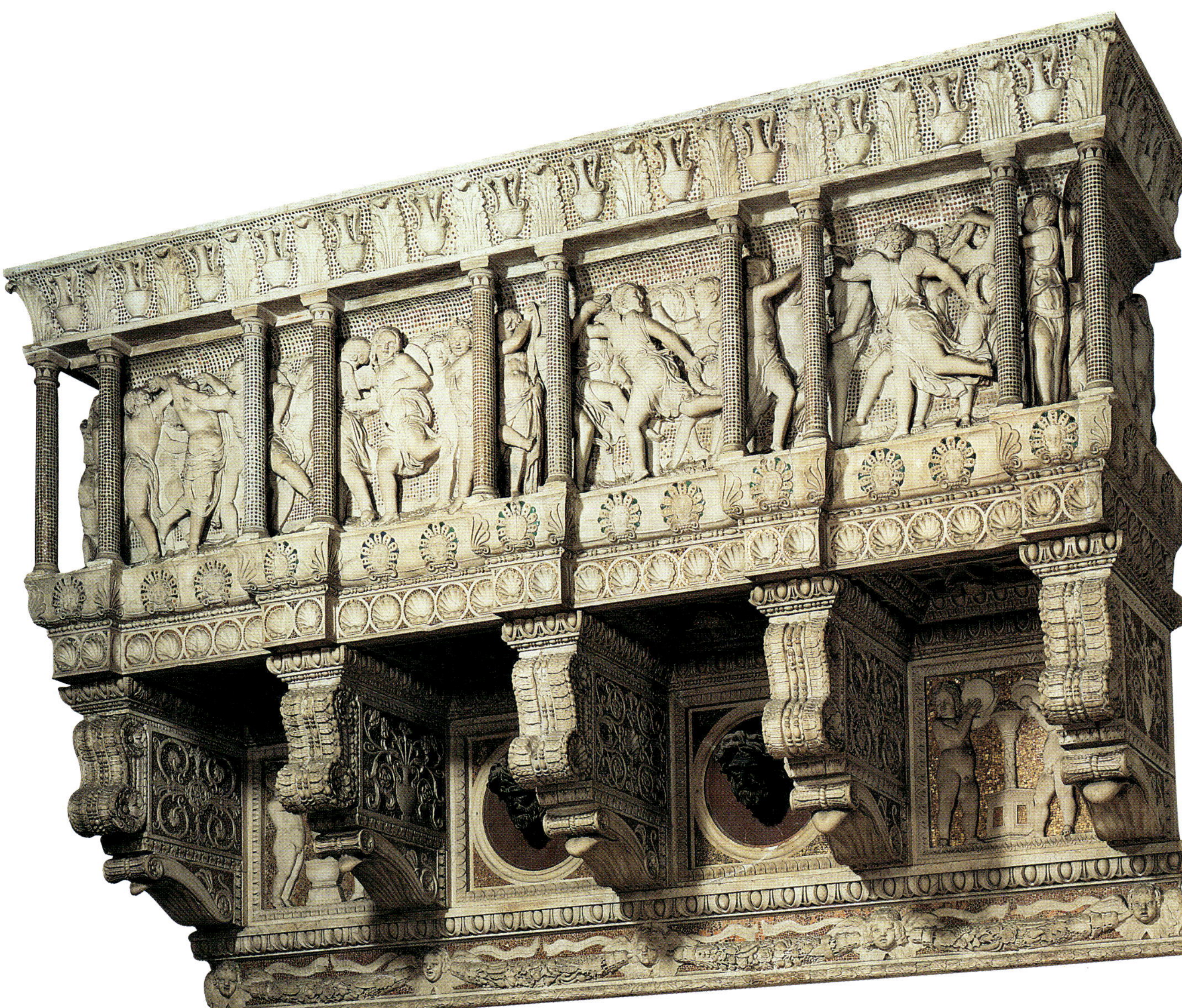

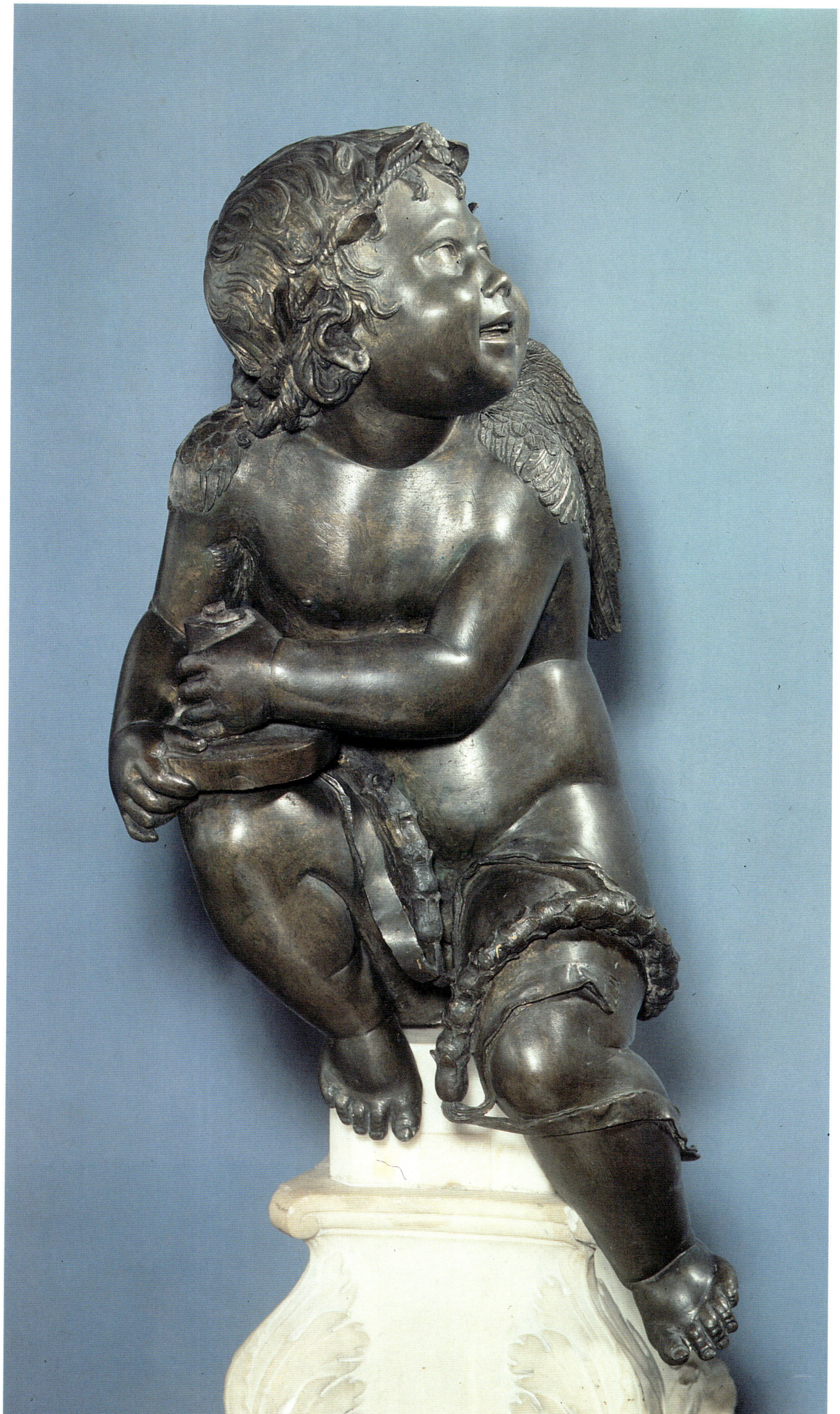

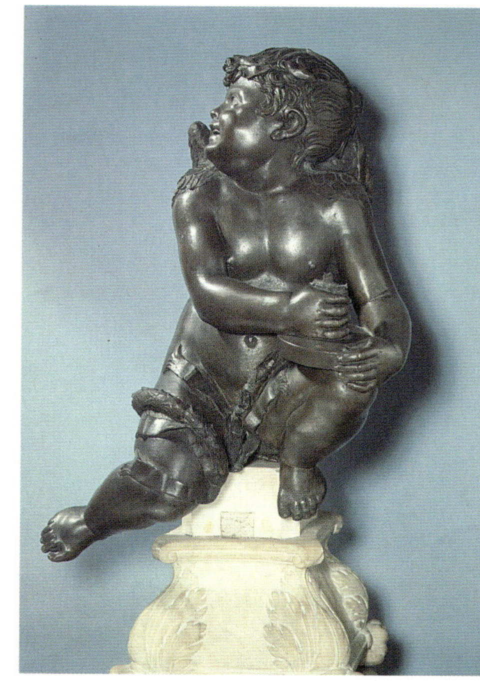

56, 57 *Die Kandelaberengel*, um 1434–1439
Bronze (mit Spuren von Vergoldung),
Höhe 67,5 und 57,5 cm
Musée Jacquemart-André, Paris

Mit der heute weitestgehend unbestrittenen Zuschreibung der beiden Figuren an Donatello wird Vasari eine Verwechslung unterstellt. In der zweiten Ausgabe seiner Viten hatte dieser die Engel 1568 der Kanzel Luca della Robbias zugeordnet. Vermutlich waren sie jedoch Bestandteil der *Cantoria* Donatellos.

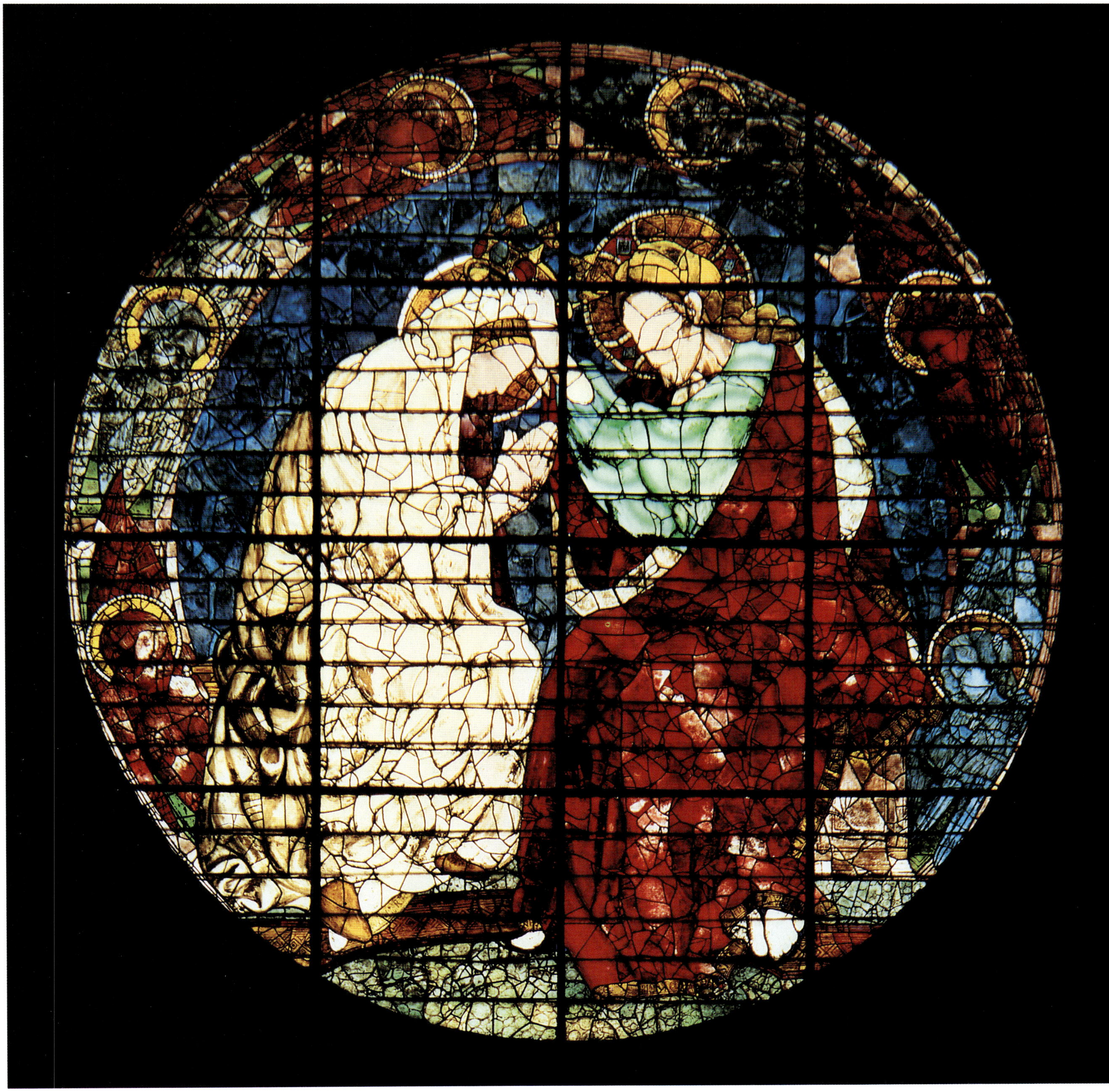

58 *Die Krönung der Jungfrau Maria*, 1434–1437
Glas, Durchmesser 380 cm
Dom, Florenz

Die Arbeiten an der von Brunelleschi furios entworfenen Kuppel des Florentiner Doms näherten sich um 1433 allmählich ihrem Ende. Als einer der zahlreichen nun mit der Innendekoration beauftragten Künstler entwarf Donatello das östliche Glasfenster für den Kuppel-Tambour. Die Ausführung seiner Entwürfe, die sich über drei Jahre hinzog, oblag Domenico di Piero di Pisa und Angelo Lippi. Details der Darstellung sind heute leider nurmehr schwer zu erkennen.

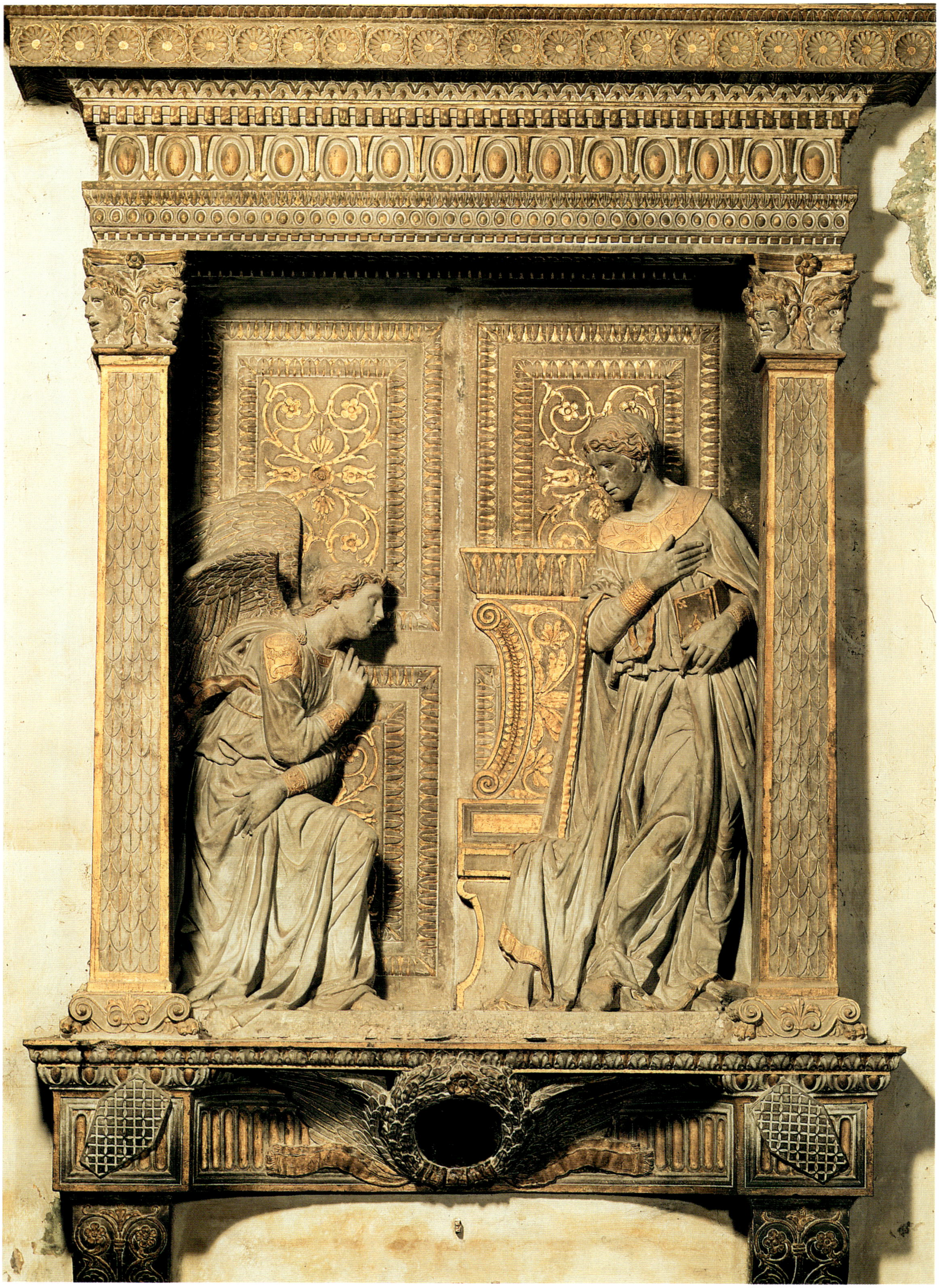

EIN AUSSERGEWÖHNLICHES RELIEF – DIE VERKÜNDIGUNG DER CAVALCANTI

In der *Cavalcanti-Verkündigung* treffen wir auf eines der wenigen Werke Donatellos, das bis heute an seinem originären Platz verblieb. 1884 wurden Politur und Vergoldung aufgebessert, 1900 zwei zwischenzeitlich verlorengegangene Putti wieder angefügt (Abb. 59–62).

Die genaue Datierung des Werkes war lange Zeit, mangels Kenntnis genauer Auftraggeberschaft, umstritten. Vieles spricht jedoch dafür, die *Verkündigung*, deren Ausführung sich zweifellos über mehrere Jahre hinzog, in die Zeit nach Donatellos Rückkehr aus Rom und vor seinem Aufbruch nach Padua anzusiedeln. Namentlich läßt sich der Auftraggeber in den Reihen der Cavalcanti-Familie, deren Familiengrab sich in unmittelbarer Nähe befand, nicht mehr mit Sicherheit angeben. Die Tatsache, daß die Tochter Niccolò Cavalcantis die Gemahlin Lorenzo de' Medicis war, schließt aber auch hier die Möglichkeit einer direkten Förderung Donatellos durch die Medici nicht aus.

Vasari, der die *Verkündigung* fälschlicherweise als Frühwerk ansah, widmete dem Werk eine recht ausführliche Beschreibung: »Er (Donatello) arbeitete in seiner Jugend viele Dinge, die man, weil deren viele waren, eben nicht sehr beachtete; Ruhm und Namen aber verdiente er sich durch eine Verkündigung von Sandstein, welche in Santa Croce zu Florenz auf dem Altar der Kapelle der Cavalcanti aufgestellt wurde. Rings um diese brachte er eine Verzierung aus pflanzlichem Beiwerk an, mit einem vielgestaltigen, geschwungenen Sockel, die oben im Viertelbogen endigt, wo sechs Kindlein einige Laubgewinde tragen und sich paarweise umfassen, als ob sie schwindelnd vor der Tiefe einander zu halten strebten (Abb. 60). Ganz besondere Begabung und Kunst offenbarte er bei der Gestalt der Jungfrau, welche, erschreckt durch das plötzliche Erscheinen des Engels, sich schüchtern und sehr ehrerbietig mit größter Anmut dem Engel zubeugt, der sie grüßt, so daß man in ihrem Antlitz jene Demut und Dankbarkeit erkennt, welche dem Spender einer unerwarteten Gabe zukommt, und die um so stärker sich ausspricht, je größer die Gabe ist. Die Gewänder der Madonna und des Engels wußte darüberhinaus Donato schön zu ordnen und gab ihnen einen meisterhaften Faltenwurf; indem er sich bemühte, die menschliche Gestalt hindurch erkennen zu lassen, machte er den Versuch, die Schönheit der Alten zu enthüllen, welche viele Jahre verborgen gelegen hatte. Kurz, er zeigte so viel Leichtigkeit und Kunst bei diesem Werk, daß man weder von der Zeichnung und der Meißelarbeit, noch von Einsicht und Übung mehr wünschen kann.«

Vieles teilt sich in Vasaris Beschreibung zwischen den Zeilen mit. Die Leichtigkeit, mit der Donatello die Verkündigung gestaltete, ist in der Tat bemerkenswert, wenn man bedenkt, daß er es mit einem zwar weitverbreiteten, aber überaus anspruchsvollen Thema zu tun hatte. Verkündigungen wurden, wie es scheint, besonders kritischer Betrachtung unterzogen und waren nicht selten Gegenstand kunsttheoretischer Erörterungen. Im Kern stand dabei stets das Problem einer angemessenen, würdevollen Gestaltung der beiden zentralen Figuren des Engels und der Madonna. Noch Leonardo sollte Jahre später beklagen, daß (in der Malerei) der Engel allzu oft in einer Art und Weise heranstürme, die den Eindruck erwecke, er suche Maria aus dem Zimmer zu vertreiben, und daß diese häufig dargestellt sei, als wolle sie sich in panischer Verzweiflung aus dem Fenster stürzen. Nicht so bei Donatello: Gemäßigtes Erstaunen teilt sich in der Körperhaltung Marias mit, die zugleich aber auch in demütiger Haltung die Zwiesprache mit dem himmlischen Boten aufgenommen hat. Dieser ist vor ihr in die Knie gegangen, um die bedeutsame Botschaft zu überbringen. »Der begrenzte Raum bietet dieser Verkündigung die angemessene Situation, ihr fehlt selbst die Taube des Heiligen Geistes, die in ikonographischen Handbüchern als ein »essentieller« Bestandteil dieser Szene aufgeführt wird. Diese reduzierte Darstellung zeigt nur den Engel Gabriel, die Jungfrau, ihr Buch und den Stuhl mit leierförmiger Rückenlehne. Der flache Hintergrund vermeidet jede Andeutung der in den Verkündigungsgemälden so beliebten komplizierten Illusionsarchitektur: Es gibt keine Loggia, keinen Blick in das Schlafgemach der Jungfrau und keinen symbolischen Garten (»hortus conclusus«). Zudem bringt der Engel keine Lilie, und der Jungfrau ist sogar der Luxus eines Lesepults, das im Trecento so oft mit dieser Szene dargestellt wurde, verwehrt« (Bennett/Wilkins).

Selten, so läßt sich behaupten, hat Donatello Figuren von vergleichbarer Grazilität und vollkommenerer Harmonie gestaltet. Bedeutung und Gehalt der überbrachten Botschaft sind im Blickkontakt zwischen Engel und Maria spannungsreich zum Ausdruck gebracht (Abb. 61–62). Die lobenswerten Eigenschaften

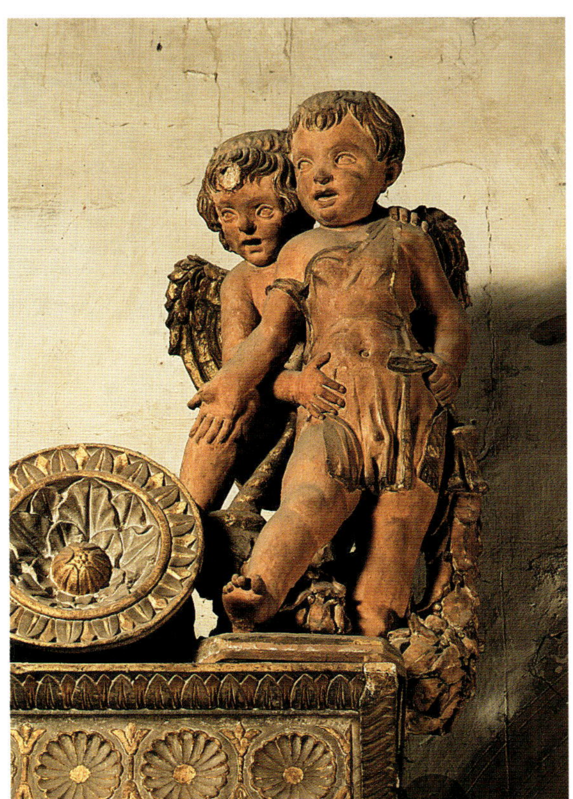

59, 60 *Die Cavalcanti-Verkündigung*, um 1435
Sandstein (vergoldet und zum Teil polychrom),
218 x 168 cm
Santa Croce, Florenz

Die reichhaltige Ornamentierung beeinträchtigt die stille Eindringlichkeit, mit der sich Engel und Maria in der *Cavalcanti-Verkündigung* begegnen, in keiner Weise. In subtiler Ausgewogenheit der Körperhaltungen interagieren beide Gestalten in würdevollem Gegenüber. Einem antikischen Körperideal kommt Donatello in der Gestalt Marias überaus nahe. Beseelte Innerlichkeit und abstrakte Vergeistigung, wie sie sich im Blickkontakt beider Figuren mitteilen, kannte die antike Kunst so allerdings nicht. Donatellos *Cavalcanti-Verkündigung* läßt sich als gelungene Synthese aus antikisch geprägtem Schönheitsempfinden und neuzeitlichem Denken umschreiben. Oberhalb des Rahmenwerks finden sich die beiden, bereits bei Vasari beschriebenen Putti.

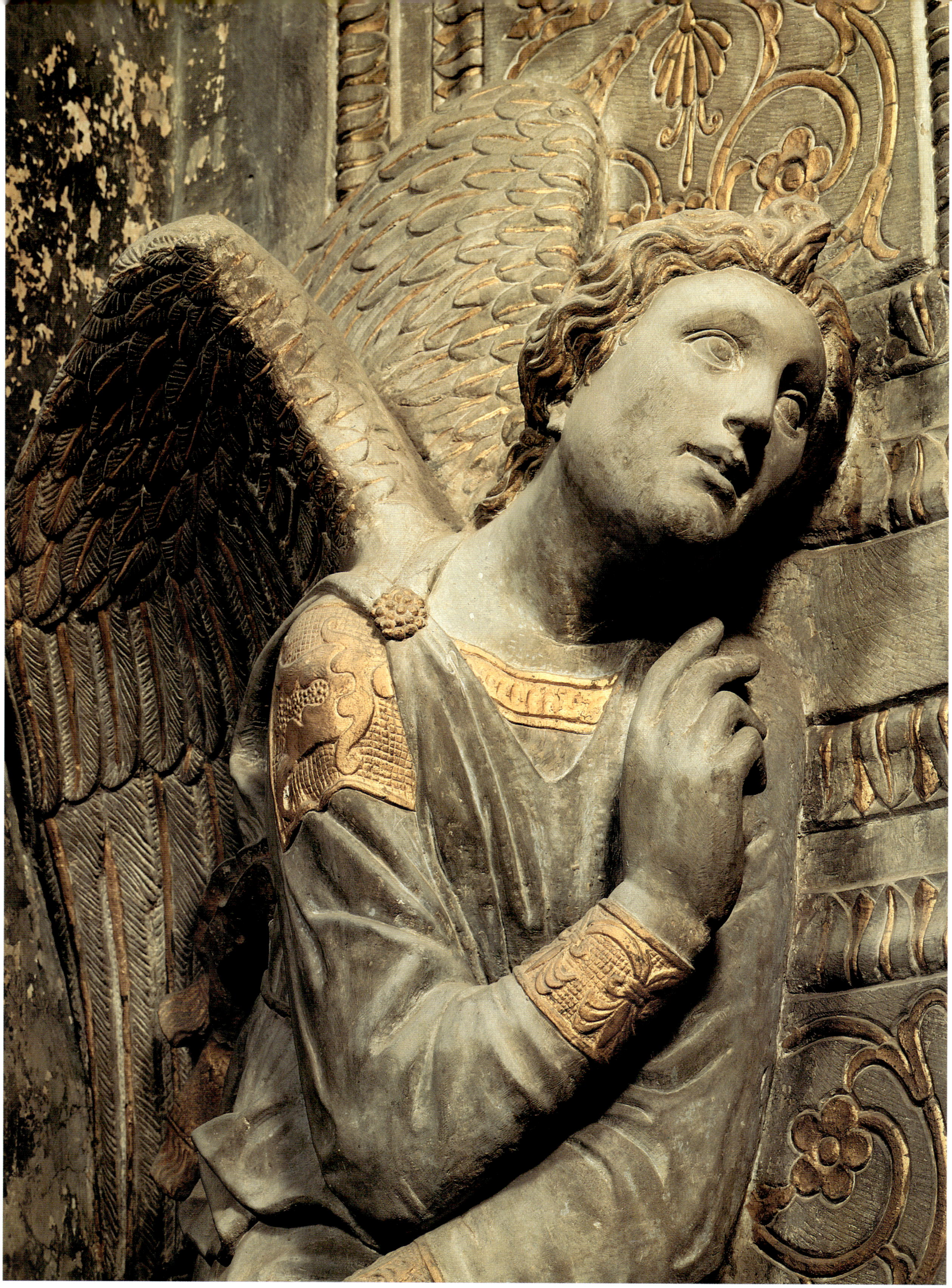

61 *Die Cavalcanti-Verkündigung* (Detail Abb. 59), um 1435
Sandstein (vergoldet und zum Teil polychrom)
Santa Croce, Florenz

Verhalten ist der Gestus, mit dem der Erzengel Gabriel Maria die Geburt ihres Sohnes ankündigt. Der schmächtige Oberkörper, dem zwei voluminöse Flügel angefügt sind, wirkt in sich zusammengezogen. Donatello verlieh dem rundlichen Gesicht des Engels durch die großen Augen und den nur leicht geöffneten Mund einen sanftmütigen Ausdruck.

62 *Die Cavalcanti-Verkündigung* (Detail Abb. 59), um 1435
Sandstein (vergoldet und zum Teil polychrom)
Santa Croce, Florenz

Oberkörper und Kopf der Jungfrau Maria sind vollplastisch gearbeitet. Aufrecht stehend nimmt sie die Botschaft des Verkündigungsengels entgegen. Durch die vor die Brust gelegte Hand drückt sich ihr verhaltenes Erstaunen aus. Tiefe Ernsthaftigkeit und Würde prägen die Züge ihres zur Seite geneigten Gesichtes.

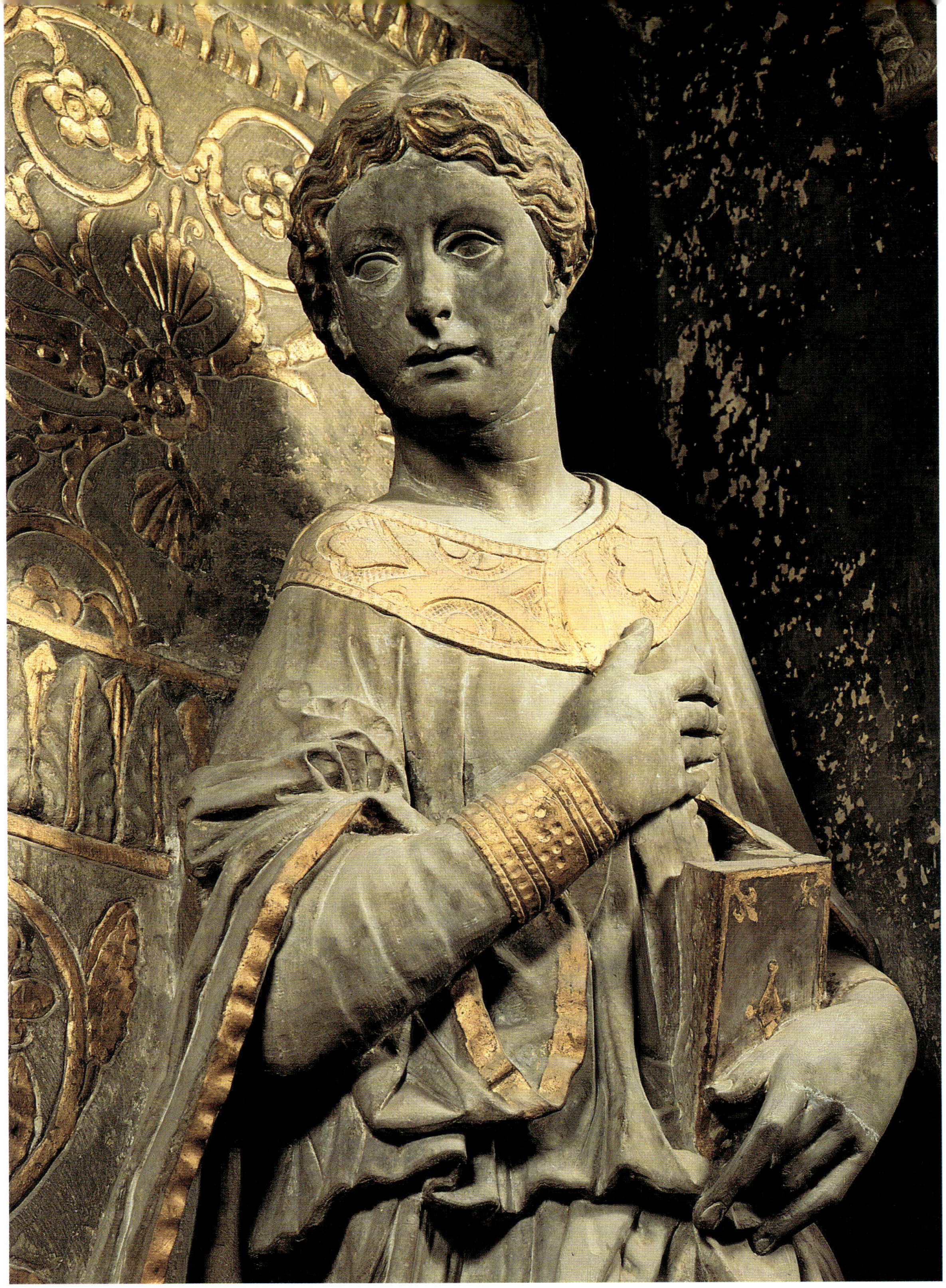

der Maria wurden schon von Theologen des 15. Jahrhunderts in ihren Deutungen des Lukas-Textes beschrieben. Donatello scheint deren Vergegenwärtigung in seiner Verkündigungs-Szene nuancenreich gelungen. Die Verwunderung der Jungfrau teilt sich mit, ihre Klugheit und Tugendhaftigkeit werden spürbar. Würdig das Geschenk zu empfangen, ist sie in Demut bereit, sich dem göttlichen Willen zu fügen.

Auf den ersten Blick käme man kaum auf die Idee, Donatellos *Verkündigung* als Relief zu bezeichnen, wären nicht der Hintergrund und die beiden Hauptgestalten aus einem Stein gehauen. Das Tabernakel, teils in die Wand eingelassen, teils vorkragend, bietet der bedeutsamen Begebenheit Rahmen und Bühne zugleich. Schon die Größe der Arbeit, mit einer Gesamthöhe von über vier Metern, muß Donatello dazu bewogen haben, von seinem gewohnten Reliefstil abzuweichen. Bei aller Pracht der Tabernakelverzierung ist dabei eine Konzentration auf das Wesentliche gelungen, die bis heute nichts von ihrer Eindringlichkeit eingebüßt hat. Nicht alle bedeutenden Werke Donatellos wird man in herkömmlichem Sinne uneingeschränkt als »schön« bezeichnen wollen, sicher aber die *Verkündigung der Cavalcanti* in Santa Croce.

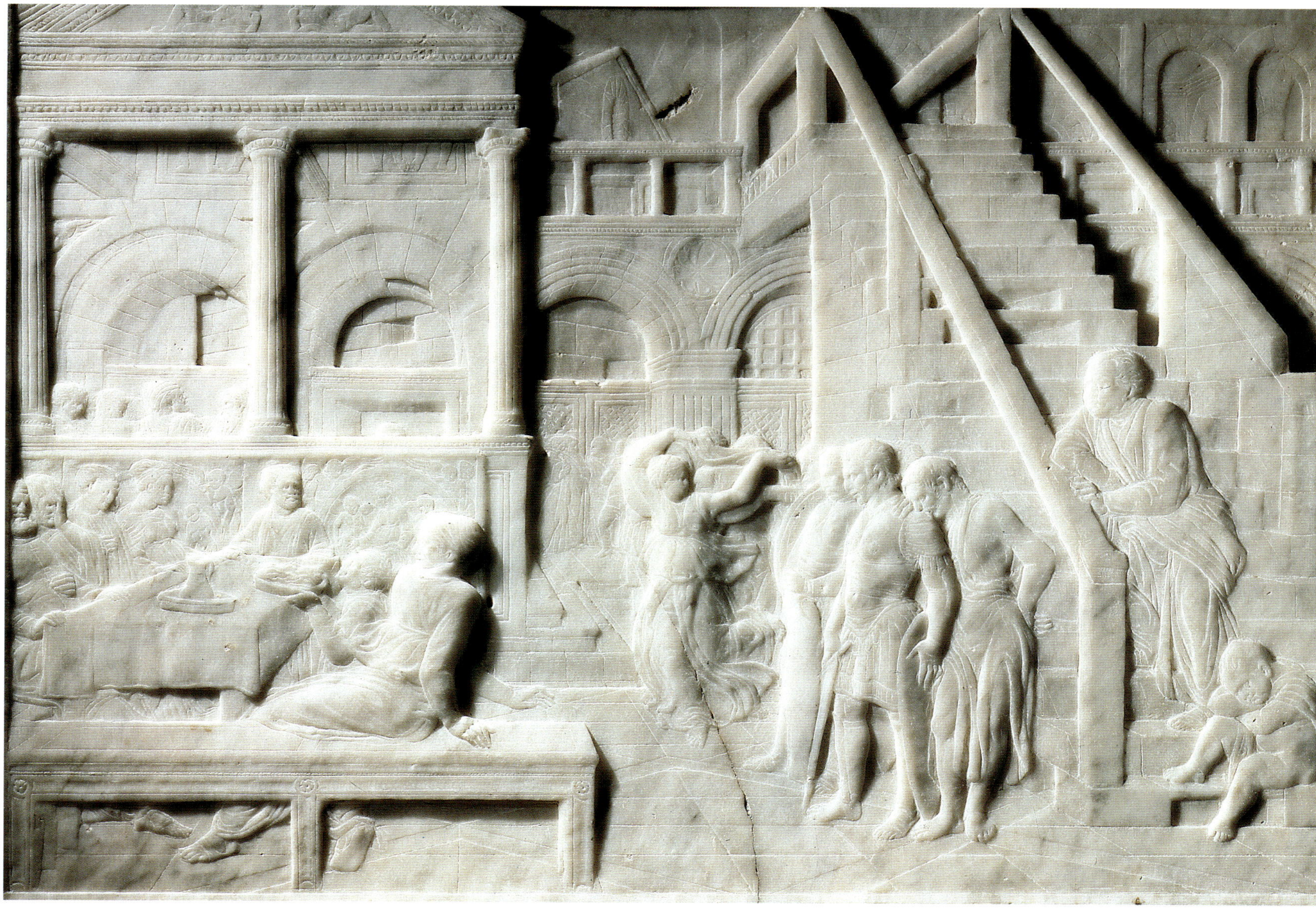

63 *Tanz der Salome* (*Gastmahl des Herodes*), um 1435
Marmor, 43,5 x 65 cm
Musée des Beaux-Arts, Lille

Abweichend vom biblischen Wortlaut ist in diesem Relief der Tanz der Salome noch in vollem Gange, während das Haupt des Täufers bereits überbracht wird. Herodes selbst kann – wie es scheint – Blick und Sinne noch nicht von der in luftige Schleier gehüllten Stieftochter lösen. Schauplatz der Szenerie ist eine Art Innenhof vor dem Hintergrund der ebenso phantasievoll wie surreal gestalteten, fragmentarischen Palastarchitektur.

DIE RÜCKKEHR DER MEDICI UND DONATELLOS DEKORATION DER ALTEN SAKRISTEI VON SAN LORENZO

Abgesehen von der Arbeit in Santa Croce und derjenigen am Dom zu Prato, hatte Donatello in den ersten Jahren nach seiner Rückkehr aus Rom hauptsächlich für die Opera del Duomo gearbeitet. In der zweiten Hälfte der dreißiger Jahre dagegen scheinen die Medici als Förderer und Auftraggeber Donatellos diesen mit einer ganzen Reihe von wichtigen Aufgaben betraut zu haben. 1434 war Cosimo de' Medici aus dem paduanischen Exil zurückgekehrt. Dorthin waren er und sein Bruder Lorenzo 1432, nach einem offenen Machtkampf mit der Albizi-Familie, vorübergehend verbannt worden. Schon nach wenig mehr als einem Jahr konnten sie jedoch nach Florenz zurückkehren, deutlich gestärkt in Macht und Einfluß. Die politischen Gegner wurden nun ihrerseits in die Verbannung geschickt, und Cosimos Mäzenatentum der Künste ging seinem Höhepunkt entgegen. Neben Brunelleschi, Michelozzo, Beato Angelico und Paolo Uccello gehörte auch Donatello zu den bevorzugten Meistern, die mit Aufträgen bedacht wurden. Cosimo schätzte Donatello außerordentlich, und dieser ließ seinerseits, wie Vasari berichtet, alles stehen und liegen, wenn der Ruf des bedeutenden Bankiers ihn erreichte.

Im Musée des Beaux-Arts zu Lille befindet sich ein Relief mit dem *Gastmahl des Herodes* (bzw. dem *Tanz der Salome*), das Donatello zugeschrieben wird (Abb. 63). Vermutlich handelt es sich dabei um die Arbeit, die schon 1492 in einem Inventar der Medici als in deren Besitz befindlich beschrieben wurde. An dem Relief finden sich keinerlei Anzeichen, die darauf hindeuten, daß die Arbeit ursprünglich Bestandteil eines größeren Werk-Komplexes war. Bis heute überwiegt daher eine Deutung als autonome Relieftafel.

Im Vergleich zu dem früheren Bronzerelief des gleichen Themas fällt zunächst die komplexe Architekturwiedergabe auf. Die einzelnen Figuren sind dieser in realistischer Manier eingefügt. Erschrecken angesichts des soeben überbrachten Hauptes Johannes des Täufers teilt sich nur in der Rückenfigur einer weit vorne plazierten Frauengestalt mit. Alle Aufmerksamkeit ist ansonsten auf den Schleiertanz der Salome gerichtet, wodurch die verführerische und betörende Wirkung

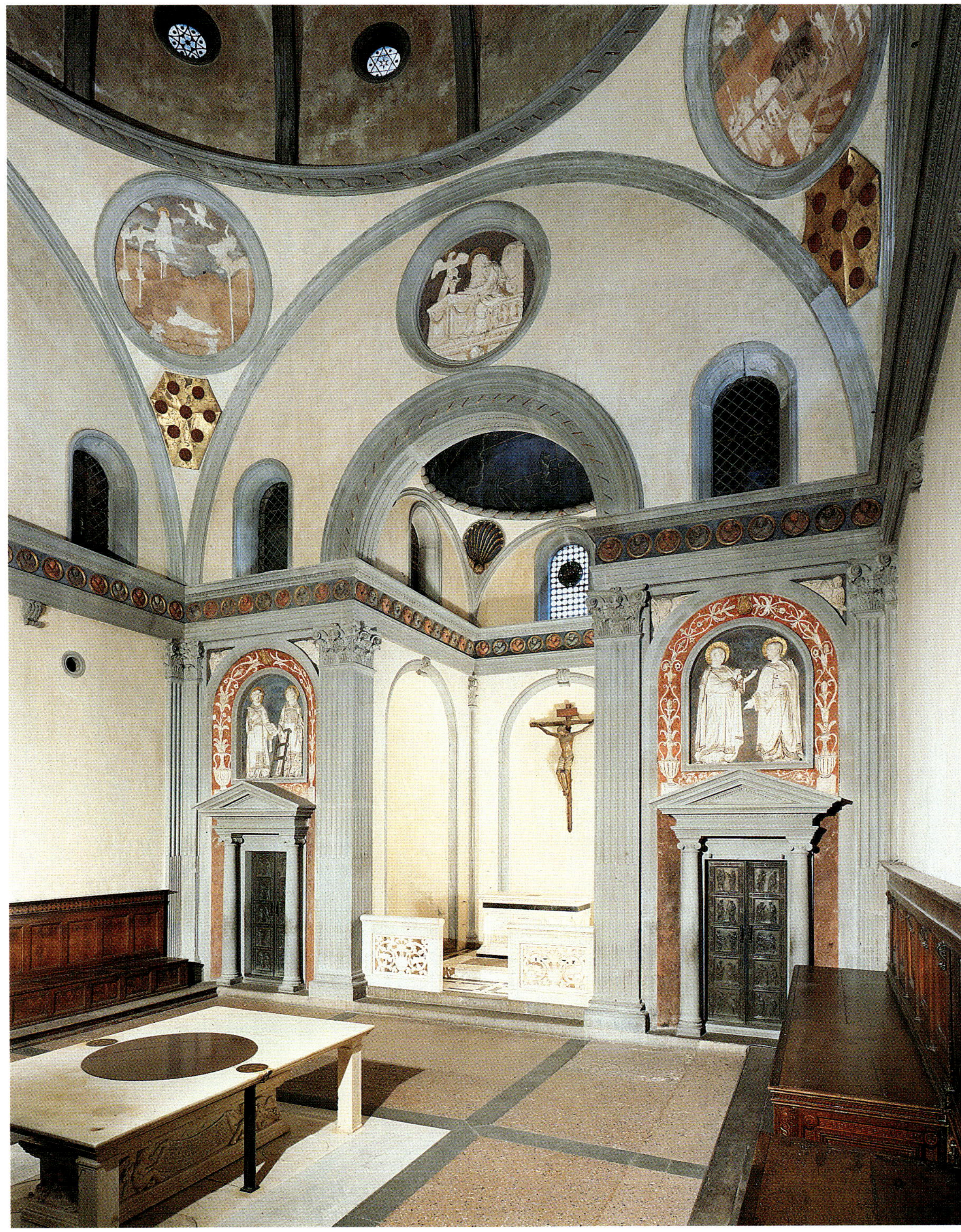

64 Filippo Brunelleschi
Alte Sakristei, um 1419–1429
San Lorenzo, Florenz

Der Bau der *Alten Sakristei* von San Lorenzo geht auf eine Stiftung von Giovanni Averardo de' Medici zurück. An dessen Namenspatron, dem der Raum gewidmet war, wurde mit den Szenen aus dem Leben des Evangelisten Johannes erinnert.
Im Jahre 1421 übernahm Brunelleschi die Bauleitung für San Lorenzo, die Familienkirche der Medici. Vielleicht schon 1419, spätestens aber 1422 wurde nach seinen Entwürfen mit dem Bau der *Alten Sakristei* begonnen. Über einem quadratischen Grundriß errichtet, ist in dem Hauptraum einer der frühesten Zentralbauten der Renaissance zu sehen. Zwischen 1434 und 1437 sollte Brunelleschi diesem in Florenz mit Santa Maria degli Angeli den ersten freistehenden, reinen Zentralbau folgen lassen.

ihrer Aufführung gekennzeichnet ist. Unweigerlich ist an Leon Battista Albertis etwa zeitgleich, um 1435 erschienenes Traktat »De pictura« zu denken, das auf die Kunst der italienischen Frührenaissance eine enorme Wirkung ausübte. Die Darstellung des Körpers hatte Alberti als geeignet empfunden, den innersten geistigen und seelischen Regungen Ausdruck zu verleihen. Daneben findet sich bei ihm das Ideal der »varietà« beschrieben, wie es auch in vielen Werken Donatellos angestrebt zu sein scheint. Alberti, der sich auf die Malerei bezog, umschrieb diese als eine Mannigfaltigkeit der Darstellung, die sich unter anderem in einer kontrastreichen Vielzahl von Gebärden zu äußern habe.

Mit der Dekoration der *Alten Sakristei* von San Lorenzo scheint Donatello schließlich der erste Großauftrag durch die Medici zugekommen zu sein. Brunelleschi hatte den Bau zwischen 1419 und 1429 als frühesten Zentralraum der Renaissance errichtet (Abb. 64). Nicht vor 1437 hat Donatello mit der Dekoration des Innenraums begonnen. Bei seiner Abreise nach Padua im Jahre 1443 waren die Arbeiten vollendet. Das ikonographische Programm umfaßte in den Pendentifs vier Reliefs mit *Szenen aus dem Leben des Hl. Johannes* (Abb. 65–68), vier Lünettenreliefs mit Darstellungen der *Evangelisten* an den Seitenwänden (Abb. 69–72) sowie zwei Sopraporten mit den *Heiligen Stefan* und *Laurentius*, *Cosmas* und *Damian* (Abb. 73–74).

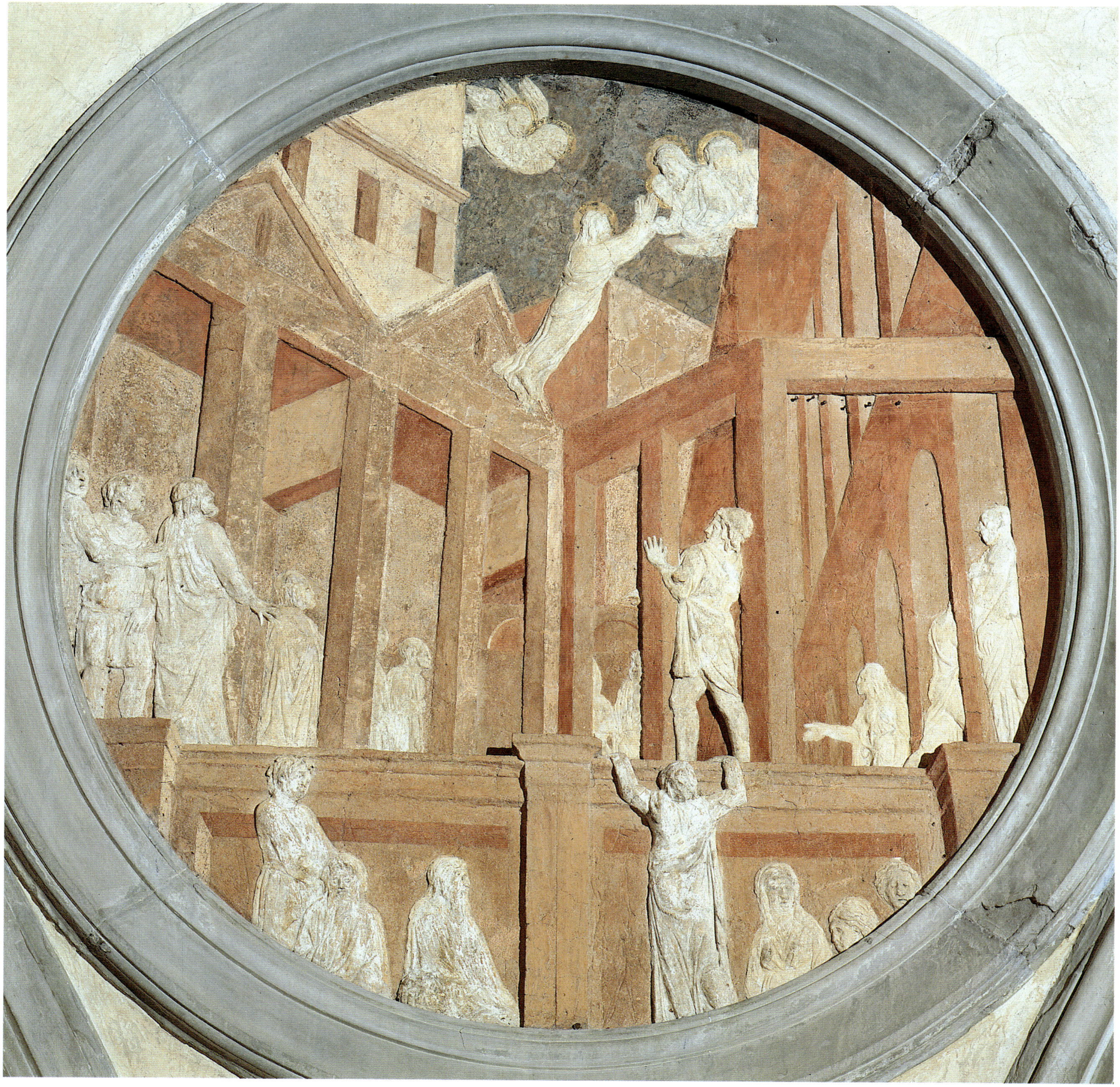

65 *Himmelfahrt des Hl. Johannes*, 1434–1443
Stuck (polychrom), Durchmesser 215 cm
Alte Sakristei, San Lorenzo, Florenz

In dem Tondo der *Himmelfahrt des Hl. Johannes* findet sich die eigentliche Haupthandlung am oberen Rand des Reliefs. Die Darstellung ist ansonsten dominiert von einer komplizierten Architekturwiedergabe, innerhalb derer verschiedenste Beobachter das wunderliche Ereignis staunend zur Kenntnis nehmen. Abweichend von den übrigen Reliefs werden wir der Szene aus der Froschperspektive gewahr. Das Moment des Emporsteigens findet sich in den Verkürzungen betont.

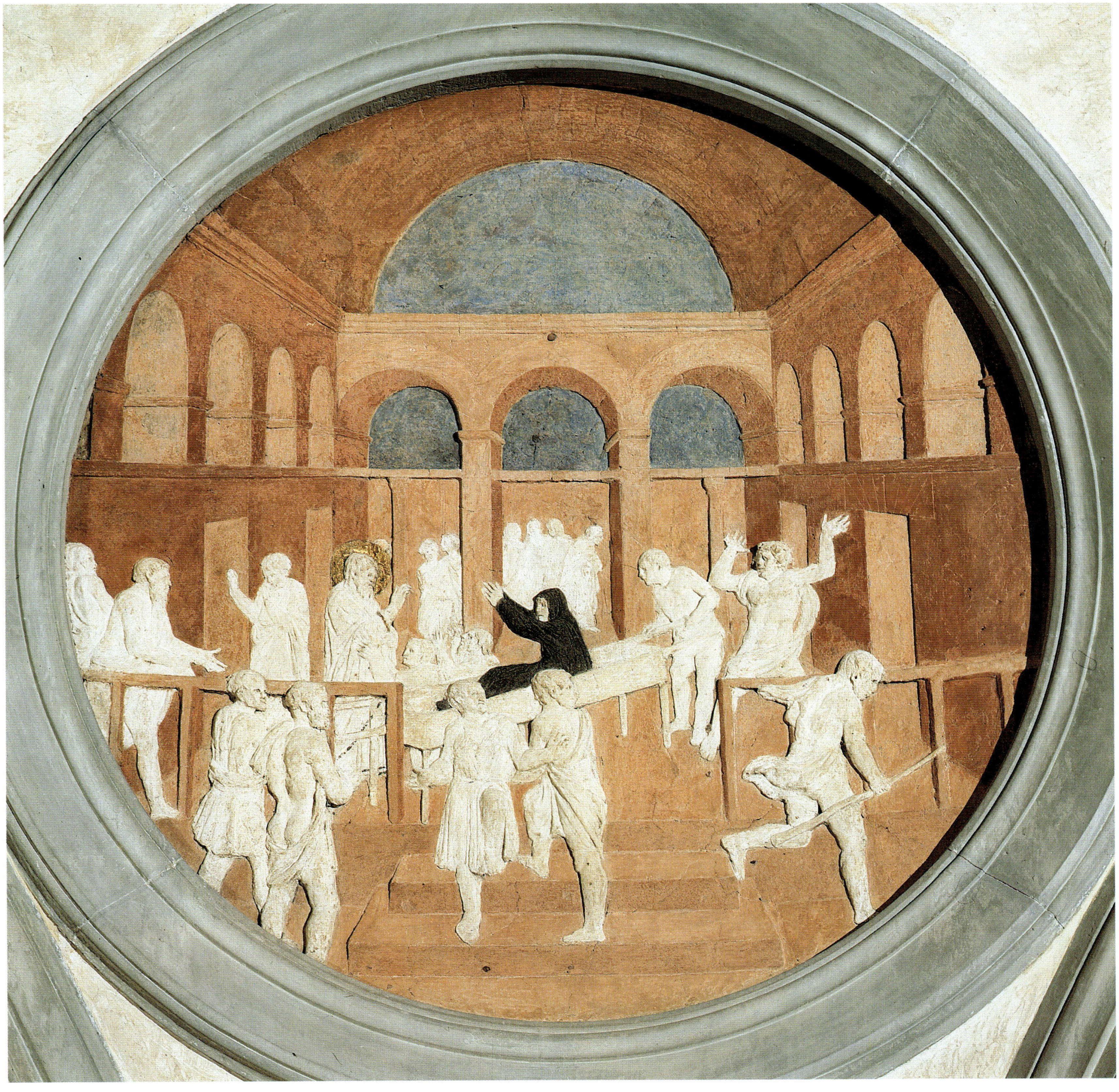

66 *Auferweckung der Drusiana*, 1434–1443
Stuck (polychrom), Durchmesser 215 cm
Alte Sakristei, San Lorenzo, Florenz

Eine weitestgehend symmetrische Komposition sehen wir allein in der Auferweckung der Drusiana, deren Gestalt auch farblich im Mittelpunkt der Darstellung akzentuiert ist. Gemäß einer Überlieferung der Legenda Aurea ist jener Moment festgehalten, in dem Johannes kraft seiner Gebete Drusiana von den Toten auferweckt.

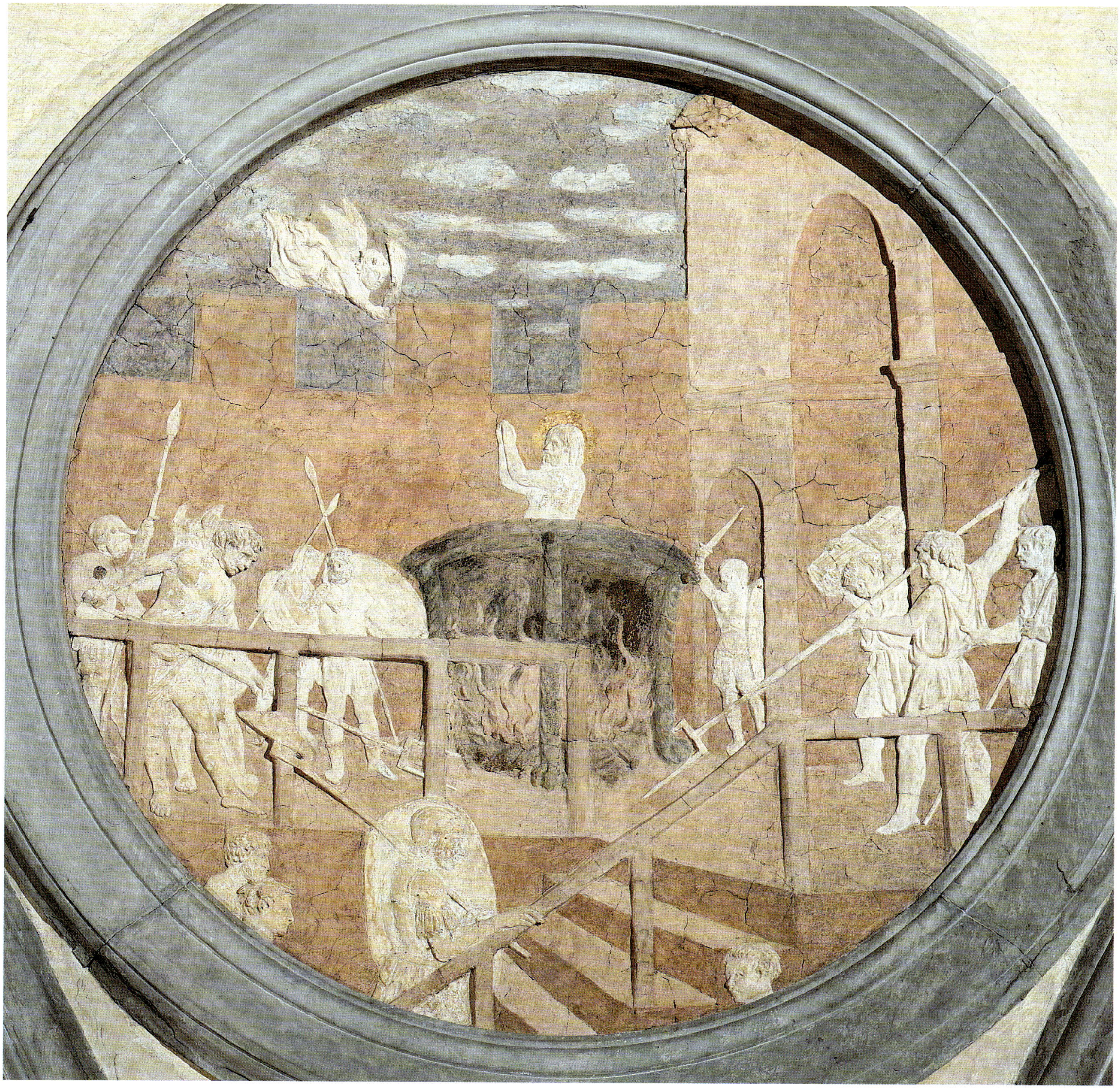

67 *Martyrium des Hl. Johannes*, 1434–1443
Stuck (polychrom), Durchmesser 215 cm
Alte Sakristei, San Lorenzo, Florenz

Das *Martyrium* des *Hl. Johannes* zeigt diesen mit zum Gebet erhobenen Händen, in einem Kessel mit siedendem Öl, dem er der Überlieferung nach unversehrt entstieg. Das Geschehen spielt sich inmitten einer asymmetrisch angelegten Architekturkulisse ab.

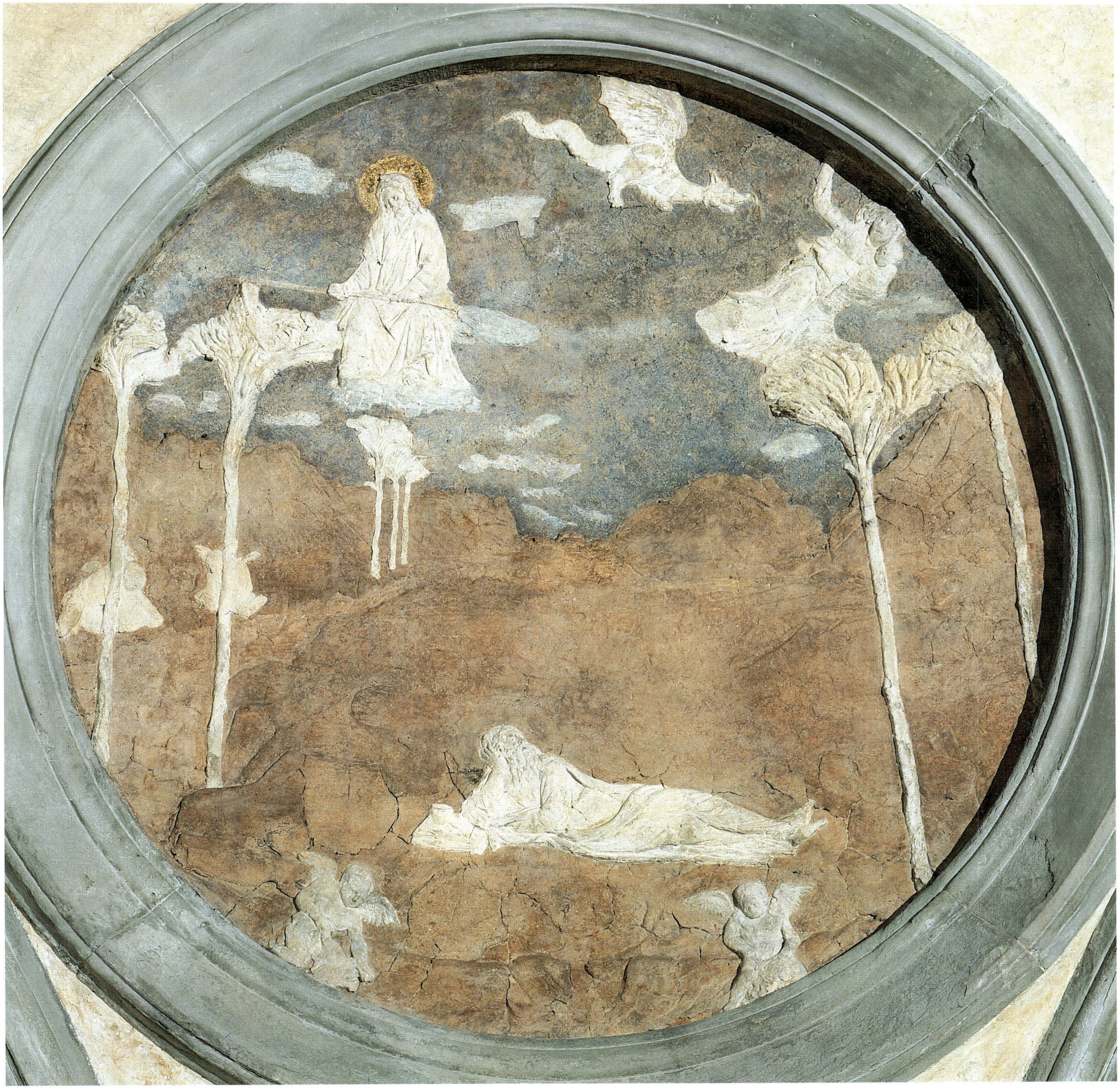

68 *Der Hl. Johannes auf Patmos*, 1434–1443
Stuck (polychrom), Durchmesser 215 cm
Alte Sakristei, San Lorenzo, Florenz

Das Relief mit dem *Hl. Johannes auf Patmos* kommt ohne Architektur aus. Der Evangelist hat sich in eine karge, sich weithin erstreckende Landschaft zurückgezogen.

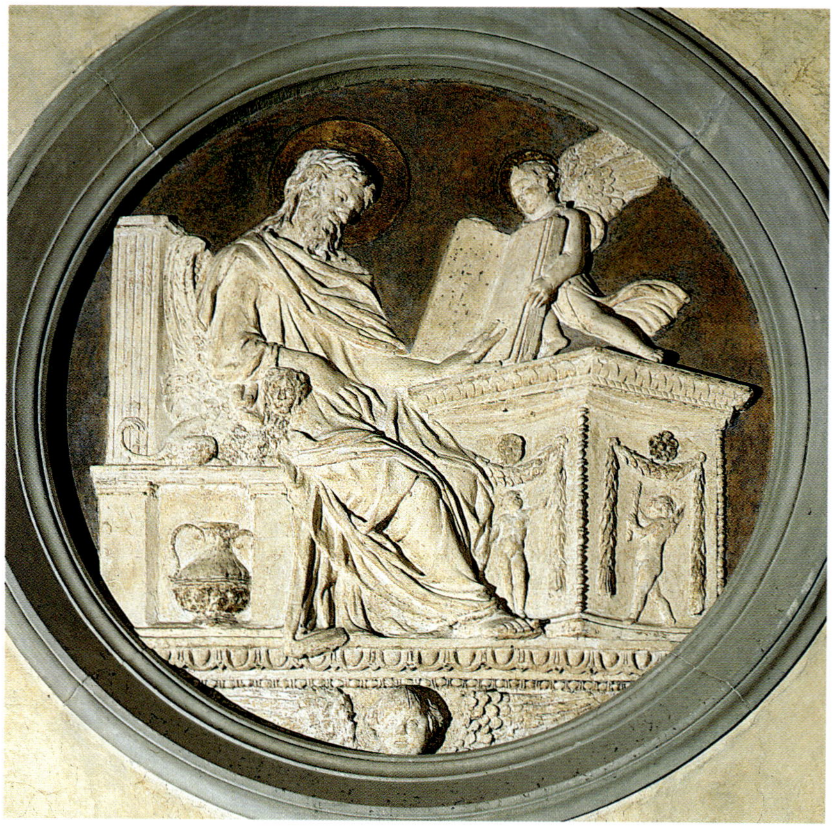

69 *Der Evangelist Matthäus*

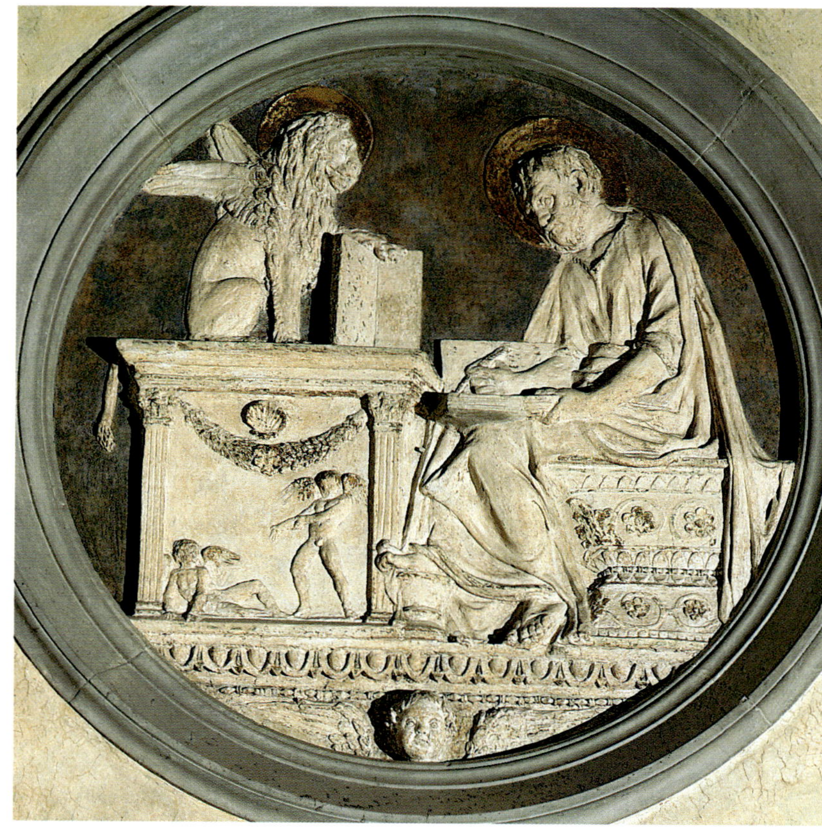

70 *Der Evangelist Markus*

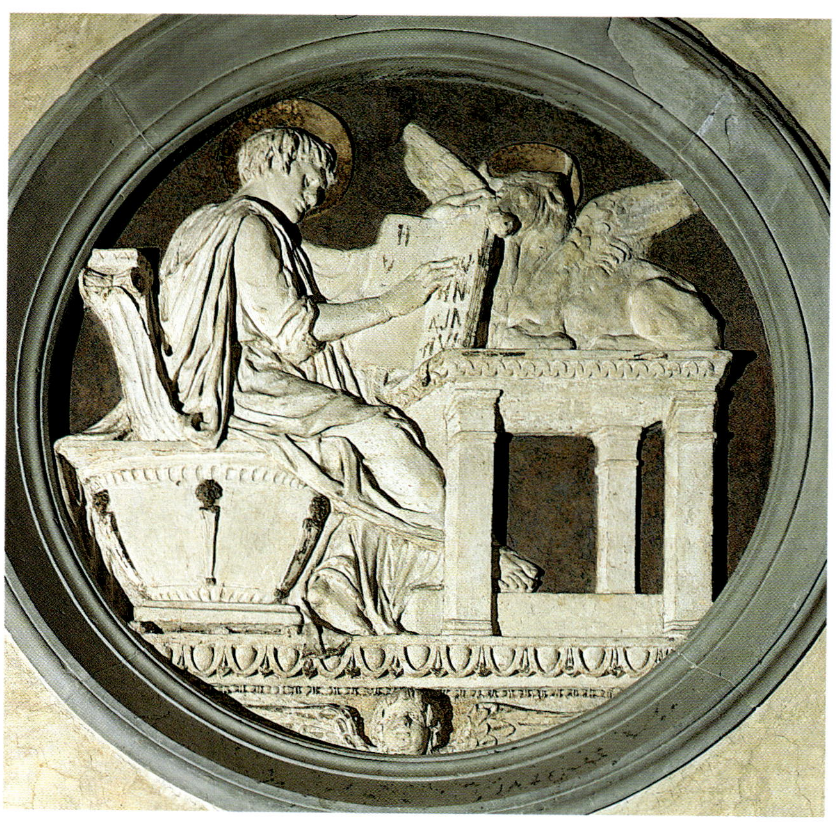

71 *Der Evangelist Lukas*

69–72 *Die Evangelisten,* 1434–1443
Stuck (polychrom), Durchmesser je 215 cm
Alte Sakristei, San Lorenzo, Florenz

Im Gegensatz zu den vielfarbiger angelegten Johannes-Szenen beschränkte sich Donatello in den Darstellungen der Evangelisten auf den Kontrast zwischen blauem Reliefgrund und den weiß gehaltenen Figuren. Zurückhaltend sind einige Details durch ornamentale Vergoldungen akzentuiert. Das Mobiliar ist als freie Paraphrase »all' antica« entworfen.

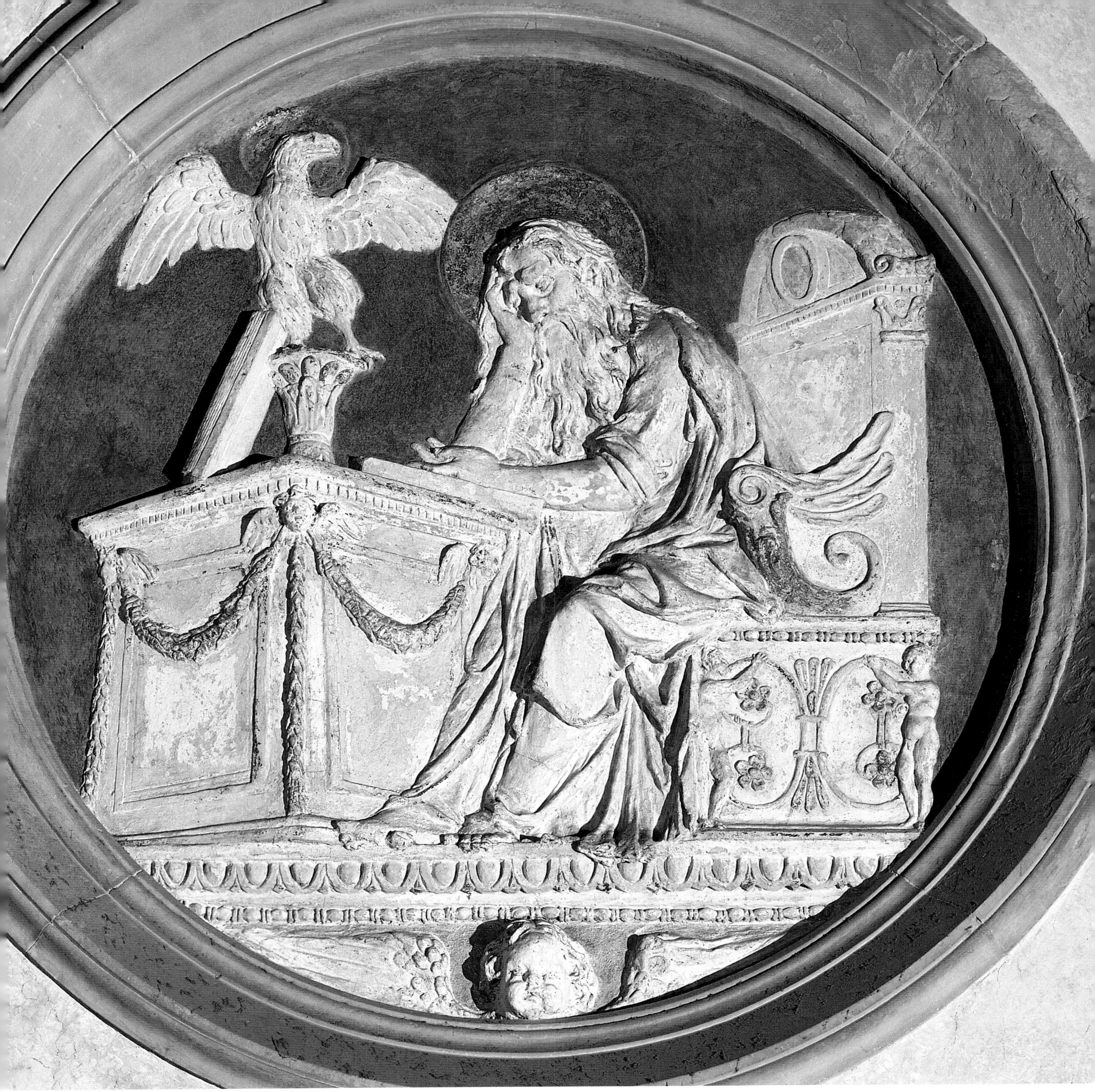

72 *Der Evangelist Johannes*

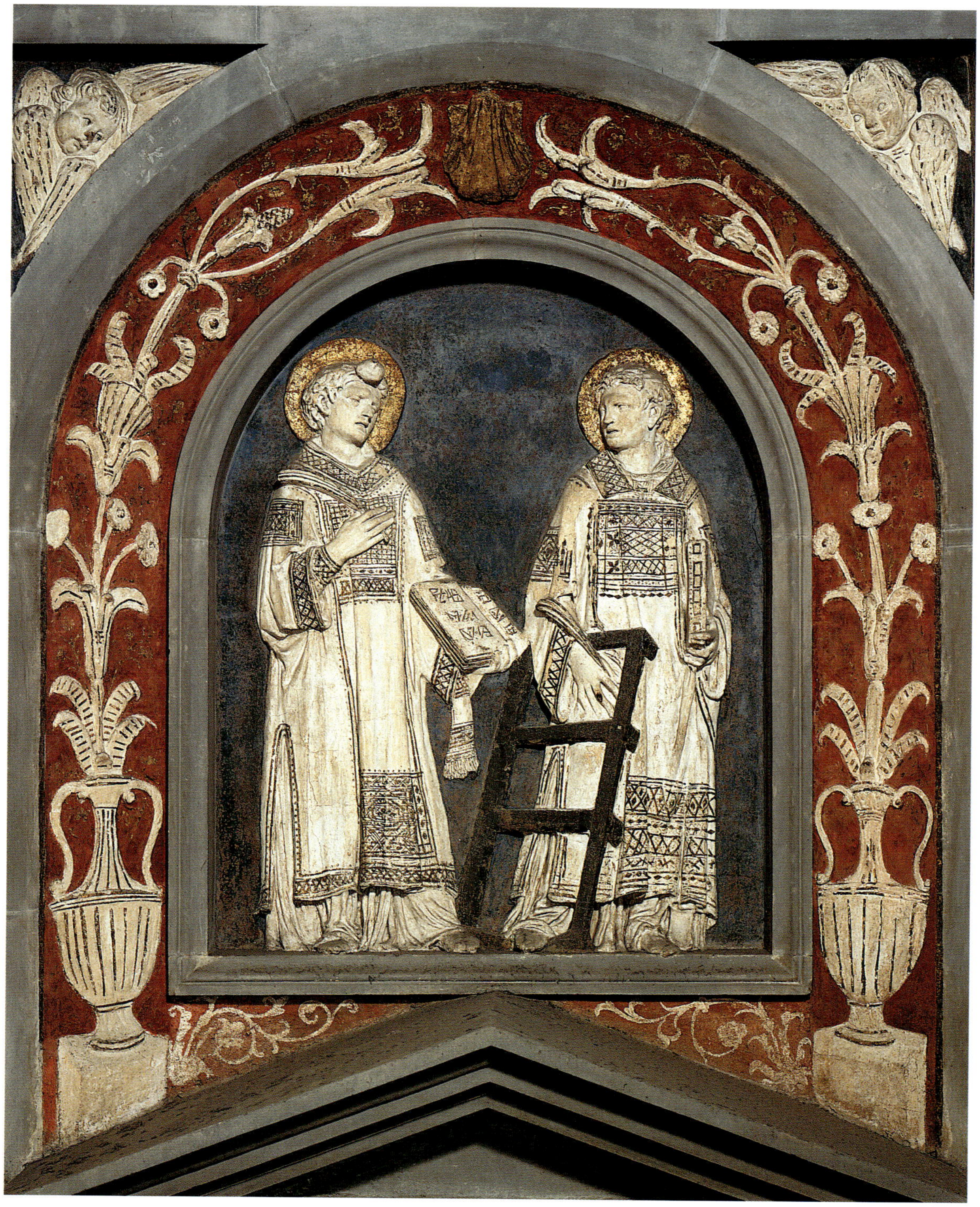

73 *Die Heiligen Stephan und Laurentius*, 1434–1443
Stuck (polychrom), 215 x 180 cm
Alte Sakristei, San Lorenzo, Florenz

Die Gebeine der Heiligen Stephan und Laurentius waren in der römischen Kirche San Lorenzo fuori le Mura beigesetzt worden. Seit dem frühen Mittelalter finden sich beide häufig nebeneinander dargestellt. Stephan ist durch die Attribute Buch und Palmzweig gekennzeichnet, Laurentius durch das Feuerrost, auf dem er der Überlieferung nach unter Kaiser Valerian zu Tode gemartert wurde.

Alle Reliefs wurden in Stuck gearbeitet. Neben dieser für Donatello neuen Technik verblüfft in erster Linie die enorme Größe der einzelnen Tondi. Rundformatige Darstellungen vergleichbarer Größe, von immerhin über zwei Metern im Durchmesser, kannte die italienische Kunst der Zeit bestenfalls in Kirchenfenstern wie demjenigen, das Donatello für den Dom entworfen hatte. Die Idee, einen Innenraum mit derart monumentalen Stucktondi zu schmücken, kann bestenfalls durch antike Beispiele inspiriert sein. Für die Kunst der frühen Renaissance ist sie völlig neu, als Ergänzung der Raumarchitektur aber leider nicht sehr stimmig. Brunelleschi, der bei den Planungen zur Dekoration des von ihm konzipierten Raumes anscheinend nicht konsultiert wurde, soll über das Resultat denn auch wenig erfreut gewesen sein.

In den vier *Episoden aus dem Leben des Hl. Johannes* gestaltete Donatello seinen ersten narrativen Zyklus. Alle Dominanz der Vertikalen in der Architekturwiedergabe, wie sie in früheren Reliefs Donatellos noch anzutreffen war, ist hier überwunden. Offene Räume bieten den einzelnen Szenen einen organischen Schauplatz, innerhalb dessen die Figuren sich in variabler Positionierung frei bewegen. Gänzlich anders sind demgegenüber die Lünettenreliefs gearbeitet. Verglichen mit den eher kleinen Gestalten der *Johannes-Szenen* erscheinen die vier *Evangelisten* in monumentaler Größe. Ohne benennbares Vorbild erweckt die

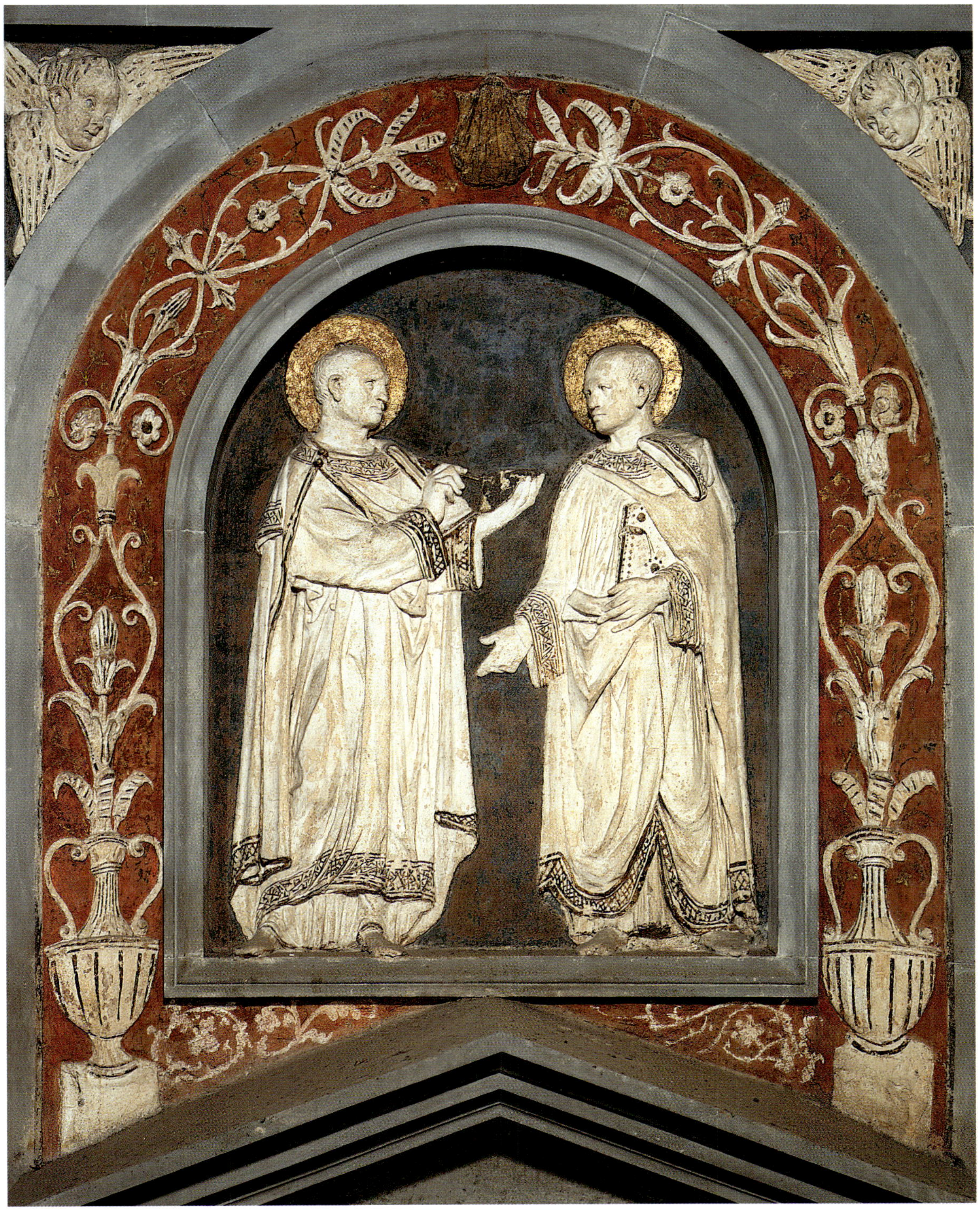

74 *Die Heiligen Cosmas und Damian*, 1434–1443
Stuck (polychrom), 215 x 180 cm
Alte Sakristei, San Lorenzo, Florenz

Mit den beiden Zwillingsbrüdern Cosmas und Damian, den Patronen der Ärzte (ital. medici) und Apotheker, ist in der Alten Sakristei von San Lorenzo an die beiden Schutzheiligen der Medici-Familie erinnert. Beide erscheinen hier im Gespräch einander zugewandt.

Idee, die Symbole der Evangelisten (Engel, Stier, Löwe und Adler) auf den Schreibpulten vor ihnen zu plazieren, den Eindruck es handele sich um dekorative Kleinplastik. Sich verschiedenen Tätigkeiten widmend, sind die vier Evangelisten in kontemplativer Isolation wiedergegeben.

In Zweiergruppen hat Donatello in den Sopraporten die Schutzheiligen der Medici, *Cosmas und Damian* sowie *Stephan und Laurentius*, dargestellt. In Gestik, Mimik und Körperhaltung einander zugewandt, erscheinen diese, als seien sie in Gespräche vertieft. Damit ist zugleich das zentrale Gestaltungsprinzip für die einzelnen Reliefs der Bronzetüren vorweggenommen, mit deren Anfertigung Donatello seine Arbeiten an der *Alten Sakristei von San Lorenzo* schließlich komplettierte (Abb. 75–80). In insgesamt zwanzig Zweiergruppen sind hier Apostel, Märtyrer und Evangelisten in erregtem Disput einander zugeordnet. Dem äußerst schlichten Aufbau der Türen und dem einfach angelegten Gestaltungsprinzip der einzelnen Bildfelder steht die extreme Vielfalt gegenüber, in der die einzelnen Gestalten mit lebhaften Gesten interagieren. Empfindungen und Erregungen verschiedenster Art kommen zum Ausdruck. Vom kontemplativen Innehalten bis zu beinahe gewalttätiger Aufregung reicht die Palette der wiedergegebenen Emotionen.

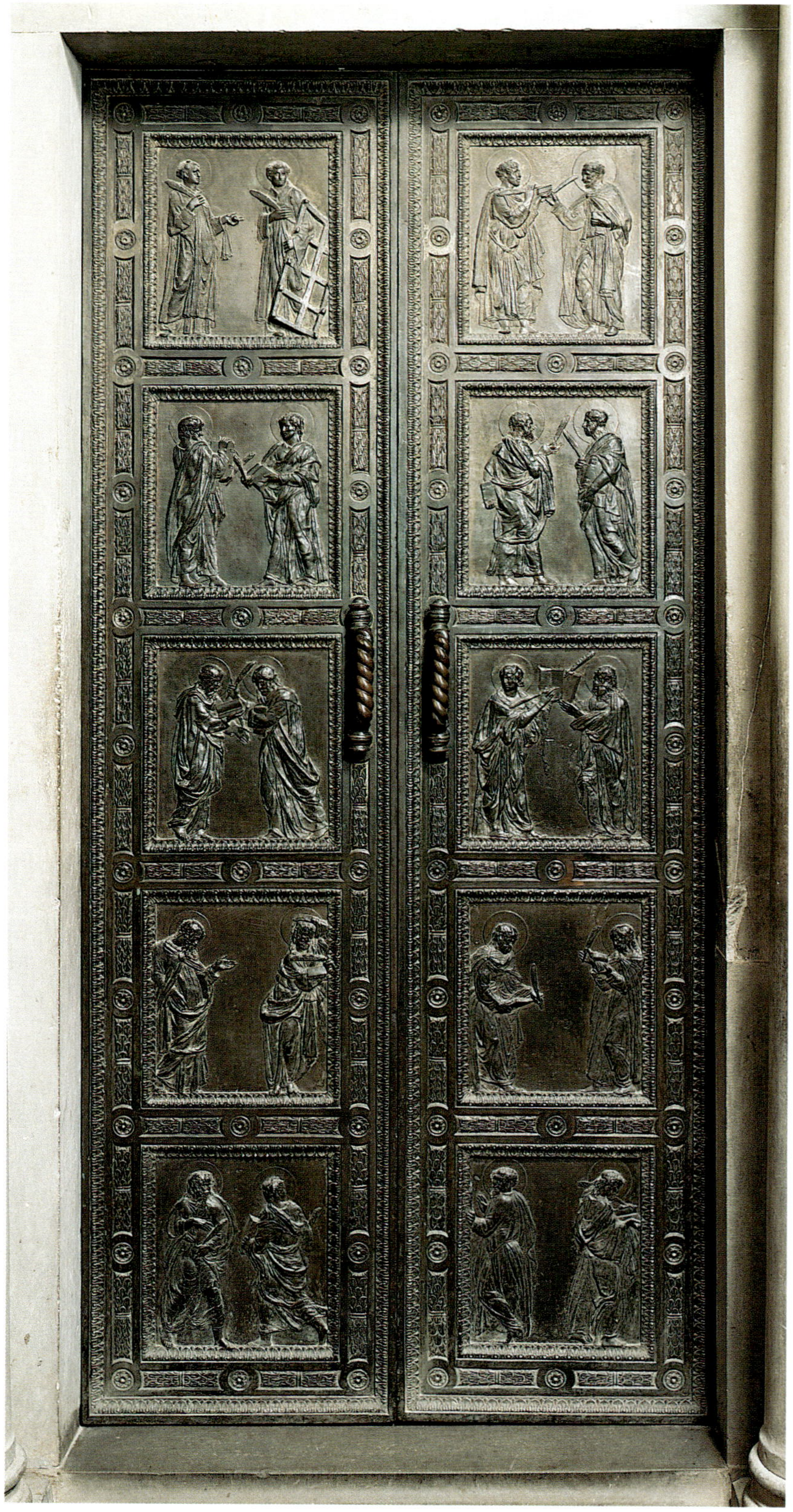

75 *Portal der Märtyrer*

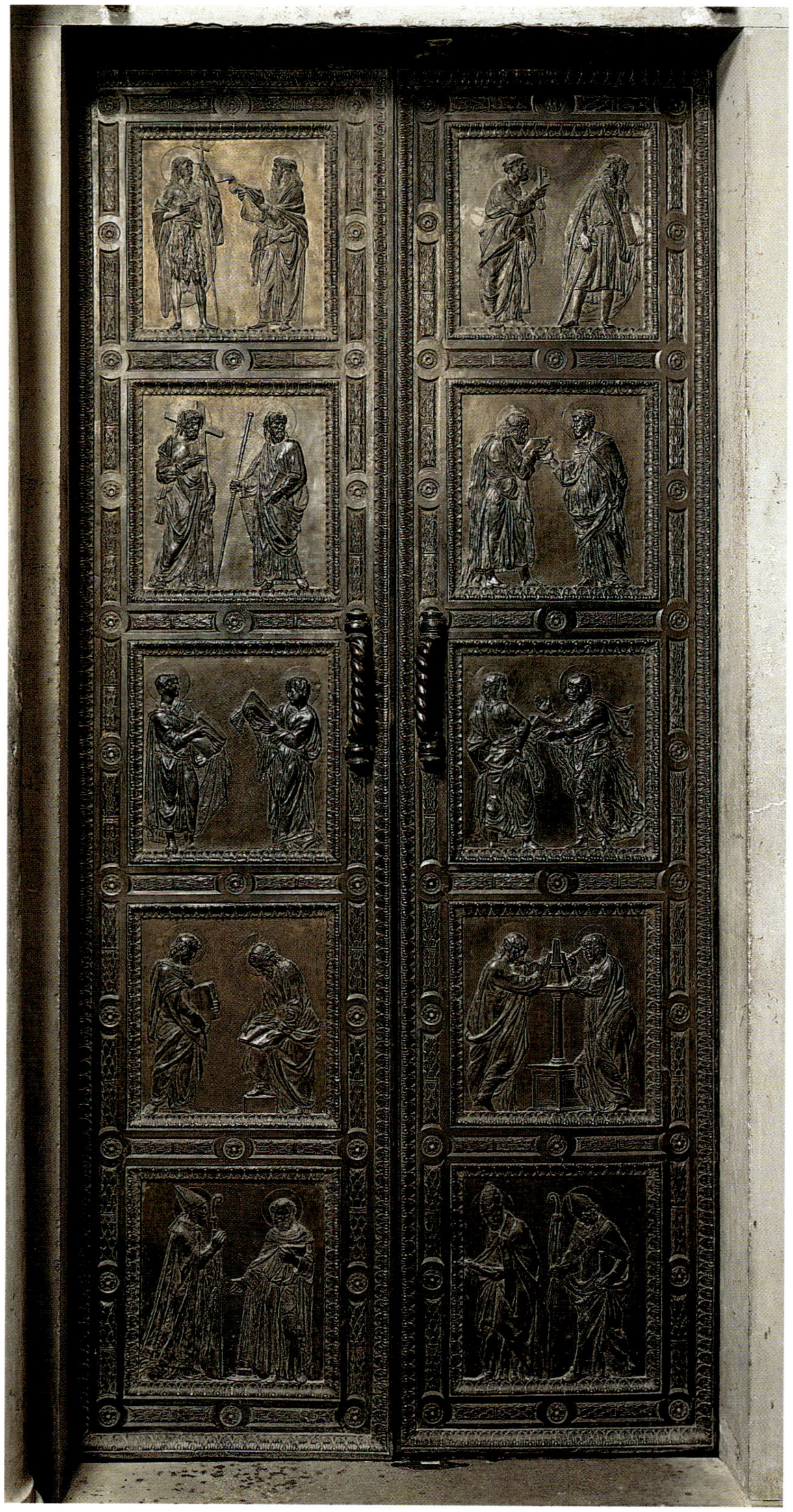

76 *Portal der Apostel*

75–80 *Die Bronzetüren der Alten Sakristei von San Lorenzo,*
1434–1443
Bronze, je 235 x 109 cm
Alte Sakristei, San Lorenzo, Florenz

Der Name Donatellos findet sich in historischen Dokumenten des öfteren in Verbindung zu geplanten Bronzetüren genannt. Diejenigen der *Alten Sakristei von San Lorenzo* sollten allerdings die einzigen Portale bleiben, zu deren Ausführung er gelangte. Das eigentliche Thema der Türen ist die unerschöpfliche Vielfalt der Formen menschlichen Interagierens in geistigem Disput und religiöser Kontroverse. Auf insgesamt zwanzig Relieftafeln sind Märtyrer, Apostel, Evangelisten und Kirchenväter einander gegenübergestellt. Nicht alle lassen sich zweifelsfrei identifizieren, nur wenige sind durch Symbole eindeutig gekennzeichnet.

Auf der linken Tür tragen die Figuren überwiegend Märtyrerpalmen; zu erkennen sind Cosmas, Damian und Laurentius, der Namenspatron von San Lorenzo. Folgerichtig ist die Benennung als Märtyrertür. Auf der sogenannten Aposteltür finden sich neben Darstellungen von vier deutlich erkennbaren Aposteln diejenigen der vier Evangelisten und der lateinischen Kirchenväter Hieronymus, Gregor, Augustinus und Ambrosius.

Auf die Wiedergabe von Architekturen oder Landschaft ist in den einzelnen Reliefs verzichtet. Der Effekt dreidimensionaler Illusion ist allerdings überall dort unübersehbar, wo die Figuren über den Reliefrahmen hinaustreten, ihn umgreifen, sich regelrecht an ihn lehnen oder auch dahinter zu verschwinden scheinen.

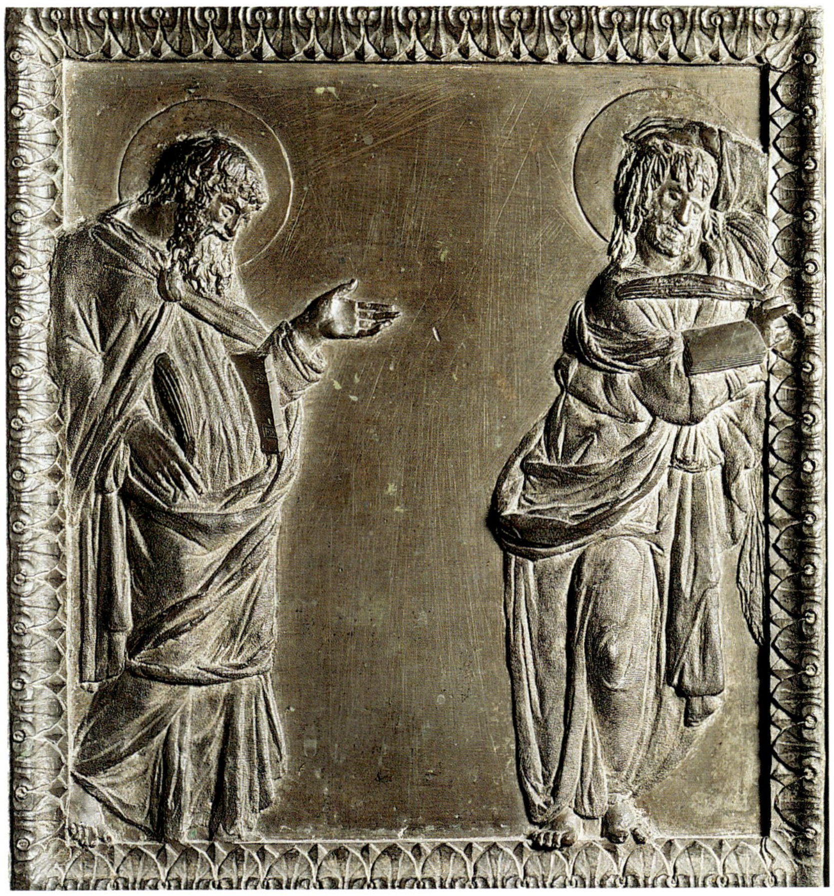
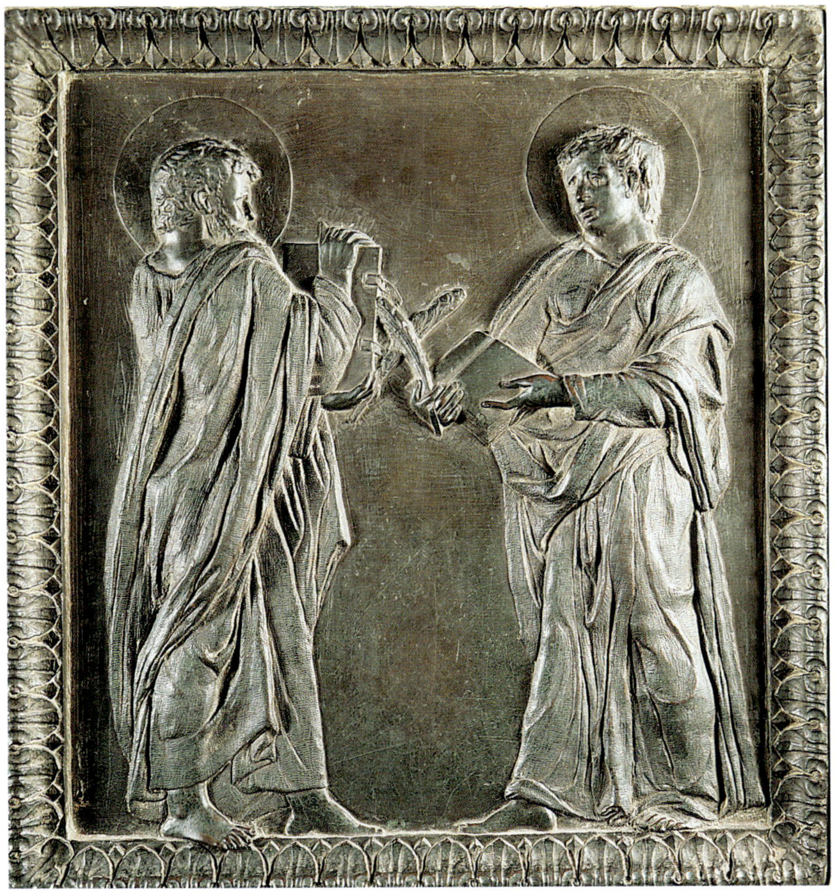
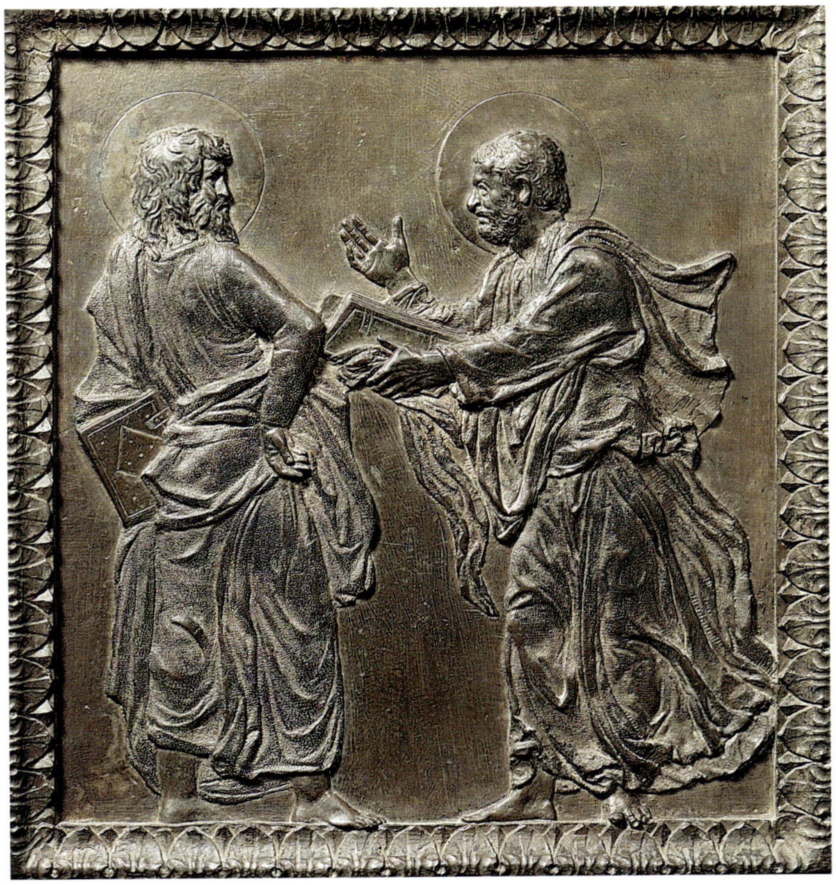
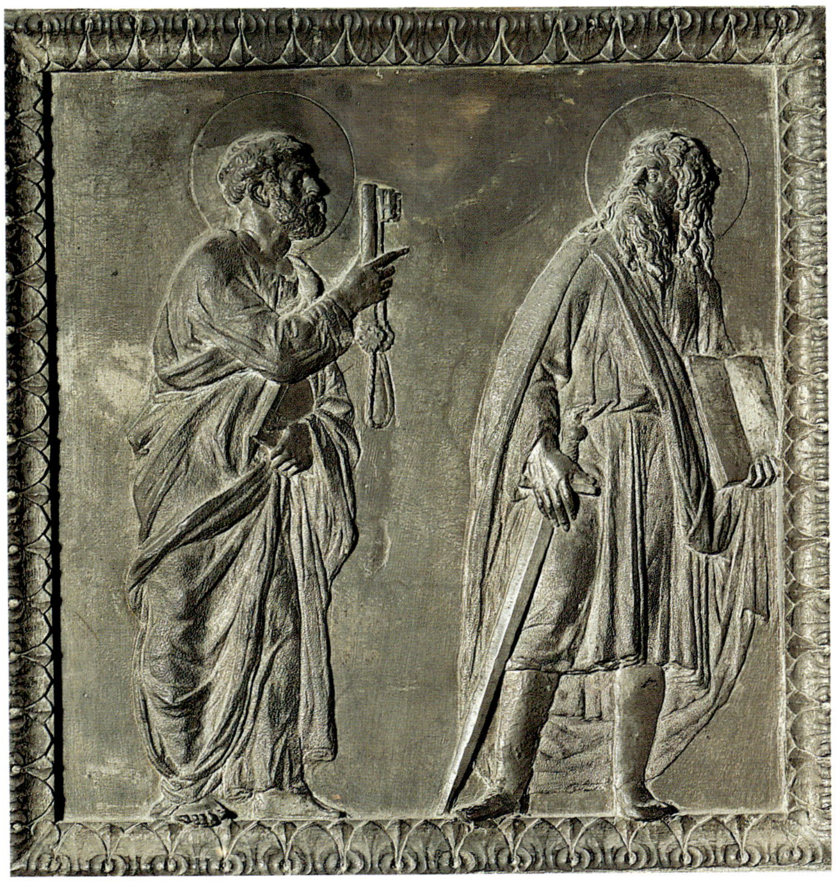

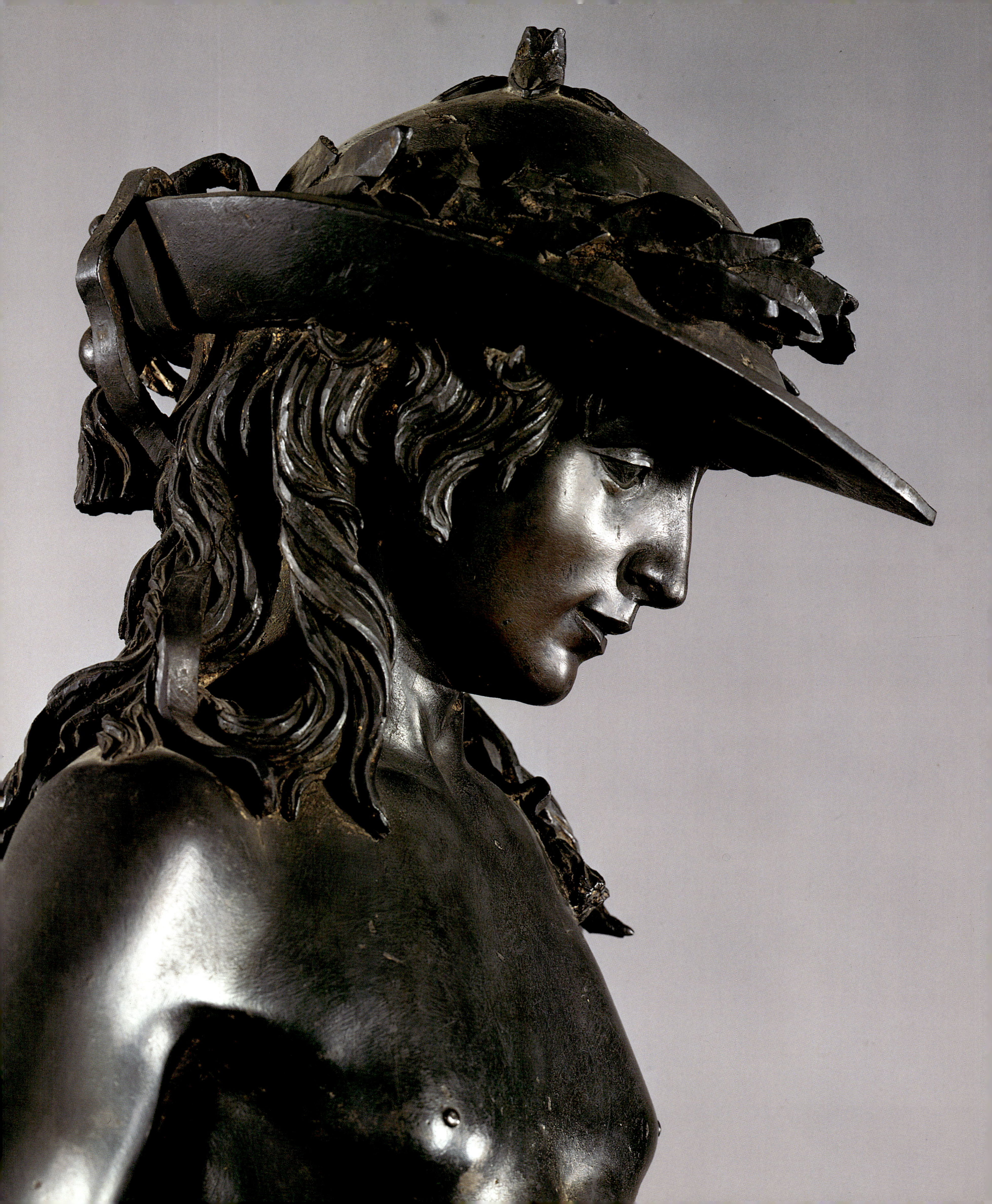

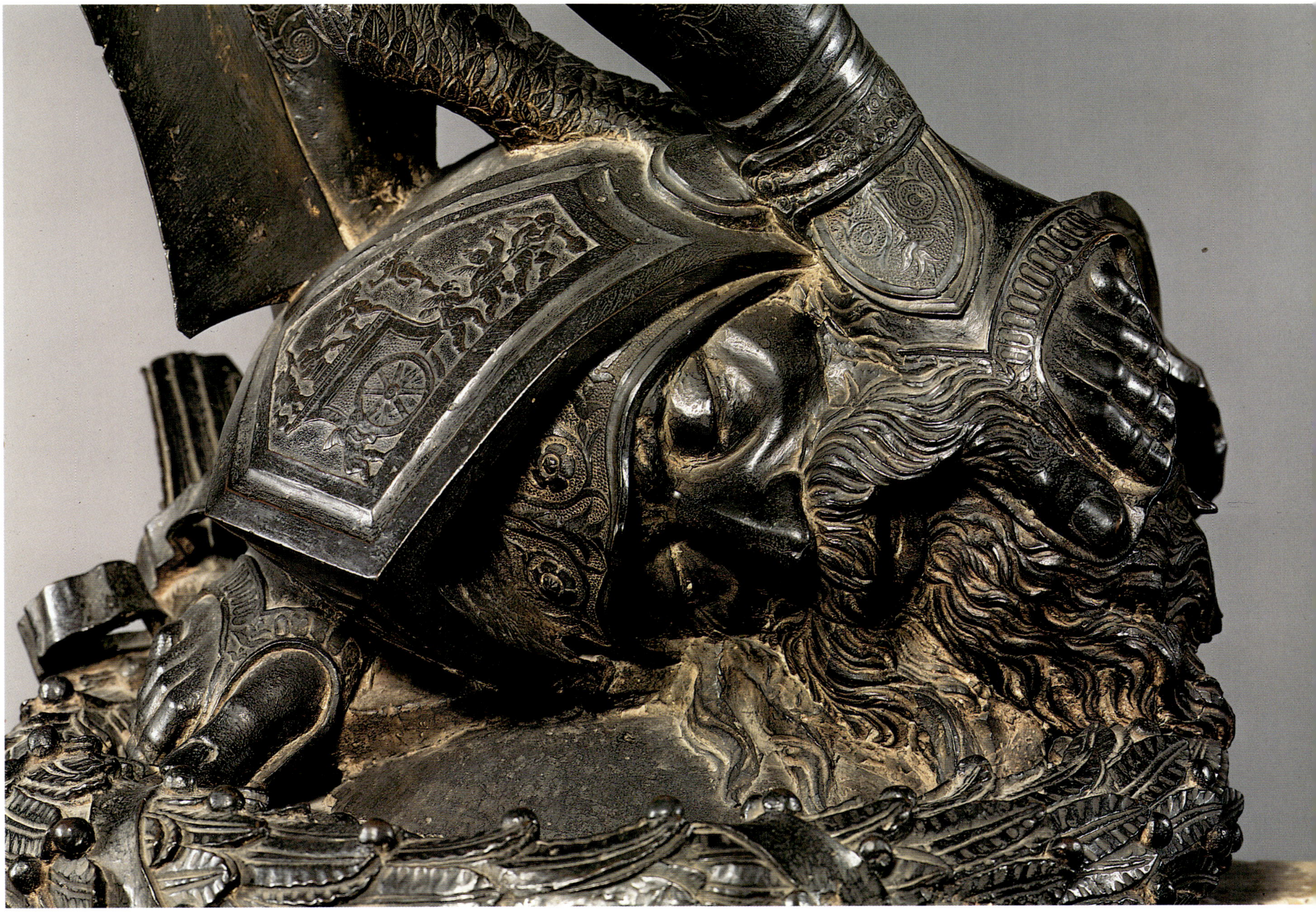

81 *David* (Detail Abb. 83), um 1440
Bronze
Museo Nazionale del Bargello, Florenz

Rätselhaft verinnerlicht wirkt der Blick des jugendlichen Helden David. In klaren Konturen ist das Gesicht modelliert. Der ungewöhnliche, spitz zulaufende Hut trägt wesentlich zu dem markanten Eindruck bei, den uns die Profilansicht von der einzigartigen Gestalt dieses David vermittelt.

82 *David* (Detail Abb. 85), um 1440
Bronze
Museo Nazionale del Bargello, Florenz

Geradezu spielerisch hat David einen Fuß auf das abgetrennte Haupt Goliaths gesetzt und drückt dieses beinahe beiläufig auf das als Standfläche dienende Kissen. Der prachtvoll verzierte Helm und das Barthaar überdecken weite Partien des Gesichtes, in dem die vermeintliche Übermacht des nunmehr Besiegten jedoch noch spürbar ist.

RÄTSELHAFTE MEISTERWERKE IN BRONZE

Mit dem Bronze-David schuf Donatello sein vielleicht untypischstes, zugleich aber wohl populärstes Werk (Abb. 81–85). Selten divergierten die verschiedensten Datierungsversuche im Verlaufe jahrzehntelanger Forschung derart. Das Jahr 1427 wurde als frühestes, 1460 als spätestes Datum genannt. Inzwischen wird für die ebenso rätselhafte wie faszinierende Skulptur zumeist von einer Entstehungszeit um 1440 ausgegangen. Für das Jahr 1469 ist für den *David*, der sich heute im Bargello befindet, eine Aufstellung im Innenhof des Palazzo Medici-Riccardi bezeugt, von wo er nach der Vertreibung der Medici 1495 in den Palazzo Vecchio gelangte. Schon in diesen frühen Aufstellungsorten ist für den *David* eine auffällige Parallele zu Donatellos späterer *Judith-und-Holofernes-Gruppe* zu erkennen. Immer wieder wurde ein möglicher Zusammenhang beider Werke, die ungeachtet aller stilistischen Unterschiede sogar als Pendants angesehen wurden, konstatiert. Unstrittig ist allerdings allein die Vermutung, daß beiden Skulpturen eine heute nurmehr schwer zu entschlüsselnde politische Symbolik innewohnte. David war zweifellos als Sinnbild des freiheitlichen Selbstverständnisses der Florentiner bestens geeignet und in diesem Sinne geradezu in den Rang eines Staatssymbols erhoben worden.

Einmal mehr werden wir angesichts seines *David* Donatellos Bewunderung für die antike Plastik gewahr. Diese teilt sich in der ausgewogenen Ponderation und der ungewöhnlichen Nacktheit der Gestalt mit. Über diese antikischen Reminiszenzen weist die Figur ansonsten allerdings weit hinaus. Die Wirklichkeitsnähe der körperlichen Erscheinung veranlaßte schon Vasari zu der Vermutung, die Gestalt sei über einen lebenden Körper geformt. Von makelloser Schönheit ist der knabenhafte Körper. Als früheste freistehende Aktfigur nachantiker Zeit drückt sich die Anmut der Erschei-

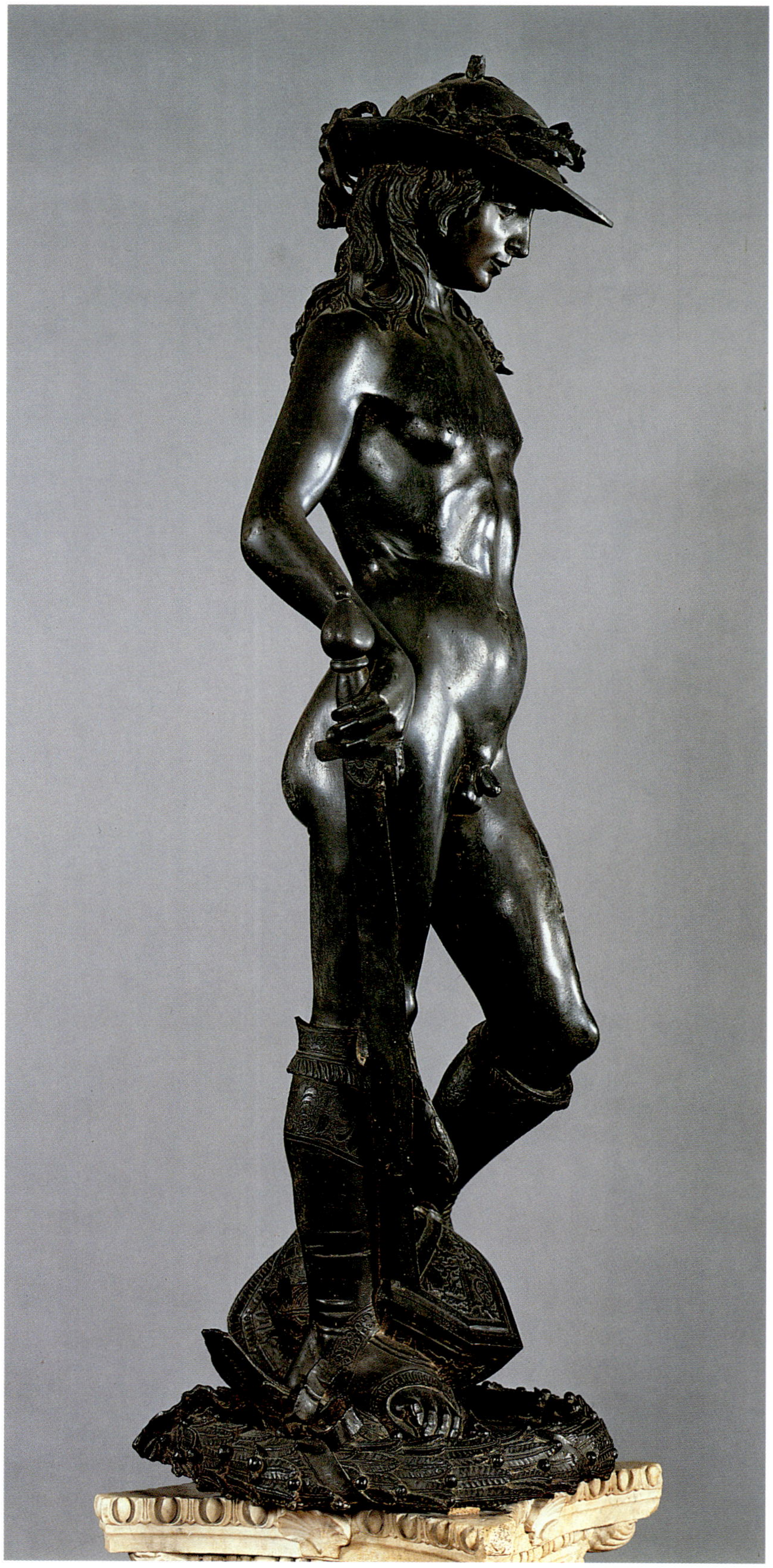

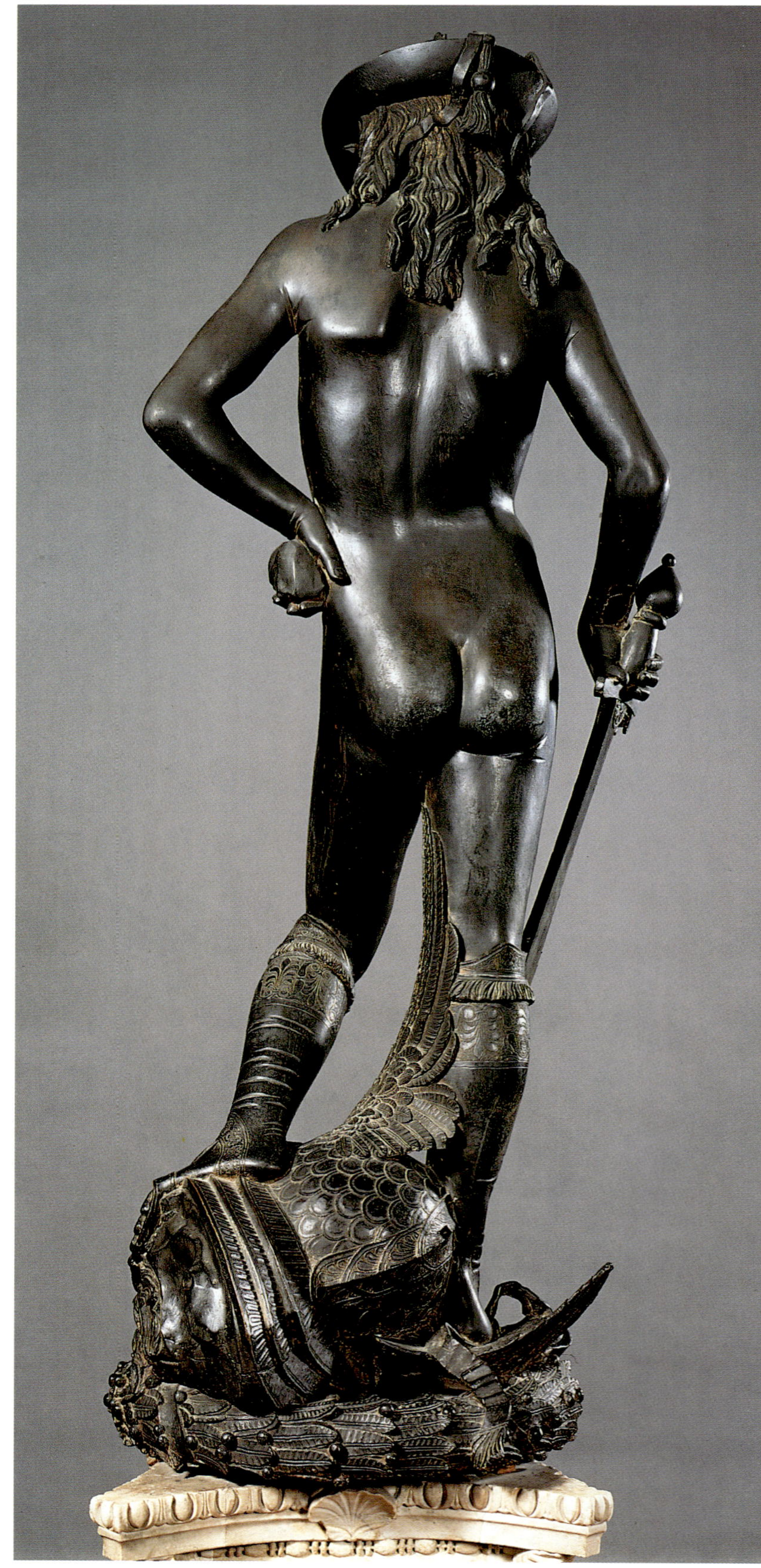

83–85 *David*, um 1440
Bronze, 158 cm
Museo Nazionale del Bargello, Florenz

Als freistehende, lebensgroße Aktfigur – die erste nachantiker Zeit – gehört Donatellos *Bronze-David* zweifellos zu den bedeutendsten Skulpturen der italienischen Frührenaissance. Von welcher Seite auch immer man sich dem Werk nähert, stets bietet sich ein Anblick von äußerst harmonischer Grazilität und fast spielerisch anmutender Leichtigkeit. Die ganze Gestalt ist von einer androgynen Sinnlichkeit durchdrungen, die alle Erinnerung an den vorausgegangenen Kampf mit Goliath, auf dessen abgetrenntes Haupt David einen Fuß gesetzt hat, überlagert. Nachdenklich entrückt und geradezu sanftmütig wirkt der nach unten gerichtete Blick Davids. Wie schon Vasari bemerkte, scheint Donatello die Figur weniger aus dem Formenrepertoire bildnerischer Vorbilder als aus der Anschauung lebendiger Erscheinung hergeleitet zu haben.

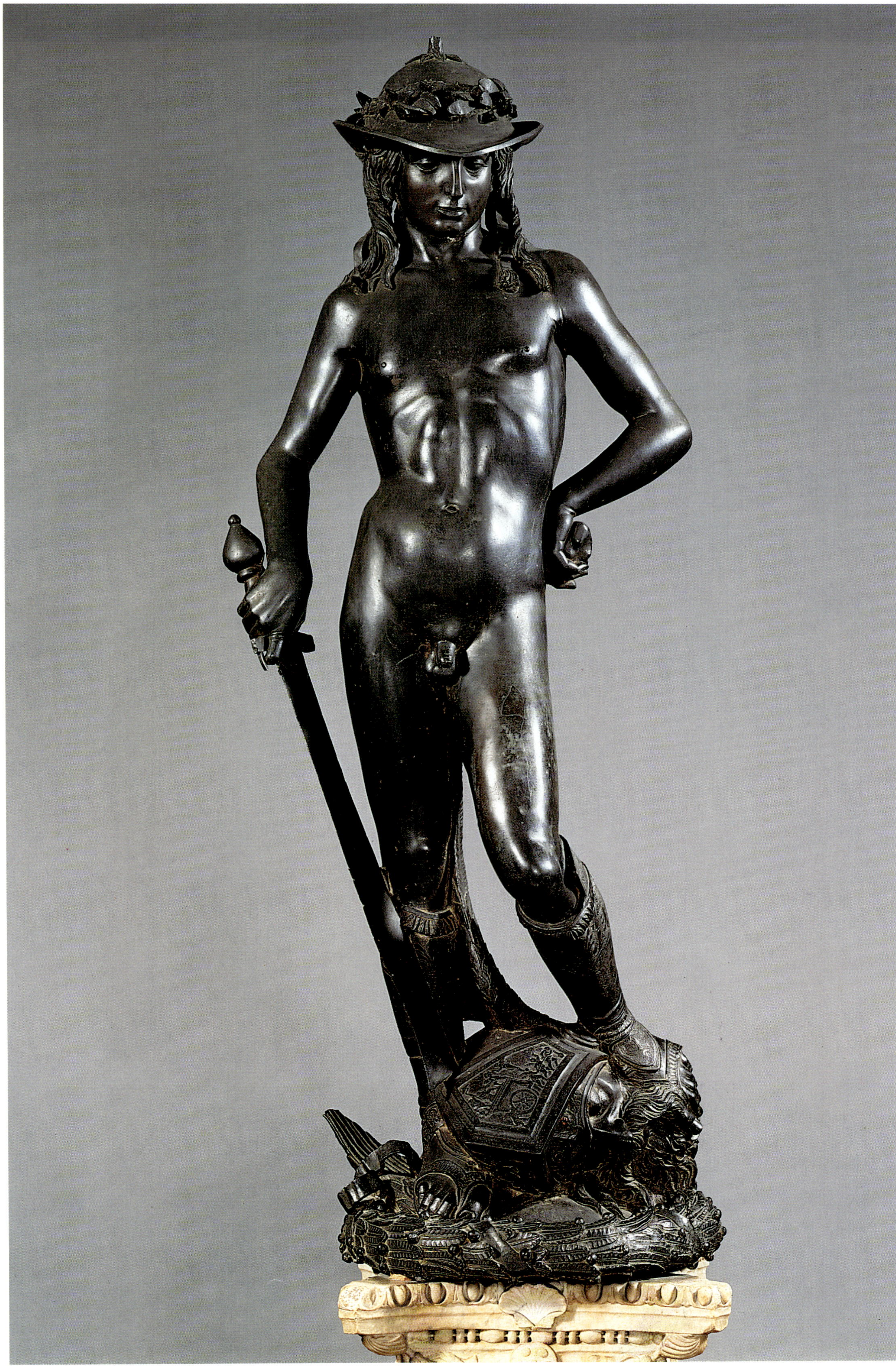

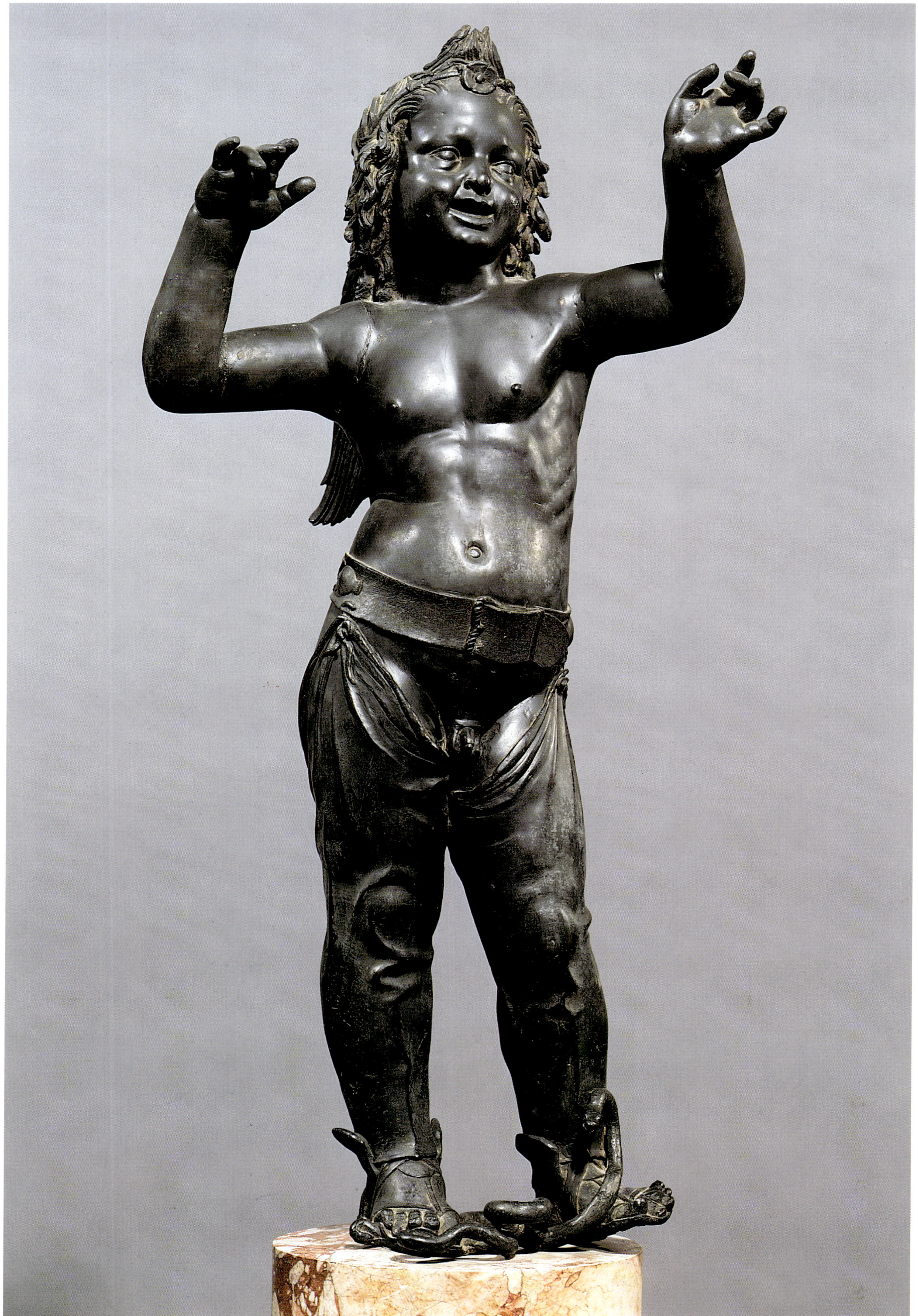

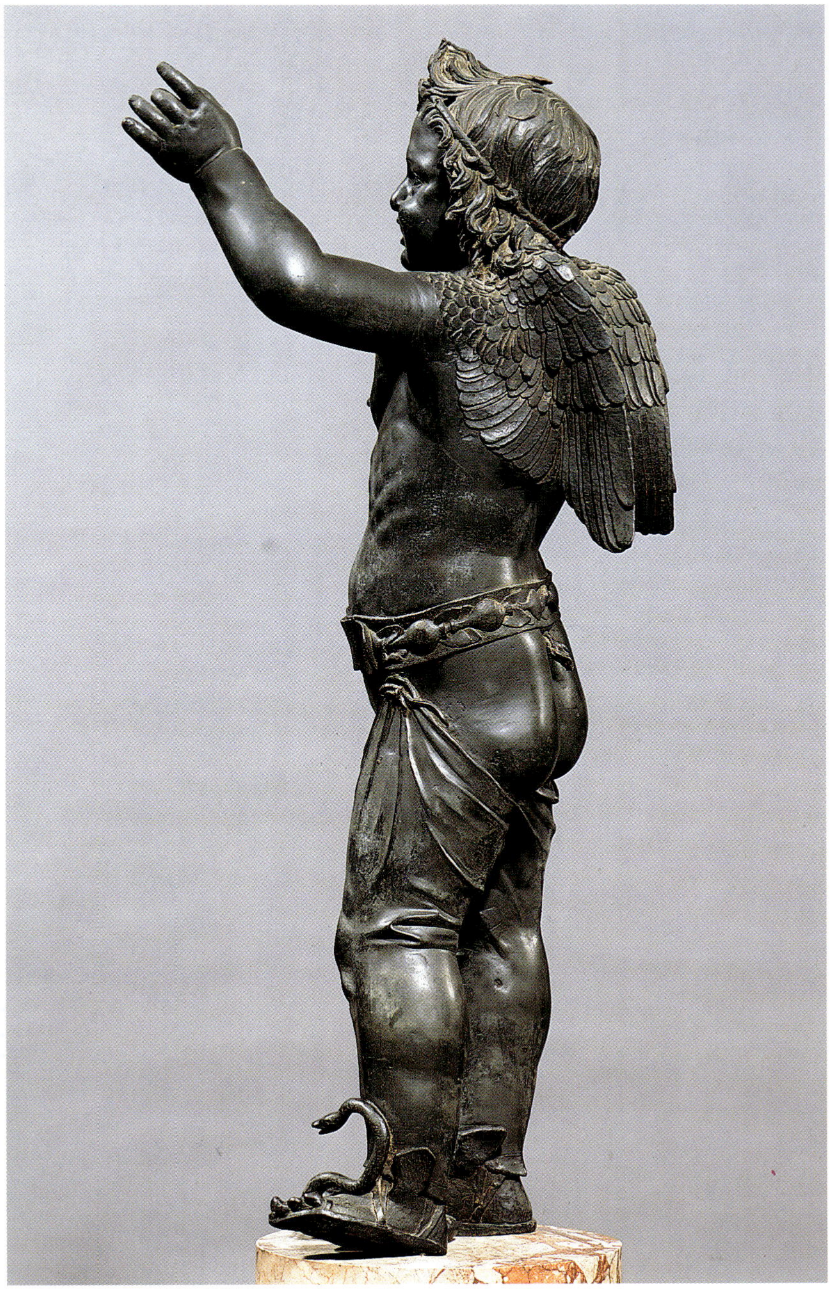

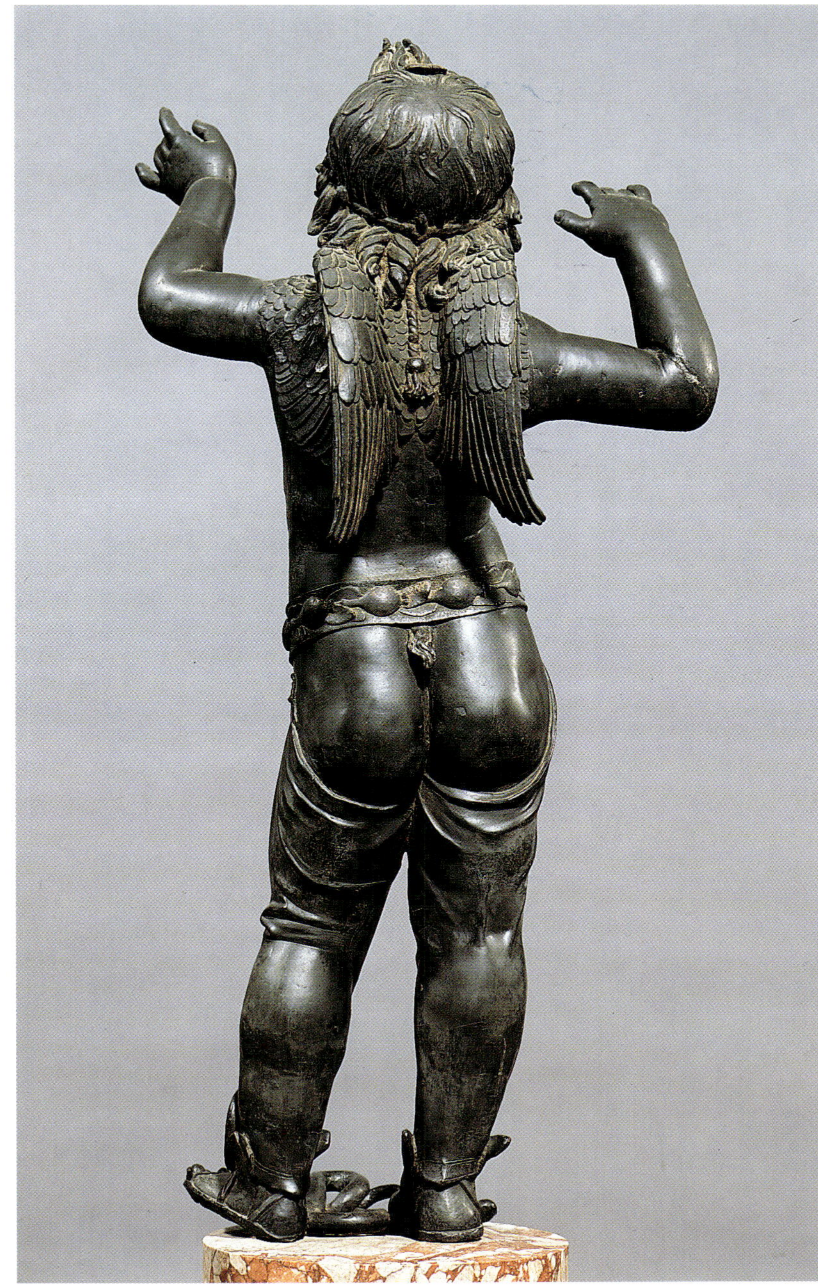

86–88 *Amor-Attis*, um 1440
Bronze (mit Spuren von Vergoldung), 104 cm
Museo Nazionale del Bargello, Florenz

Mit der Bezeichnung als *Amor-Attis* hat für die Skulptur eine Bennenung Verbreitung gefunden, die keinesfalls als verbindliche Identifizierung des Knaben gelten kann. Tatsächlich hat diese relativ kleine Bronzefigur der Forschung eine Vielzahl bis heute ungelöster Fragen aufgegeben. Der ästhetische Genuß beim Betrachten dieses, mit zahlreichen ikonographischen Details versehenen, verspielten Jünglings ist dadurch allerdings nicht beeinträchtigt. Eine ausgelassene, geradezu heidnische Lebensfreude kennzeichnet die preziös ausgeführte Skulptur. Die ikonographische Singularität der Figur läßt an einen sehr spezifischen Auftrag privaten Zuschnitts – vielleicht aus den Kreisen der gebildeten Florentiner Humanisten – denken.

nung auch in den Seitenansichten eindrucksvoll aus. Das Profil mit dem lorbeerbekrönten Helm könnte kaum markanter sein. Mit größter Sorgfalt ist die fast schwarze Bronzeoberfläche poliert. Die Haltung der androgynen Gestalt verrät nurmehr wenig von kühnem Mut und Entschlossenheit. Äußerst lässig wirkt die Pose des Siegers, beinahe spielerisch ist ein Fuß auf die grausige Kampftrophäe, das abgeschlagene Haupt Goliaths, gesetzt (Abb. 82).

Am Rande ist zu bemerken, daß nicht zuletzt der *Bronze-David* Spekulationen über eine mögliche Homosexualität Donatellos befördert hat. Die Behauptung, daß Donatello, der zeitlebens unverheiratet blieb, in seiner Werkstatt vorzugsweise hübsche Jünglinge beschäftigte, ist allerdings eher dem Bereich der Legendenbildung zuzuordnen.

In der Attitüde spielerischer Geziertheit dem *David* vergleichbar ist der sogenannte *Amor-Attis* des Bargello (Abb. 86–88). Über die Entstehungsumstände der kleinen Figur ist nichts überliefert, die Deutung der Plastik ist problematisch. Im 17. Jahrhundert hielt man das Werk für ein antikes Original, was angesichts der heidnischen Züge ausgelassener Lebensfreude wenig verwundert. Auf den ersten Blick erinnert die kindliche Figur an die bacchantischen Putti der *Cantoria*, entspringt aber wohl einem gänzlich anderen, hintergründigen humanistischen Konzept. »Keine der vorgeschlagenen Identifikationen erklärt in befriedigender Weise die vielen und deutlichen Attribute der Figur; ihr Alter, die Entblößung der Genitalien durch die ungewöhnlichen Beinkleider, die Flügel an ihren Schultern und Fersen, den kleinen Haarschopf und die freundliche Schlange, die Mohnkapsel am Gürtel, die um den Kopf gelegte, mit einer Blüte geschmückte Kordel und ihre glückliche und sorglose Miene. Die Vorschläge reichten von Priapus, Merkur, Perseus, Amor (Cupido), Harpokrates, Atys, einem kleinen Faun, Amor-Herkules, Mithras, Eros-Pantheos, Ebrietas (Vergiftung) bis

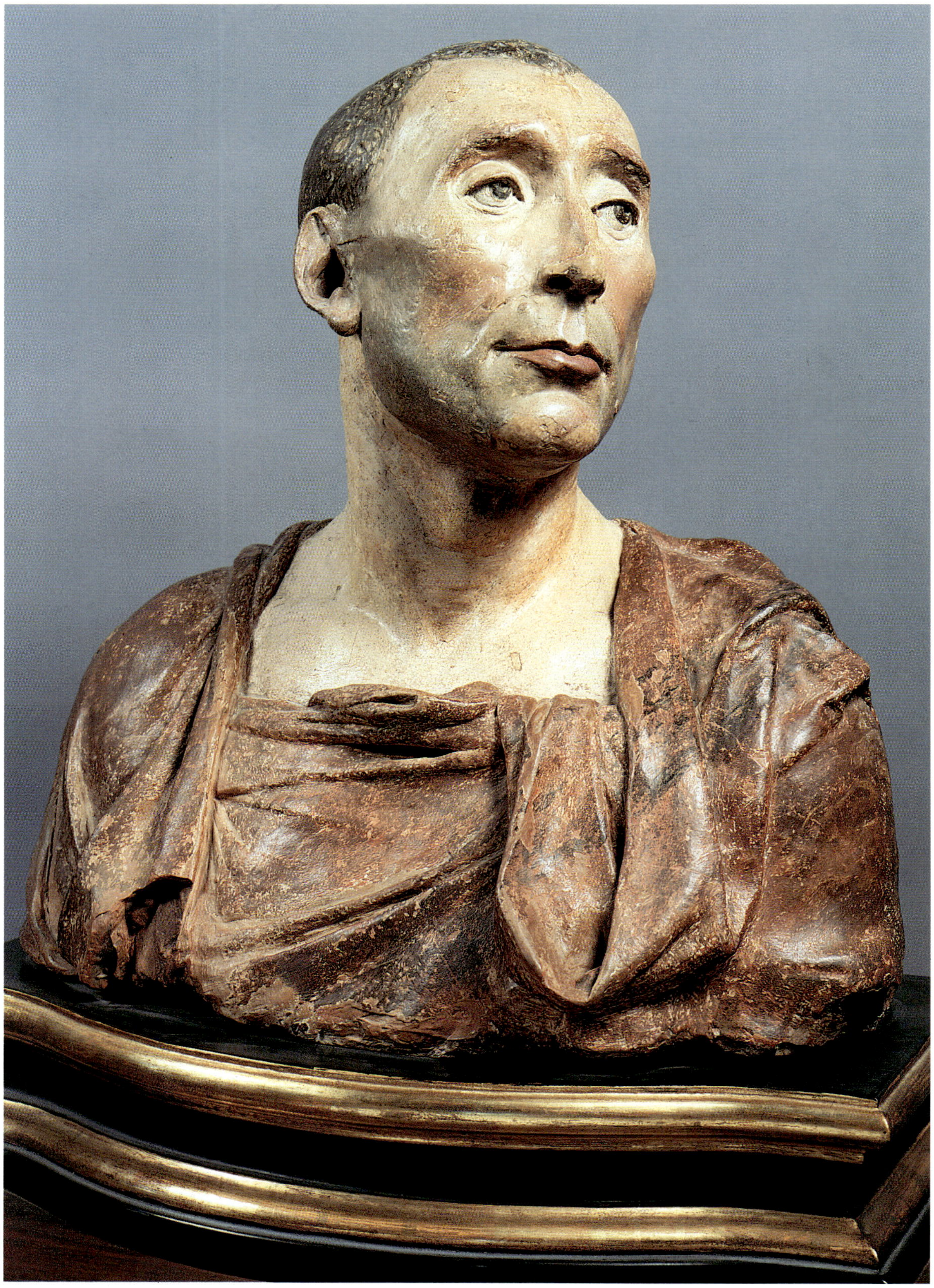

89 *Büste des Niccolò da Uzzano*, um 1432
Terrakotta (polychrom), 46 x 44 cm
Museo Nazionale del Bargello, Florenz

Die Zuschreibung der Büste an Donatello ist äußerst umstritten. Desiderio da Settignano und Piero Torrigiani wurden als mögliche Urheber diskutiert. In jedem Falle ist das Werk von hoher Qualität und zudem vermutlich eine der ersten autonomen Porträtbüsten der Renaissance. Die Identifizierung der Person als Niccolò da Uzzano stammt aus dem 17. Jahrhundert und ist ebenfalls zweifelhaft. Sie geht auf die Ähnlichkeit zu anderen Darstellungen des Uzzano zurück. Interessant erscheint die Tatsache, daß dieser einer der Testamentsvollstrecker Baldassare Coscias war. Als Donatello und Michelozzo mit der Errichtung des *Coscia-Grabmals* im Baptisterium betraut wurden, war Niccolò da Uzzano somit einer der Auftraggeber.

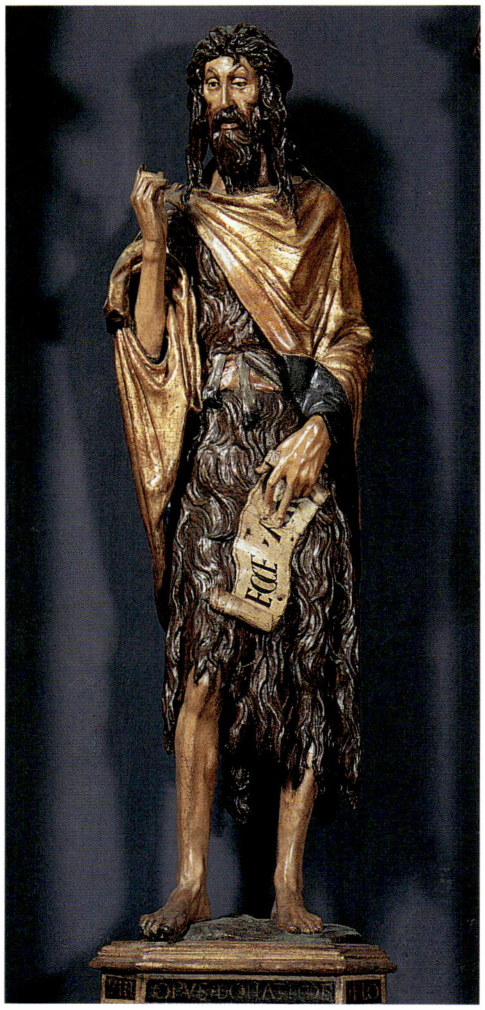

zur Wächterfigur Genius. Für jede Benennung kommt nur ein Teil der Attribute in Betracht. Vielleicht war der entscheidende Schlüssel der Gegenstand, den der Knabe einstmals emporhielt und der seit mindestens 1677 verloren ist« (Bennett/Wilkins).

Zahlreiche Werke, die Donatello während der dreißiger Jahre arbeitete, bereiten der Forschung nicht nur hinsichtlich ihrer genauen Datierung, sondern teilweise auch bezüglich der gesicherten Autorenschaft Probleme. Vor allem für die oftmals Donatello zugeschriebene, vielbewunderte *Büste des Niccolò da Uzzano* sind Urheberschaft, Entstehungszeit und Identifizierung des Dargestellten nach wie vor fraglich (Abb. 89).

Die einzige Skulptur Donatellos, die sich mit Bestimmtheit in die späten dreißiger Jahre datieren läßt, stellt im Vergleich zu den anderen, dieser Werkphase zugeschriebenen Arbeiten, eine absolute Ausnahme dar. Es ist die hölzerne Skulptur *Johannes des Täufers* (Abb.

90 *Johannes der Täufer*, 1438
Holz (polychrom), 141 x 42 x 27 cm
Santa Maria Gloriosa di Frari, Venedig

Nur schwer fügt sich die Skulptur *Johannes des Täufers* in die Schaffensphase Donatellos, in die sie, aufgrund einer am Werk erhaltenen Datierung, zweifelsfrei einzuordnen ist. Mit leicht geöffnetem Mund und erhobener rechter Hand scheint der Florentiner Stadtpatron im Predigen begriffen. Mit langem Bart- und Haupthaar und gekleidet in ein Fellgewand, folgt er einem mittelalterlichen Typus der Darstellung. Für die stilistische Spannbreite, mit der Donatello während der späten dreißiger Jahre des Quattrocento Werke gänzlich unterschiedlicher Prägung in variabler Manier und nahezu allen bildhauerischen Techniken zu gestalten wußte, stellt die Skulptur des *Täufers* ein markantes Beispiel dar.

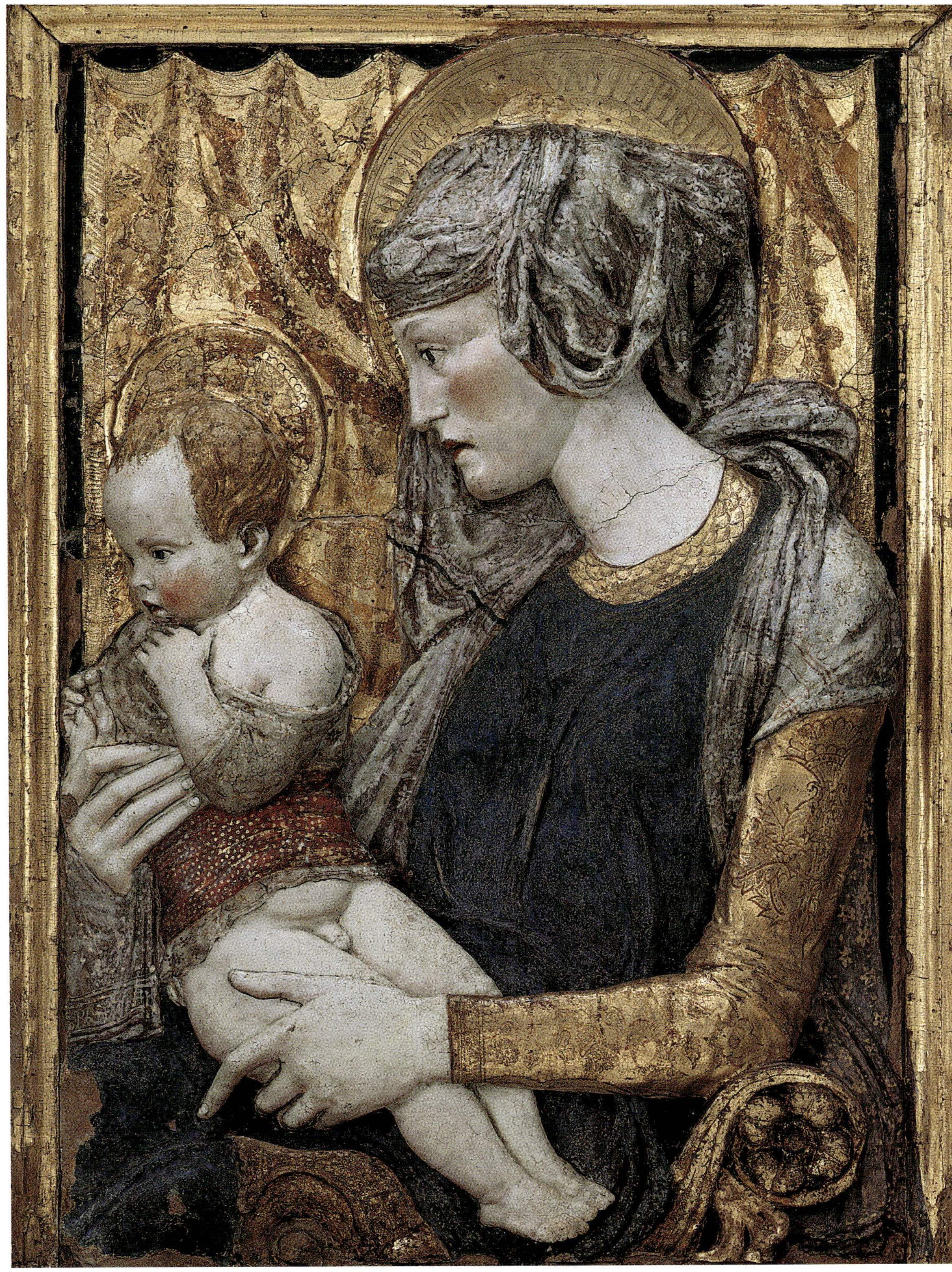

91 *Madonna mit Kind*, um 1440
Terrakotta (polychrom), 102 x 74 cm
Musée du Louvre, Paris

Im Jahre 1880 erwarb der Louvre das außergewöhnliche Terrakotta-Relief. Donatello oder seinem engsten Umfeld zugeschrieben, in der Datierung aber umstritten, ist das erstaunlich gut erhaltene Werk von bemerkenswerter Qualität. Konzentriert, ja beinahe angestrengt schauen Madonna und Kind in die gleiche Richtung. Mit dem aufgehobenen Blickkontakt zwischen Mutter und Kind ist allerdings die Intimität der Szene, wie sie sich noch in der sanften Umarmung mitteilt, keinesfalls aufgehoben. Unübertrefflich ist überdies die Wiedergabe der mit Gold verzierten und farbig gefaßten Stoffe.

90). Augenfälliger stilistischer Übereinstimmungen wegen wurde für die Arbeit früher eine Entstehungszeit in unmittelbarer Nähe zu der Figur der *Hl. Magdalena* in den sechziger Jahren des Quattrocento angenommen. Erst während der Restaurierung zu Beginn der siebziger Jahre unseres Jahrhunderts wurde am Postament der Skulptur die Jahreszahl 1438 entdeckt. Daß Donatello diese Figur nahezu zeitgleich mit derjenigen des Bronze-David schuf, erscheint zwar schwer vorstellbar, ist aber aufgrund dieser Datierung mehr als wahrscheinlich. Inmitten der Schaffensphase, in der Donatello seine anmutigsten und daher wohl auch bis heute populärsten Werke hinterließ – und aus der vielleicht auch das Madonnen-Relief im Louvre stammt (Abb. 91) – treffen wir mit der Skulptur des Täufers Johannes auf eine gebrechliche, ausgezehrte Gestalt, in der die Beschwerlichkeit menschlichen Daseins ungeschönt vergegenwärtigt ist.

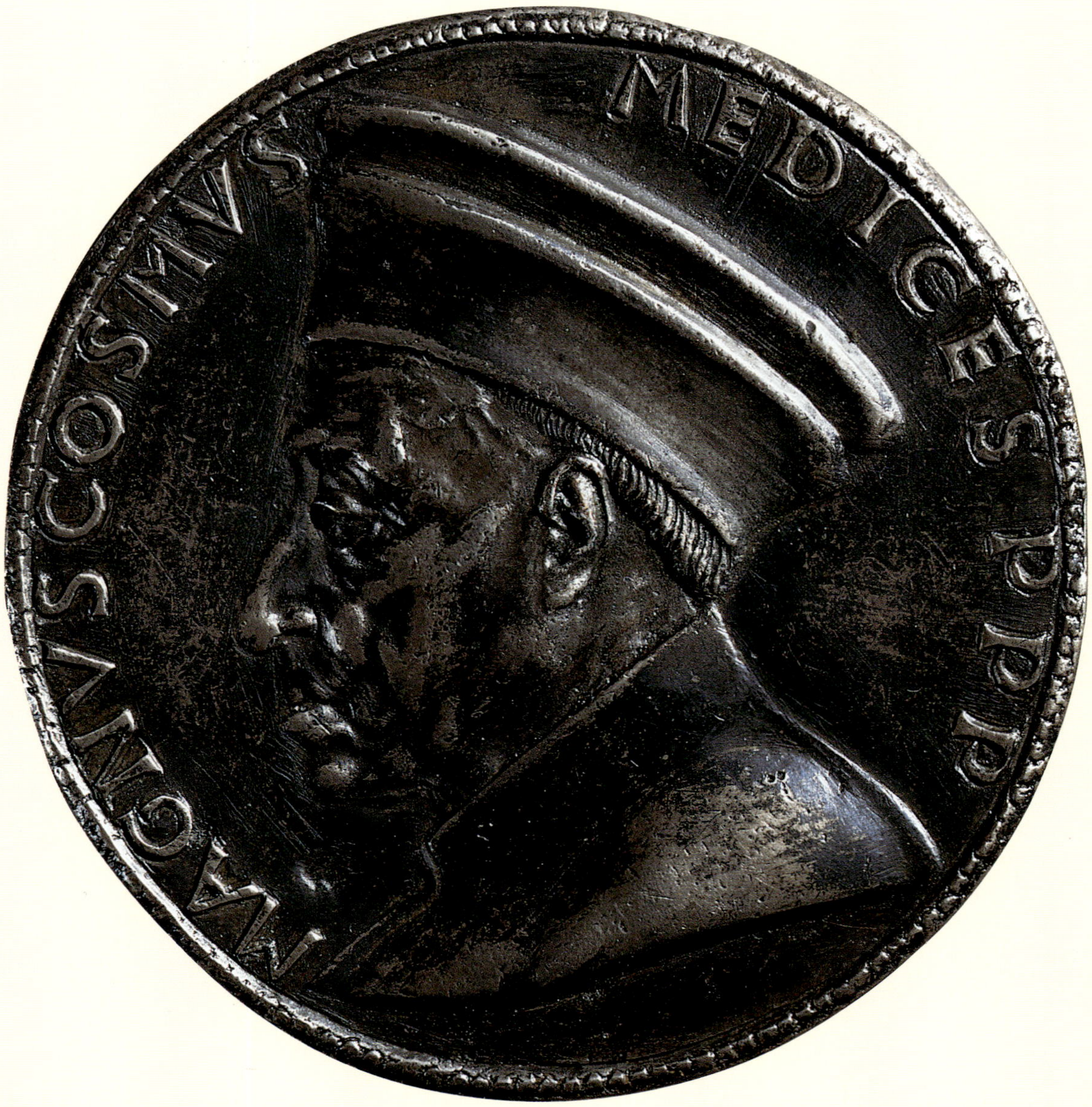

92 *Medaille mit dem Profil von Cosimo de' Medici,*
um 1464–1466
Bronze, Durchmesser: 7, 8 cm
Museo Nazionale del Bargello, Florenz

Von einigen Forschern wird die kleine Porträt-Medaille Donatello zugeschrieben. Sie könnte im Anschluß an den Tod Cosimos im Jahre 1464 entstanden sein.

Donatellos Lebensweg kreuzte beständig die Bahnen eines der mächtigsten Männer seiner Zeit: Cosimo de' Medici. 1389 geboren, gehörte der berühmte Bankier nicht nur der gleichen Generation an wie Donatollo, sondern erreichte wie dieser ein – für die damalige Zeit – recht stattliches Alter von immerhin fast 75 Jahren. Von den Florentinern respektvoll »Il Vecchio« (der Alte) genannt, verstarb Cosimo 1464, nur zwei Jahre vor Donatello.

Über mehr als drei Jahrzehnte bestimmte Cosimo de' Medici maßgeblich die Geschicke seiner Heimatstadt. Zwar war Florenz während des 15. Jahrhunderts dem Namen nach eine Republik, de facto aber lag die Macht in Händen einer kleinen Riege einflußreicher Persönlichkeiten, an deren Spitze sich Cosimo spätestens mit seiner triumphalen Rückkehr aus Haft und einjähriger Verbannung im Jahre 1434 etablierte. Bis zu seinem Tode verstand er es geschickt, bei den diesbezüglich so sensiblen Florentinern jeden Eindruck allzu offensichtlicher Machtausübung zu vermeiden.

Der Name der Medici wäre heute sicherlich weit weniger berühmt, hätten sie nicht über mehrere Generationen hinweg das geistige, wissenschaftliche und kulturelle Leben ihrer Zeit in außergewöhnlichem Maße gefördert. Auf Cosimo, der zu diesem Zweck zeitlebens enorme Summen aufbrachte, gehen zahllose Stiftungen und Bauwerke zurück. 85 000 Goldflorin stellte er allein zur Errichtung des Dominikanerklosters von San Marco bereit. Die noch durch seinen Vater Giovanni di Bicci de' Medici (1360–1429) auf den Weg gebrachten Arbeiten an San Lorenzo führte Brunelleschi unter Cosimo fort; mit der Errichtung des Medici-Palastes wurde 1444 durch Michelozzo begonnen.

Besonderes Interesse widmete Cosimo überdies dem Geistesleben seiner Zeit. Er erwarb zahlreiche Handschriften, die den Grundstock berühmter Bibliotheken bildeten. Marsilio Ficino, dem Cosimo ein Haus in Florenz und eine Villa bei Carreggi überließ, wurde durch ihn zu seiner Übersetzung der Texte Platons angeregt. Nach antikem Vorbild

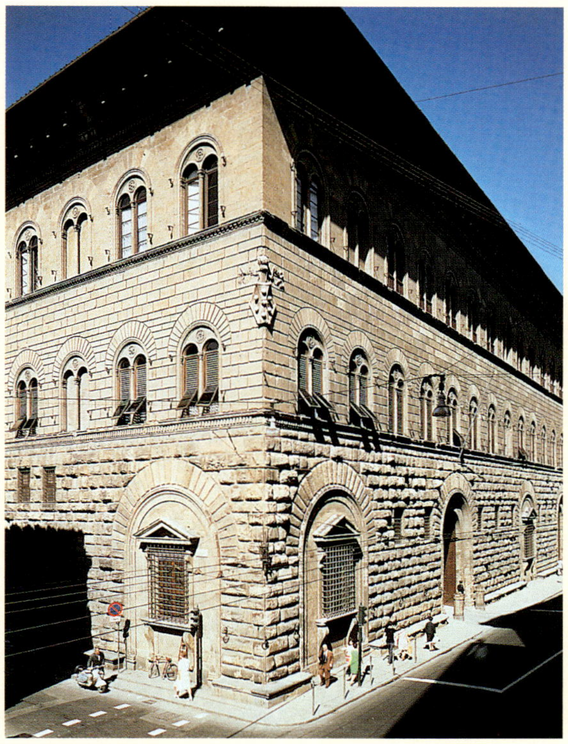

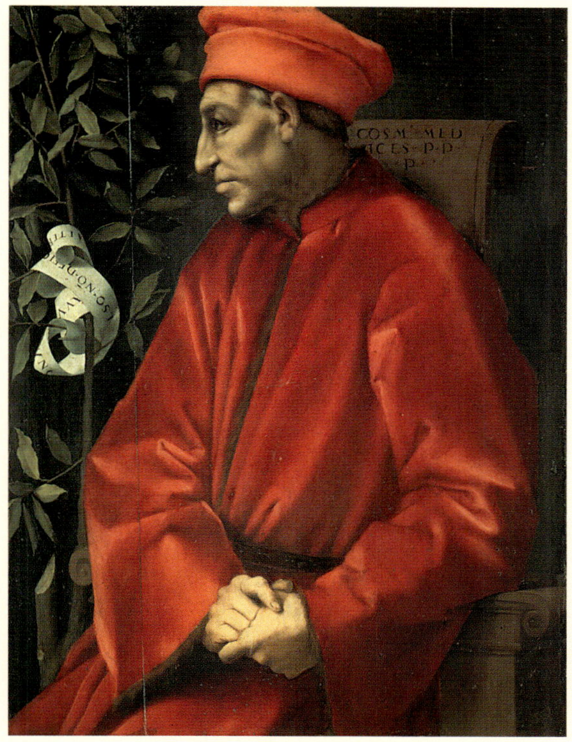

93 Michelozzo di Bartolomeo
Palazzo Medici-Riccardi,
um 1444 begonnen

Im Auftrag Cosimo des Älteren wurde 1444 mit dem Bau des Palazzo begonnen, der den Medici bei der Ausübung ihrer umfangreichen Finanz- und Handelsgeschäfte auch als Verwaltungssitz dienen sollte.
Im 16. Jahrhundert gelangte der frühere Medici-Palast in den Besitz der Familie Riccardi, die zahlreiche Umbauten und Ergänzungen vornehmen ließ.

94 Jacopo Pontormo
Cosimo il Vecchio, um 1518–1519
Öl auf Holz, 86 x 65 cm
Galleria degli Uffizi, Florenz

Das Bildnis wurde Vasari zufolge von Goro Gheri, einem Sekretär Lorenzo de' Medicis, in Auftrag gegeben. Von einem Lorbeerkranz bekrönt, ist Cosimo de' Medici – wie auf zeitgenössischen Medaillen – im Profil wiedergegeben. Obgleich postum entstanden, vermittelt das Portrait ein ebenso eindrucksvolles wie zeitloses Bild vom vielschichtigen Charakter des legendären Familienoberhauptes.

gründete Cosimo in Florenz zudem die Platonische Akademie, in deren Umfeld über viele Jahre bedeutende Humanisten der Zeit anzutreffen waren. Auch Donatello, für den gelegentlich zwar bezweifelt wurde, daß er überhaupt des Lesens und Schreibens mächtig gewesen sei, der aber zweifellos als intimer Kenner der antiken Kunst gegolten haben muß, sind vielfältige Kontakte zu diesen Kreisen überliefert.

Umfangreich ist auch die Liste der Gemälde und Skulpturen, die im Auftrag Cosimos entstanden. Paolo Uccellos Bilder der Schlacht von San Romano sind ebenso darunter wie zahlreiche Frühwerke Filippo Lippis. Unbestritten ist, daß sich Cosimos Förderung der Malerei und Bildhauerei nicht ganz selbstlos vollzog und wohl kaum allein auf der Liebe zur Kunst gründete. Des politischen Propagandawertes seiner Stiftungen scheint sich der einflußreiche Bankier schon früh bewußt gewesen zu sein. Vom Glanz der Bildwerke sollte stets auch die Familie Medici profitieren. Nicht selten war mit den Aufträgen eine direkte politische Botschaft verknüpft. Für Donatellos *Judith* ist dies ebenso unverkennbar wie für Uccellos Schlachtenbilder.

Nicht nur Vasari wußte von einem innigen Kontakt und gegenseitiger Wertschätzung zwischen Donatello und Cosimo de' Medici zu berichten. Über mehr als ein halbes Jahrhundert müssen beide einander gekannt haben. Mit zunehmendem Alter scheint sich zwischen Donatello, dem Sohn eines einfachen Wollkämmers, und Cosimo eine von gegenseitiger Hochachtung geprägte Freundschaft entwickelt zu haben. Für das gesellschaftliche Ansehen, das ein Künstler im Florenz des Quattrocento erreichen konnte, ist damit Bezeichnendes ausgesagt.

Eigentümlicherweise hat sich keinerlei Dokument erhalten, das sich unmittelbar auf einen direkten Auftrag Cosimos an Donatello bezieht. Ohne jeden Zweifel stehen jedoch zahlreiche Werke Donatellos in Bezug zum Mäzenatentum des Hauses Medici. Angefangen bei einigen Reliefaftafeln, über die Dekoration der Alten Sakristei, die Giuditta, den Bronze-David und die späten Kanzeln von San Lorenzo läßt sich die Aufzählung beinahe beliebig fortführen, bis hin zum Paduaner Gattamelata-Denkmal.

Noch auf seinem Sterbebett soll Cosimo, der den befreundeten Künstler offensichtlich gut versorgt wissen wollte, die Schenkung eines Landgutes bei Caffagiolo an Donatello verfügt haben. Dem ländlichen Ruhestand wenig zugeneigt, soll dieser Piero de' Medici (1416–1469), den glücklosen Sohn und Nachfolger Cosimos, allerdings schon bald ersucht haben, das großzügige Geschenk zurückzunehmen. Amüsiert wurde dem Wunsch des exzentrischen Künstlers entsprochen und fortan eine Art wöchentliche Rente an Donatello ausgezahlt.

Ein Jahrzehnt in Padua: 1443–1453

95 *Kruzifix*, um 1444
Bronze, 180 x 166 cm
Sant' Antonio, Padua

Donatello wurde im Laufe der Jahrhunderte als Urheber einer ganzen Reihe von Kruzifixen genannt. Die meisten davon werden ihm heute nicht mehr zugeschrieben, für einige andere ist seine Autorenschaft zumindest fraglich. In zeitgenössischen Dokumenten belegt ist allein das Bronzekruzifix in Padua. Die Perfektion der Ausführung muß verwundern, wenn man bedenkt, daß Donatello – abgesehen von der Statue des *Hl. Ludwig* – zuvor vermutlich keine Arbeit vergleichbarer Größe in dieser Technik eigenhändig gestaltet hatte. Die Möglichkeit, in diesem aufwendigen und kostspieligen Material zu arbeiten, könnte für Donatello ein wesentlicher Beweggrund gewesen sein, seine künstlerische Wirkungsstätte nach Padua zu verlegen. Hier sollte sich auch in den darauffolgenden Jahren für ihn die Möglichkeit bieten, verschiedenste Werke in Bronze auszuführen. Die Arbeitsweise des Modellierens scheint er in zunehmendem Maße derjenigen des Bearbeitens eines massiven Marmorblocks – wie zumeist noch während seiner frühen Jahre in Florenz – vorgezogen zu haben.

Im Laufe des Jahres 1443 verließ Donatello Florenz und ließ sich in Padua nieder. Schon im Januar 1444 war er dort nachweislich mit Arbeiten zu einem Bronzekruzifix für die Kirche Sant' Antonio beschäftigt. Die Gründe für den Umzug Donatellos lagen sicher nicht allein in diesem Auftrag. Schwer vorstellbar ist aber auch, daß Donatello bereits zum Zeitpunkt seiner Ankunft in Padua die Großaufträge vorausahnte, mit denen er dort einige Jahre später betraut wurde. Vasari unterstellte diesbezüglich eine beachtliche unternehmerische Weitsicht, indem er behauptete, Donatello sei 1443 bereits zur Fertigung des Reiterdenkmals des Condottiere Gattamelata aufgebrochen. Dieser war am 14. Januar 1443 in Padua verstorben und hatte testamentarisch ursprünglich ein steinernes Grabmonument verfügt. Die Errichtung des Reiterdenkmals aus Bronze, das Donatello schließlich 1453 fertigstellte, wurde vermutlich aber erst einige Jahre nach Donatellos Eintreffen in Padua endgültig beschlossen.

Anderen Spekulationen zufolge fiel Donatello der Entschluß umzusiedeln vor allem dadurch leicht, daß er ohnehin gezwungen war, seine Florentiner Werkstatt zu räumen. Für beinahe ein Jahrzehnt hatte er stattliche Räumlichkeiten aus dem Besitz der Medici gegen eine eher symbolischen Miete nutzen können. Eine Kündigung zwecks Eigenbedarf könnte erfolgt sein, als im Auftrage Cosimo des Älteren der Bau des neuen Medici-Palastes 1444 in unmittelbarer Nähe begonnen wurde. Daneben ist vermutet worden, Donatello könne aufgrund der Überredung durch Palla Strozzi, eines Bankiers und Widersachers der Medici, der sich mitsamt seiner berühmten Bibliothek 1434 im paduanischen Exil aufhielt, zu einer Umsiedlung bewegt worden sein. All dies aber sind nicht mehr als Hypothesen.

Welche Gründe auch immer für Donatellos Aufbruch nach Padua ausschlaggebend waren, als er in der rund zweihundert Kilometer nördlich von Florenz gelegenen Stadt eintraf, hat er vermutlich noch nicht ahnen können, daß er dort für ein ganzes Jahrzehnt leben und arbeiten würde. Gemessen an Florenz war Padua zwar künstlerische Provinz, beheimatete aber eine berühmte Universität und hatte seit dem späten 14. Jahrhundert eine erstaunliche Modernität entwickelt, die sich auch in der Aufgeschlossenheit gegenüber den aufkeimenden Tendenzen des florentinischen Humanismus erneut zeigte. So war denn auch Donatello weder der erste noch der einzige bedeutende Künstler, den es während der dreißiger und vierziger Jahre des Quattrocento von Florenz nach Padua zog. Bereits zwischen 1434 und 1437 hatte der Maler Filippo Lippi in Padua gearbeitet; 1445 hielt sich Paolo Uccello in der Stadt auf und, beinahe zeitgleich mit Donatello, der Bildhauer Niccolò Baroncelli von 1434 bis 1443. Mehr als ein Jahrhundert zuvor hatte zudem ja bereits Giotto seinen berühmten Freskenzyklus in der Arenakapelle geschaffen.

Bald nach seiner Ankunft in Padua hatte Donatello mit der Arbeit an einem Bronzekruzifix für die Basilika Sant' Antonio begonnen (Abb. 95). Im Jahr 1444 wurde Wachs für das Modell angekauft, 1447 erfolgte die Aufstellung in Sant' Antonio und 1449 die letzte noch ausstehende Lohnzahlung an Donatello. Das *Kruzifix* war wohl nicht als Bestandteil des *Antonius-Altares* gedacht, den Donatello in den darauffolgenden Jahren entwerfen sollte. Vielmehr wurde es zunächst inmitten des Chorraumes der Kirche oder über einem bereits bestehenden Altar angebracht.

Obwohl es diesmal einen Bronzeguß auszuführen galt, erinnert die Aufgabe natürlich an Donatellos frühes Holzkruzifix, das sich heute leider nicht mehr mit absoluter Sicherheit identifizieren läßt, mit dem aber die berühmte Brunelleschi-Anekdote verbunden ist. Der Körper Christi war ursprünglich vollkommen nackt, der heute zu sehende Lendenschurz wurde erst zu Zeiten des Barock hinzugefügt. Die Gestalt Christi ist in allen Details und Proportionen in sich vollkommen stimmig modelliert. Der Körper kündet, bis hin zu dem seitlich nach vorne geneigten Haupt, von den Qualen des vorausgegangenen Martyriums. Dieser Christus trägt aber ganz sicher keine Züge eines Bauern mehr, wie sie Brunelleschi noch einige Jahre zuvor ausgemacht hatte. Vor allem die Gestaltung des Oberkörpers, der auf eigentümliche Weise geschunden und belebt zugleich wirkt, bezeugt eindrucksvoll Donatellos profunde Auseinandersetzung mit der menschlichen Anatomie. Unvergleichlich ist zudem – einmal mehr – der Kopf gelungen. Minutiös sind selbst die Barthaare modelliert, famos die langen Haupthaare in weichem Linienfluß um das Antlitz geführt. Im Gesicht scheinen die erlittenen Qualen

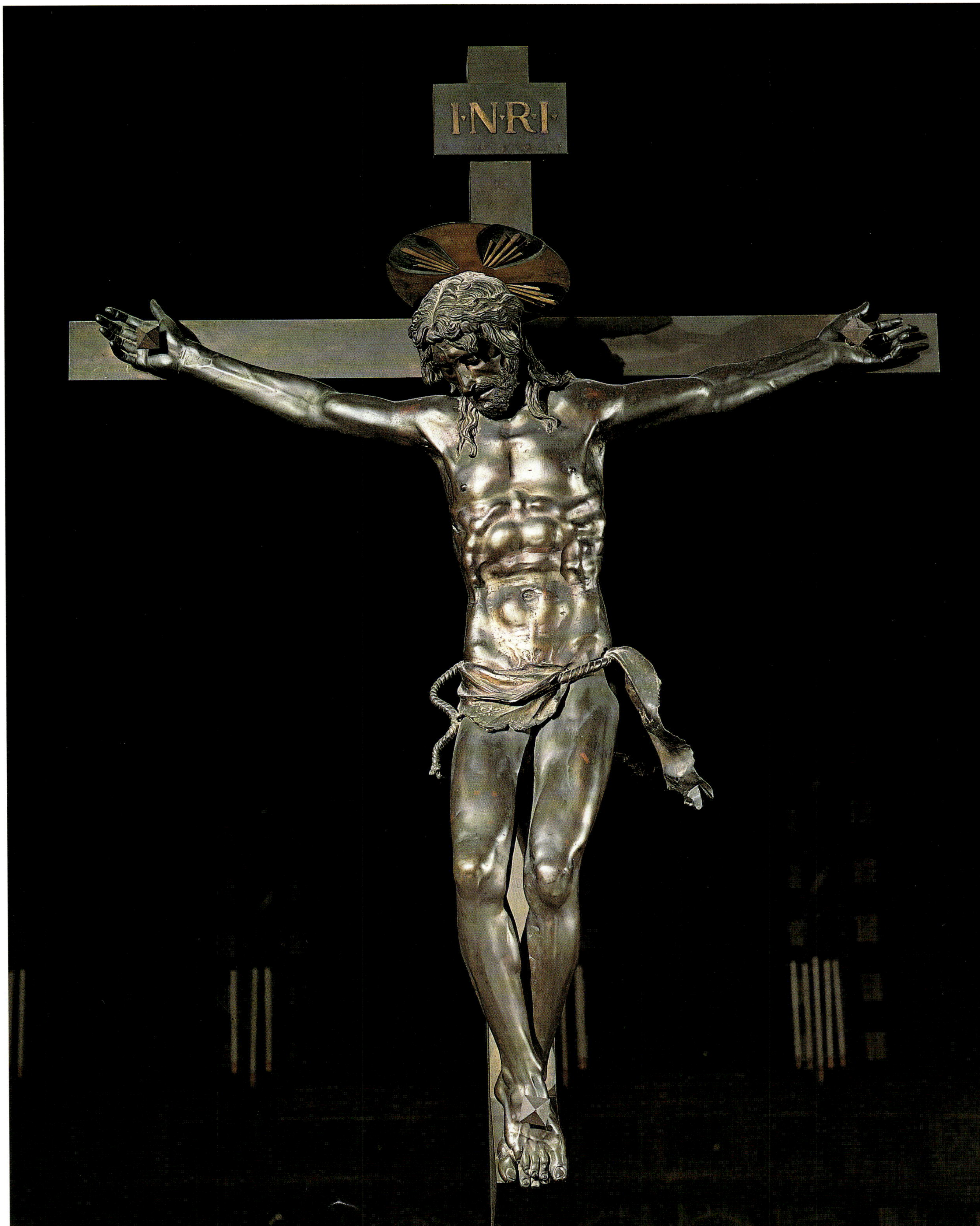
I·N·R·I·

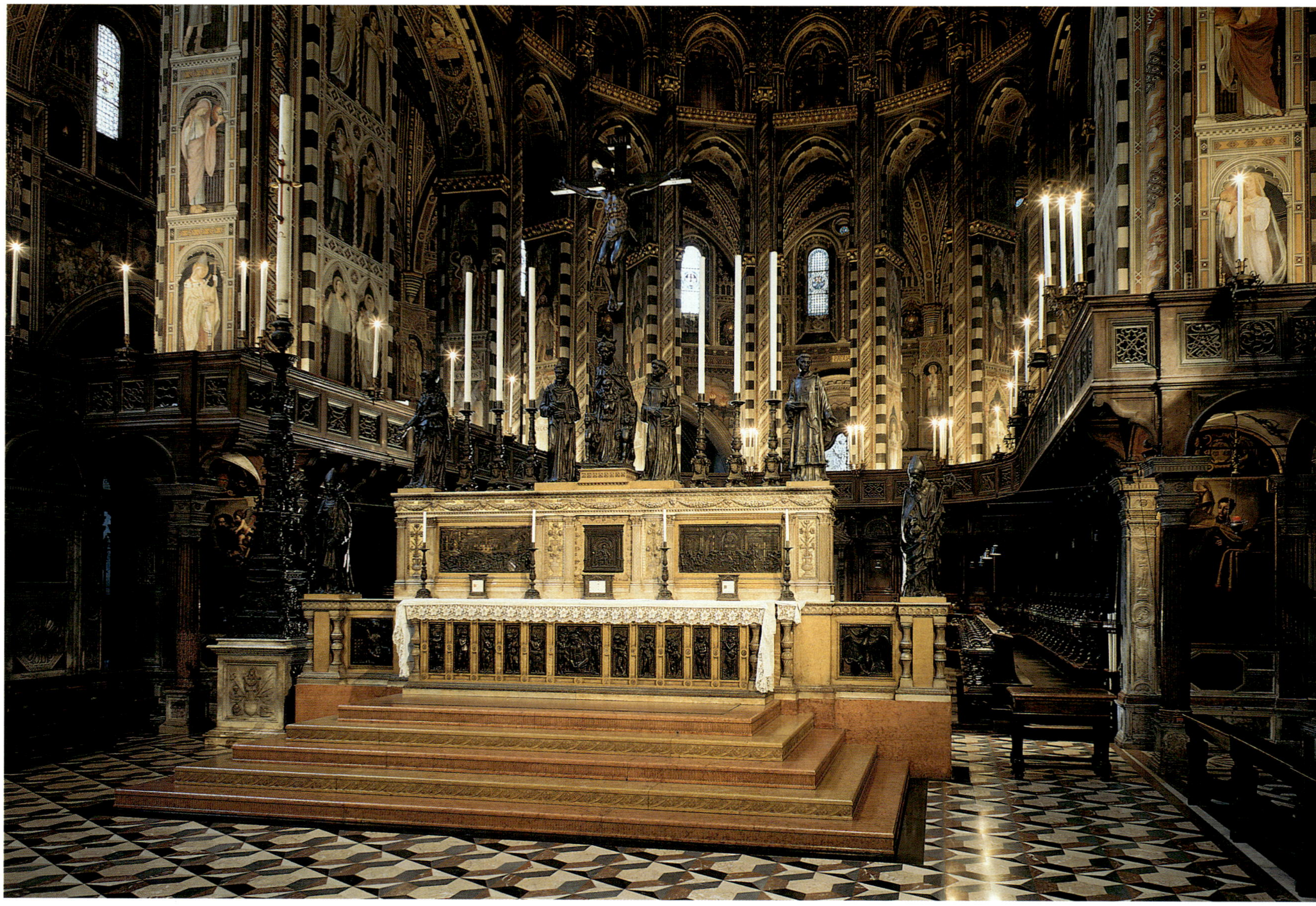

96 *Antonius-Altar*, nach 1446
Sant' Antonio, Padua

Der Hl. Antonius stammte ursprünglich aus Lissabon. Nur ein Jahr nach seinem Tode in Arcella nahe Padua war er 1232 heiliggesprochen, und mit der Errichtung seiner Grabkirche Sant' Antonio begonnen worden. Die Grabstätte machte die Kirche zu einem vielbesuchten Wallfahrtsort.
Donatellos Hauptaltar der Basilika ist dem Gedenken des Heiligen gewidmet, heute aber leider nicht mehr in der ursprünglichen Zusammensetzung erhalten.

ihre Spuren hinterlassen zu haben. Ausgezehrt wirken die Wangen, tief die Augenhöhlen. Der Mund ist leicht geöffnet, wie zu einem letzten Seufzer. Die Darstellung Donatellos erschöpft sich allerdings keinesfalls in anatomisch präziser und physiognomisch einfühlsamer Realistik. Kein Zweifel: die Spuren des irdischen Leidens spiegeln sich in seiner Jesus-Gestalt wider. Die besondere Qualität des Werks liegt jedoch in dem Eindruck einer geradezu überzeitlichen Präsenz, die Donatello dem gekreuzigten Christus zu verleihen vermochte.

In dieser Darstellung des menschlichen Körpers teilt sich darüberhinaus eine Idealisierung mit, die Kunstwerken der klassischen Antike nachempfunden ist. Donatellos Werk hat in alledem nichts gemeinsam mit den zu jener Zeit in Norditalien durchaus noch weitverbreiteten gotischen Holzkruzifixen.

Wohl auch eingedenk des imponierenden Bronzekruzifixes erging an Donatello, vermutlich noch im Jahre 1446, der Folgeauftrag zur Gestaltung des neuen Hauptaltares der Antonius-Kirche (Abb. 96). Im Hinblick auf die konzeptuelle Komplexität einerseits und den zu bewältigenden Arbeitsaufwand andererseits stellte sich Donatello damit die bislang größte Herausforderung. Die Bedeutung, die dem Projekt innewohnte, läßt sich schon an dem Entschluß ermessen, die einzelnen skulpturalen Elemente in Bronzeguß ausführen zu lassen. Überaus teuer und aufwendig in der Herstellung, ist es das erste Mal, daß ein vergleichbarer Altar zu wesentlichen Teilen in dieser aufwendigen Art und Weise realisiert wurde.

Die Entstehungsgeschichte des Altares geht auf eine Stiftung vom 13. April 1446 durch den Paduaner Bürger Francesco da Tergola zurück. Außergewöhnlich gut ist in zahlreichen Schriftstücken der Werdegang der Arbeiten von Anfang bis Ende aufschlußreich dokumentiert. In der zweiten Hälfte des Jahres 1446 hat Donatello mit der Arbeit begonnen, bereits im Mai des darauffolgenden Jahres waren erste Stücke gegossen. Wir wissen, daß mindestens fünf Gehilfen – namentlich: Urbano da Cortona, Giovanni da Pisa, Antonio Chellini, Francesco del Valente und der Maler Niccolò da Pizzolo – Donatello bei der Arbeit assistierten. Die Annahme, daß der Altar, gemäß den Auftraggeberwünschen, pünktlich zum Fest des Hl. Antonius am 13. Juni 1450 vollendet war, mußte allerdings revidiert werden.

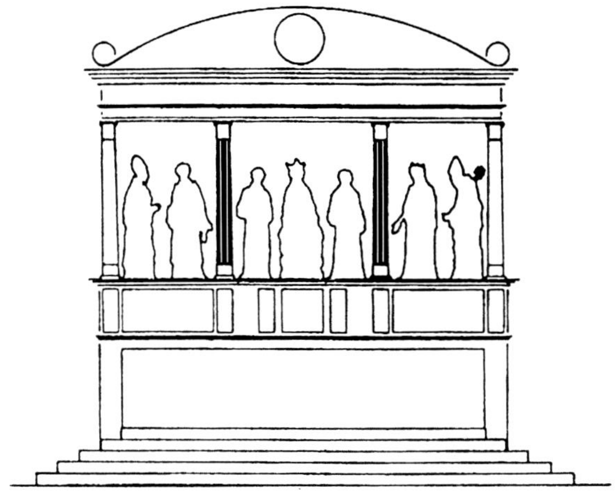

Vorderansicht

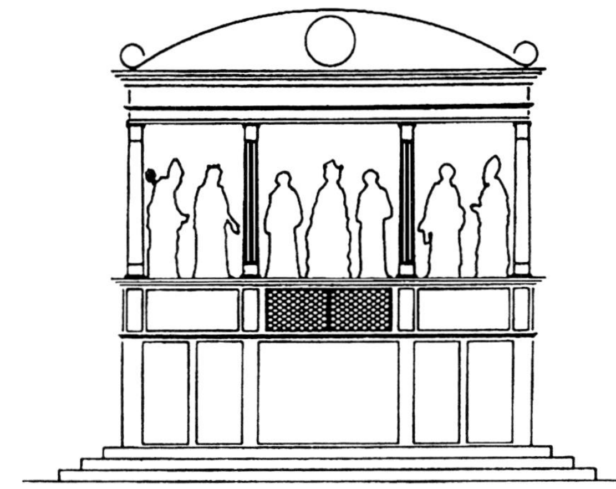

Rückansicht

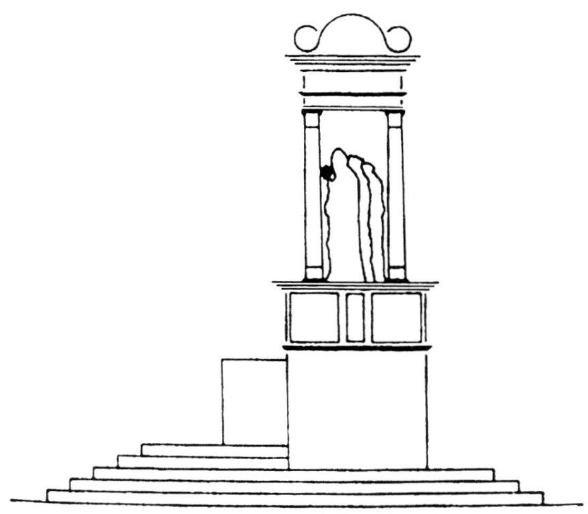

Seitenansicht

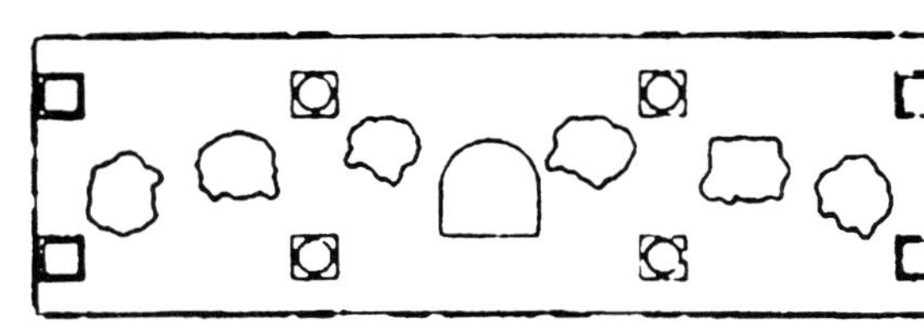

Aufsicht

97 *Rekonstruktion des Antonius-Altares nach J. White, 1969*

Der Rekonstruktionsversuch läßt erahnen, daß der *Antonius-Altar* ehemals ein gänzlich anderes Bild geboten haben muß. Das subtile Zusammenwirken der einzelnen Statuen innerhalb einer geschlosseneren Altararchitektur dürfte den Eindruck einer Versammlung der Heiligen, die zu Seiten der zentralen Figur der Muttergottes positioniert waren, hervorgerufen haben. Donatellos Konzeption könnte dabei dem Darstellungstyp der »sacra conversazione« angenähert gewesen sein.
Auch bezüglich der Reliefs ist von einer ursprünglichen Anordnung auszugehen, die sich wesentlich von der heute dargebotenen unterschied.

Lange nach Donatellos Abreise aus Padua scheinen letzte Arbeiten – vermutlich noch 1477 – vorgenommen worden zu sein.

Unglücklicherweise wurde Donatellos *Antonius-Altar* schon 1579 abgebaut und vollständig demontiert. Erst nach mehr als drei Jahrhunderten erfolgte 1895 ein Wiederaufbau durch den Architekten Camillo Boito. Diese bis heute beibehaltene Zusammenfügung und Ergänzung der erhaltenen Originalbestandteile entspricht leider nurmehr wenig Donatellos ursprünglichem Entwurf.

Angesichts der augenfälligen Unzulänglichkeiten in Boitos Rekonstruktion des komplexen figuralen Ensembles wurden in der Forschung bis heute mehr als fünfzehn alternative Vorschläge unterbreitet. Einigkeit konnte dabei noch nicht erreicht werden, wenngleich den Überlegungen von J. White aus dem Jahr 1969 wohl die größte Evidenz zuzumessen ist (Abb. 97).

Die Probleme beim Versuch der Wiederherstellung des Ganzen resultieren nicht zuletzt aus dem Umstand, daß zwar die wesentlichen Bestandteile des figuralen Programms, aber nur Fragmente der Altararchitektur bis heute erhalten sind. Um die Sorgfalt wissend, die Donatello gerade dem Verhältnis von Figur und Raum, skulpturalen und architektonischen Elementen stets widmete, wiegt dieser Umstand schwer.

Im Zentrum des Altares befand sich zweifellos die Figur der thronenden Muttergottes mit dem Christuskind. (Abb. 98). Ihre Gestaltung ist von Ernsthaftigkeit und Strenge der Erscheinung geprägt. Der Rückgriff auf Typen mittelalterlicher Madonnen-Darstellungen ist deutlich erkennbar. So erscheint die bekrönte Maria, das Christuskind gleichsam präsentierend, trotz des vorhandenen Thrones nicht sitzend, sondern, in einem Moment der Bewegung, sich erhebend. Hierzu kontrastiert auffällig die geradezu blockhafte Verschmelzung, in der Thron und Gewand ineinander übergehen. Auch in der Körperlichkeit Mariä zeigt sich nicht die Eigenständigkeit, die sich in früheren Werken Donatellos unter den Gewändern so ausdrucksstark ausmachen ließ. In dieser Zurücknahme expressiver Spannungsmomente läßt sich auch für die anderen Skulpturen des *Antonius-Altares* ein stilistisches Merkmal dieser Schaffensphase Donatellos erkennen (Abb. 99–102).

Auffällig ist die Betonung der Vertikalen in den Statuen des Hl. Luwig und des Hl. Daniel, eigentümlich

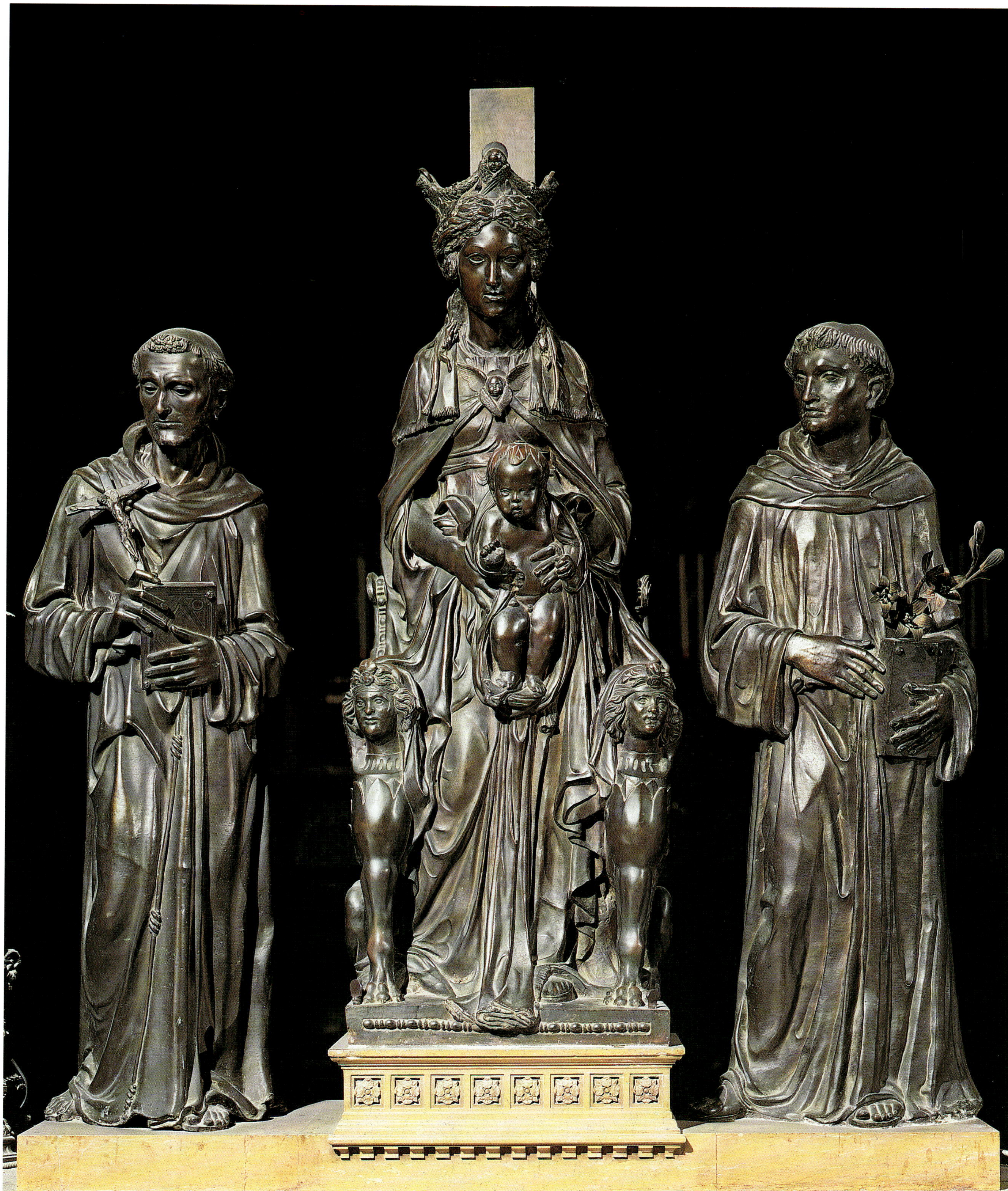

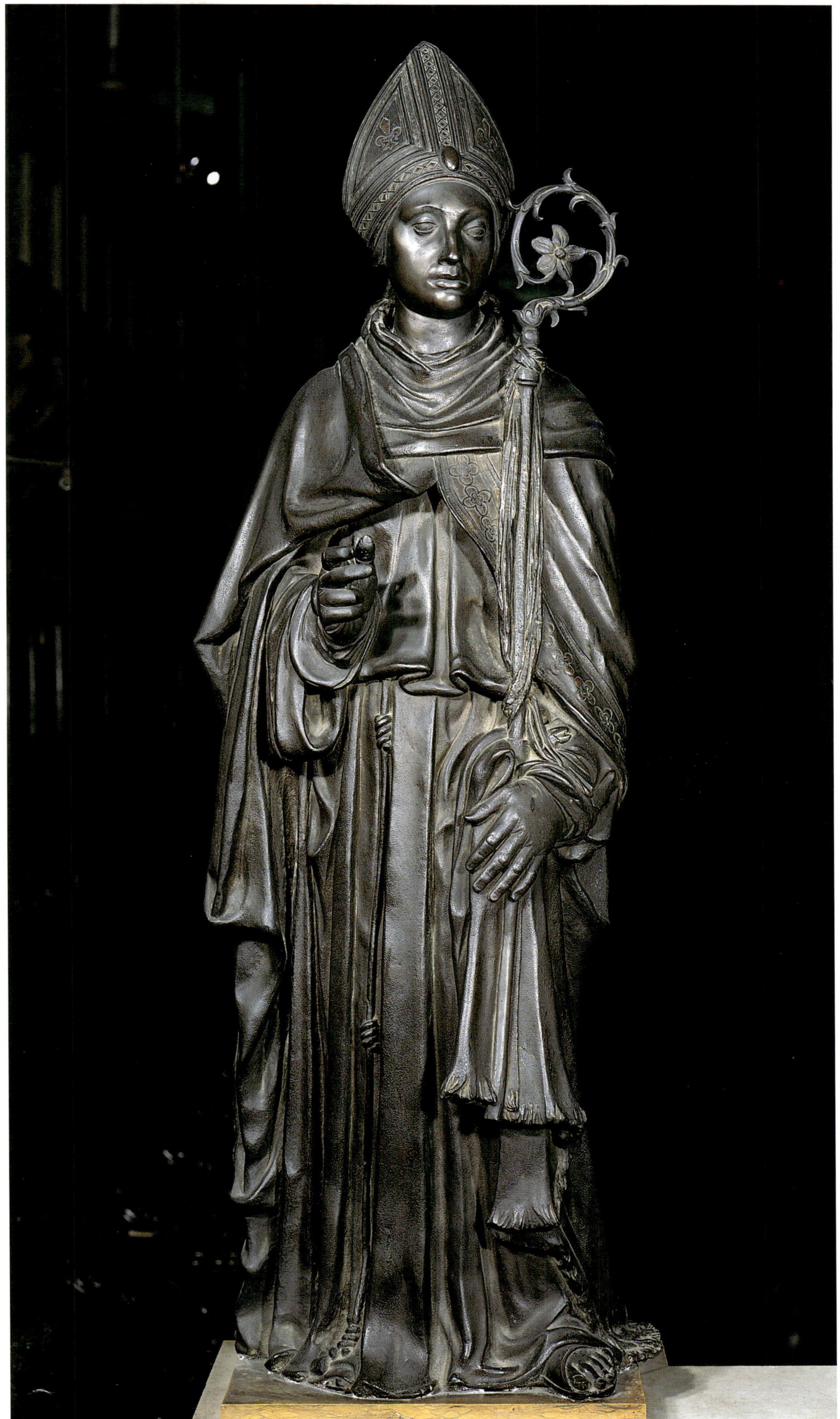

98 *Muttergottes mit dem Christuskind und den Heiligen Franziskus und Antonius*, nach 1446
Bronze, Höhe 159 cm, bzw. 147 cm (Franziskus) und 145 cm (Antonius)
Sant' Antonio, Padua

Die Figur der bekrönten *Muttergottes* befindet sich im Mittelpunkt des Altares. Ihre Darstellung – streng symmetrisch im Aufbau – ist in einem Maße mittelalterlichen Vorbildern entlehnt, das für Donatello eher ungewöhnlich ist. Man wird wohl davon ausgehen können, daß die Auftraggeber diesbezüglich ihre Wünsche geäußert hatten, und Donatello sich bemühte, den Vorgaben zu entsprechen.
Die Heiligen Antonius und Franziskus, beides Franziskaner, sind der Muttergottes zur Seite gestellt.

99 *Der Hl. Ludwig von Toulouse* (Detail Abb. 96), nach 1446
Bronze, 164 cm
Sant' Antonio, Padua

Am Antonius-Altar begegnen wir im Werk Donatellos ein zweites Mal einer Bronzefigur des Hl. Ludwig von Toulouse. Erneut gestaltete Donatello das Abbild eines noch sehr jungen Mannes, dessen Gesicht diesmal allerdings weniger ausdrucksstark ist. Unter der Kleidung zeichnen sich die Arme des Heiligen reichlich überproportioniert ab, die Gesten der Hände wirken beinahe unbeholfen.

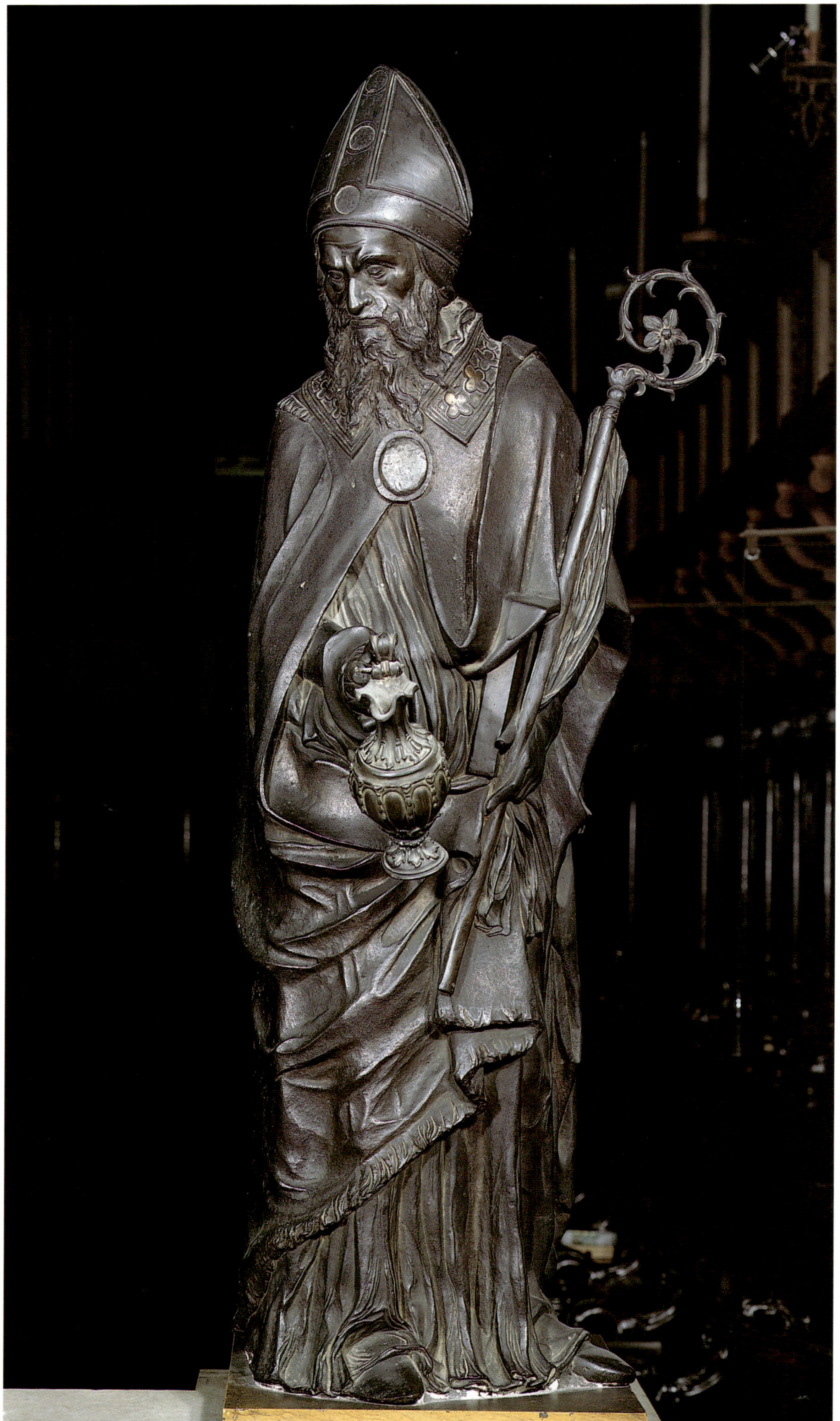

100 *Der Hl. Prosdocimus* (Detail Abb. 96), nach 1446
Bronze, 163 cm
Sant' Antonio, Padua

Der Hl. Prosdocimus wirkte in Padua als erster Bischof der Stadt. Er ist dementsprechend mit Mitra und Bischofsstab dargestellt. Darüberhinaus präsentiert er als weiteres Attribut die Kanne, mit der er die Hl. Justina getauft haben soll. Durch die zusammengezogenen Augenbrauen und den mächtigen Bart ist ihm ein finsterer Ausdruck verliehen. Die vertikalen Bahnen seines Untergewandes sind durch den kompliziert um den Körper gewundenen Faltenwurf seines Umhangs überlagert.

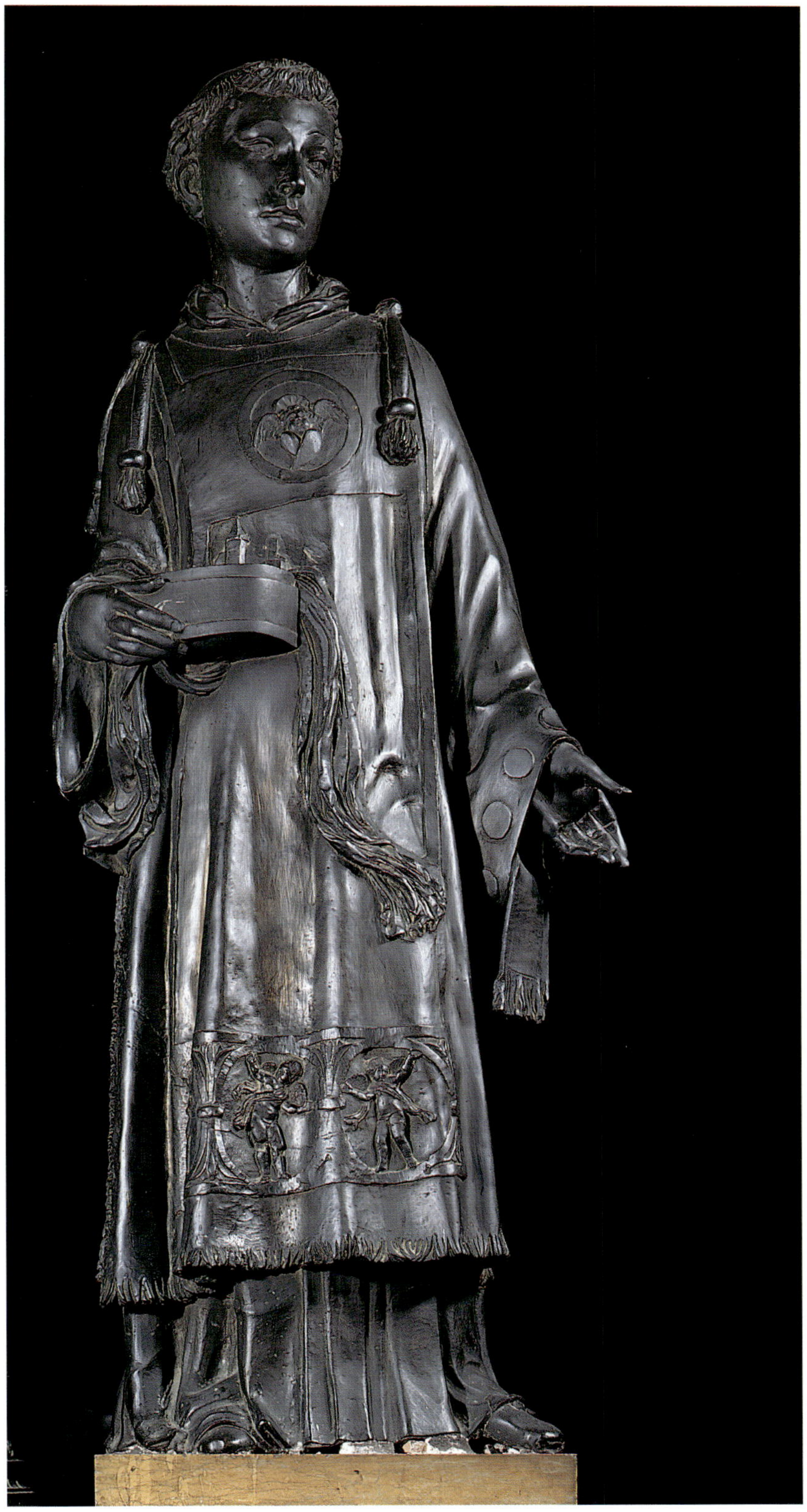

101 *Der Hl. Daniel*

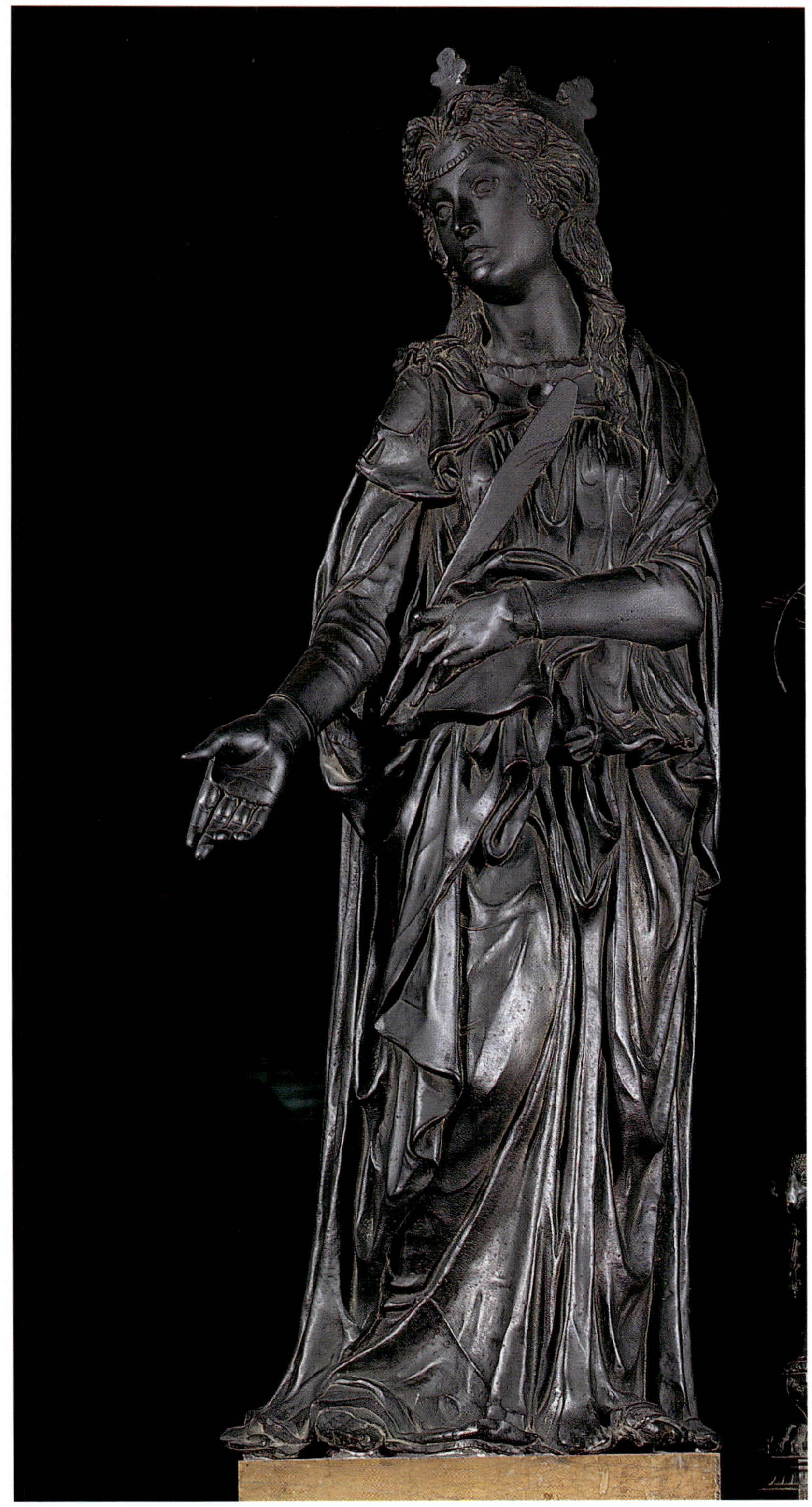

102 *Die Hl. Justina*

101, 102 *Der Hl. Daniel und die Hl. Justina*
(Detail Abb. 96), nach 1446
Bronze, 153 und 154 cm
Sant'Antonio, Padua

Durch Gestik und Kopfhaltung waren die Heiligen Daniel und Justina am Antonius-Altar wahrscheinlich pendantartig aufeinander bezogen. Sehr unterschiedlich sind dagegen die Gewänder beider Figuren gearbeitet. Während dasjenige des Hl. Daniel, der der Überlieferung nach ebenfalls in Padua wirkte, in wenigen Bahnen beinahe glatt nach unten fällt, ist das Kleid der Hl. Justina über der Hüfte gerafft und in differenzierter gearbeiteten Falten ihrem leichten Kontrapost angeglichen.

verhalten, trotz des angedeuteten Kontrapostes, jedes Moment der Bewegung in denjenigen des Hl. Franziskus und des Hl. Antonius.

Unterhalb der sieben Hauptfiguren des Altares wurde das ikonographische Programm durch eine Vielzahl von Reliefs komplettiert. Auf vier Tafeln finden sich die *Symbole der Evangelisten* (Abb. 103 – 104), zehn weitere tragen Darstellungen musizierender Engel (Abb. 105). *Der Tote Christus*, flankiert von zwei Engeln, ist in einem Bronzerelief wiedergegeben (Abb. 106), ein Kalk-Sandstein-Relief zeigt die *Grablegung Christi* (Abb. 107). Zentrale Episoden aus dem Leben des Hl. Antonius sind schließlich in vier querformatigen Reliefs erzählt. Es sind dies die *Wunder des sprechenden Neugeborenen*, der *Eselin*, des *reuigen Sohnes* und des *Herzens des Geizigen*. Diese Begebenheiten aus der Vita des Hl. Antonius waren vor Donatello äußerst selten dargestellt worden. (Abb. 108 – 111).

Die einzelnen Tafeln der Antonius-Vita sind als regelrechte Massenszenen konzipiert. Überaus reich an Details und erzählerischen Einzelheiten, läßt sich die Vielzahl der Figuren kaum mehr überbieten. Eine Nei-

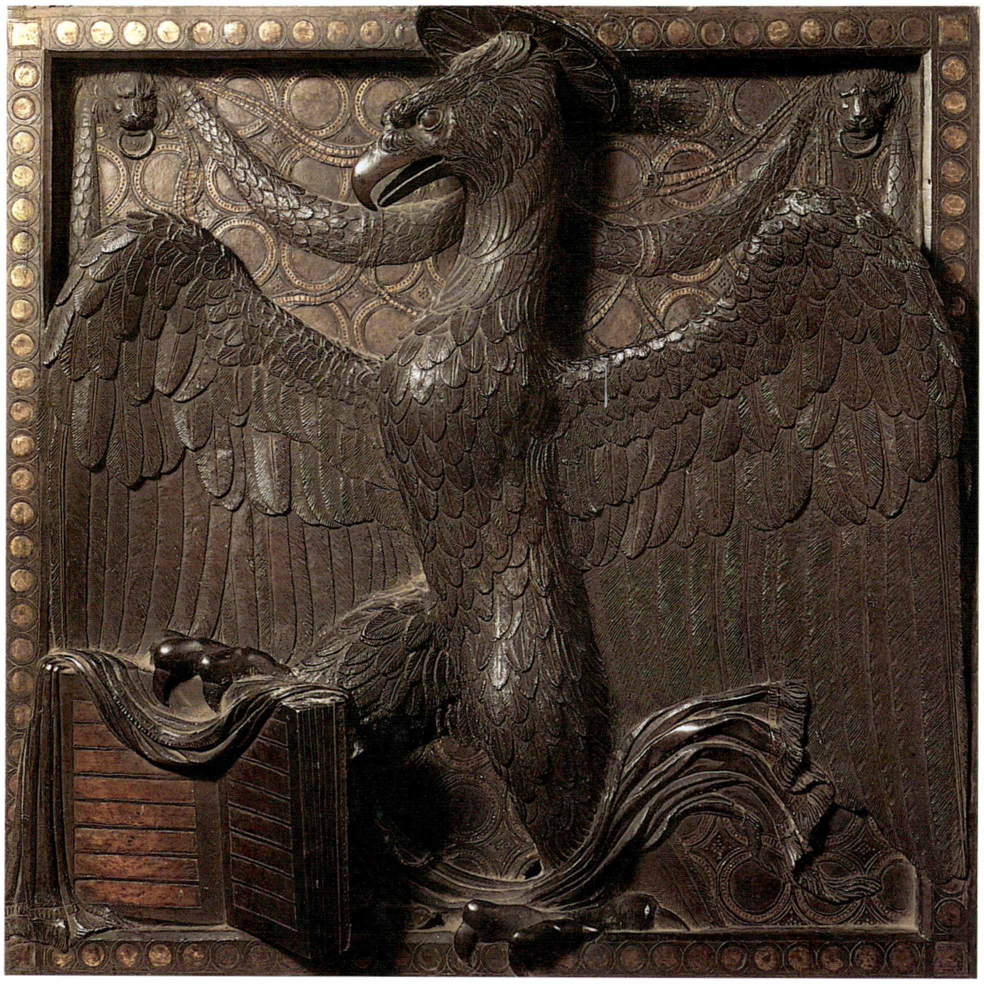

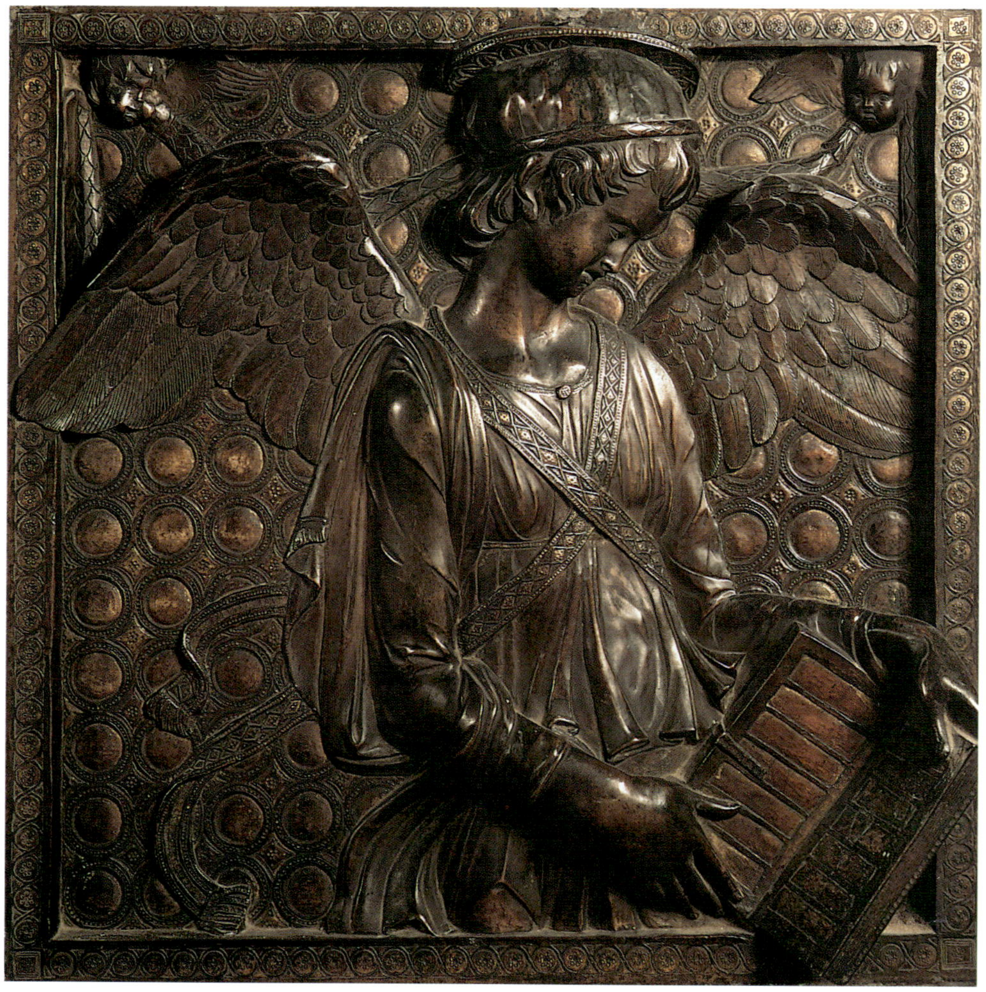

103, 104 *Symbole der Evangelisten Johannes und Matthäus,* nach 1446
Bronze, je 59,8 x 59,8 cm
Sant' Antonio, Padua

Die vier Evangelistensymbole könnten sich ursprünglich an den Seitenwänden des Altares befunden haben. Stellvertretend sind hier Adler und Engel, Symbole der Evangelisten Johannes und Matthäus, abgebildet.

105 *Relief der musizierenden Putti,* nach 1446
Bronze, je 58 x 21 cm
Sant' Antonio, Padua

Zwölf kleinformatige Reliefs mit musizierenden Putti waren rund um den Altar angebracht und flankierten die großformatigeren Hauptreliefs.

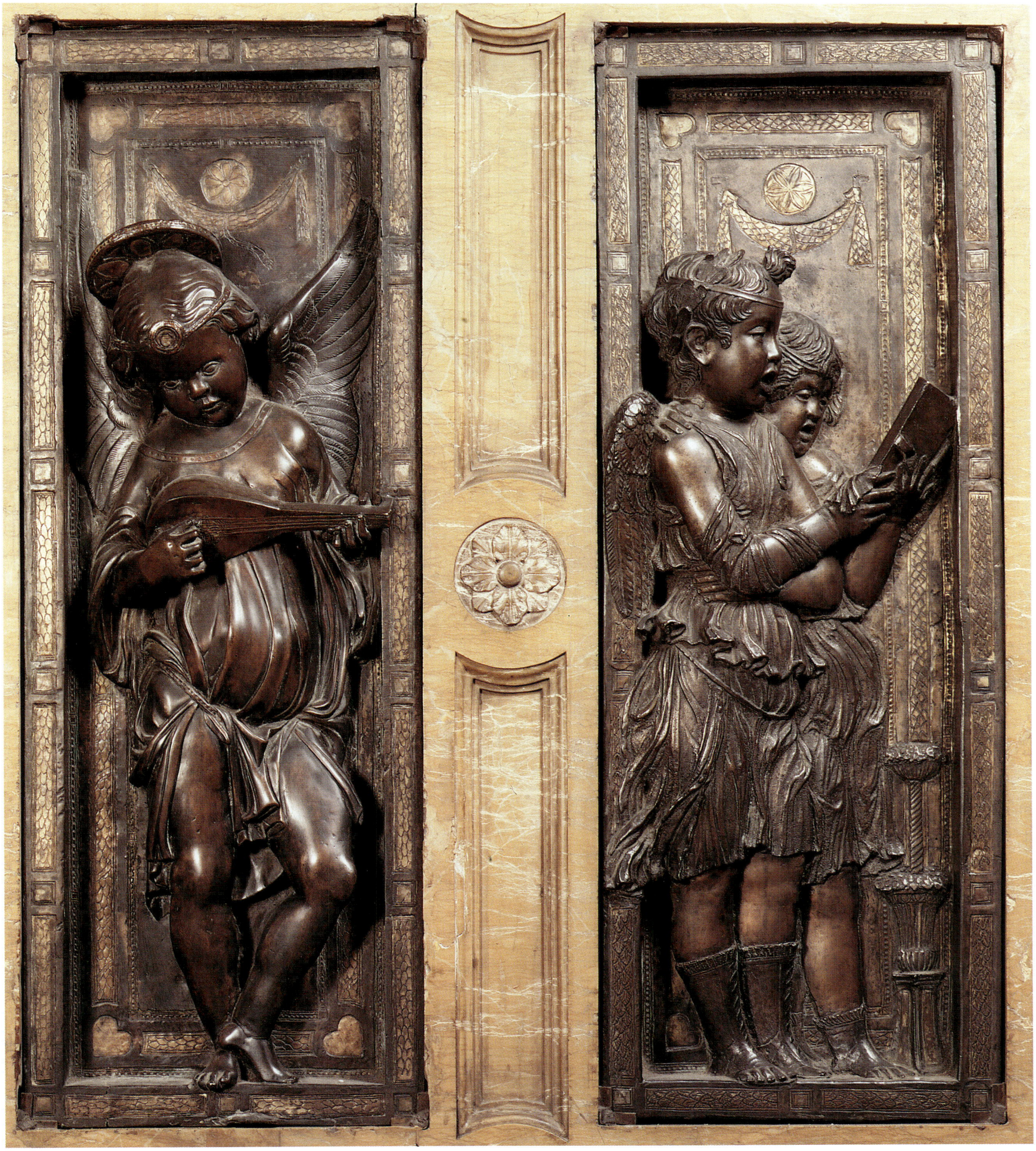

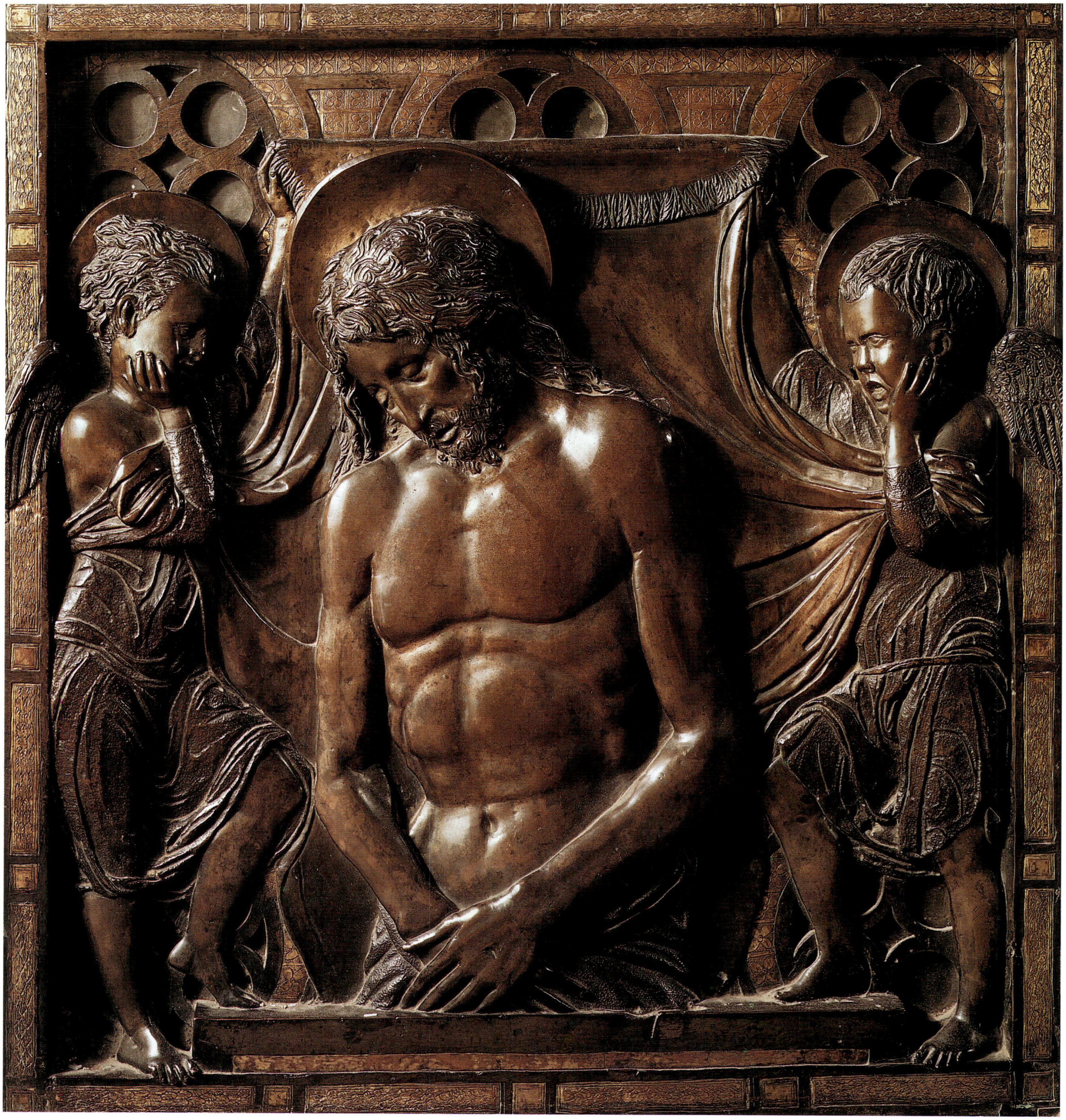

106 *Der Tote Christus*, nach 1446
Bronze, 58 x 56 cm
Sant' Antonio, Padua

Zwei Engel hinterfangen den Oberkörper des »Cristo morto« mit einem Tuch. Vergleichsweise verhalten erscheinen die Gesten der Trauer. Statt Verzweiflung und Schmerz teilt sich Ratlosigkeit mit.

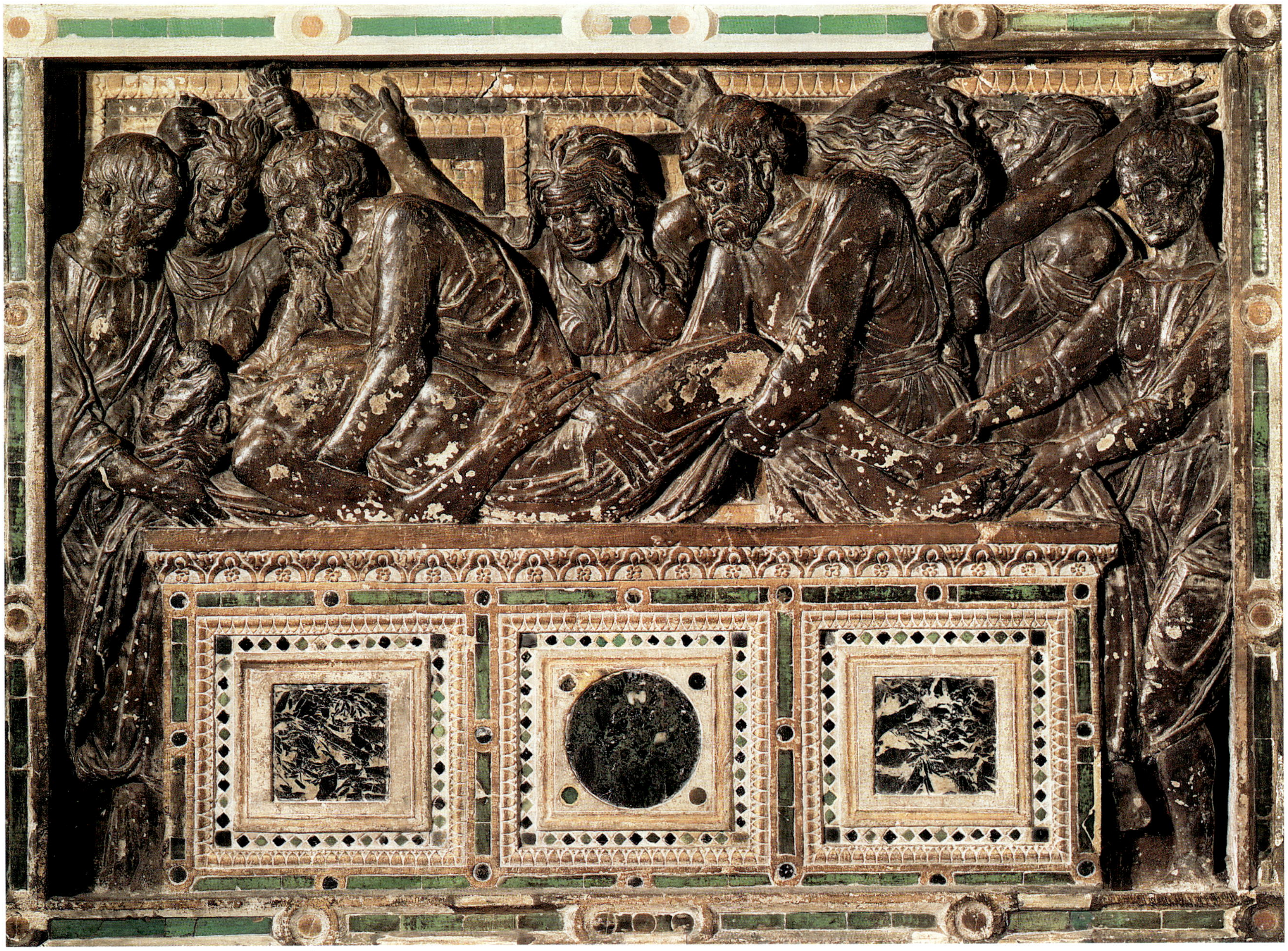

107 *Grablegung Christi*, nach 1446
Kalkstein (mit polychromen Einlagen), 138 x 188 cm
Sant' Antonio, Padua

An der Rückwand des *Antonius-Altares* befand sich das Relief der *Grablegung Christi*. Unter den Gestalten, die soeben den Leichnam auf einen Sarkophag betten, herrscht ein beachtliches Gedränge. Hinter den vier vorderen, den Körper haltenden Männern finden sich im Hintergrund mehrere Frauen in ekstatischer Hysterie wiedergegeben. In zahllosen Überschneidungen füllt das Gewirr der Körper und Gesten nahezu die gesamte Reliefflache. Den einzelnen Figuren ist dabei zum Teil so wenig Platz gegeben, daß sie aufrecht stehend den begrenzenden Rahmen geradezu sprengen müßten.

gung zu derartiger Vielfalt in der Reliefdarstellung manifestiert sich schon in früheren Arbeiten Donatellos. In Padua scheint er damit zudem einer norditalienischen Vorliebe für vielfigurige, nahezu malerische Kompositionen dieser Art entsprochen zu haben. Auf allen vier Tafeln ist das zentrale Geschehen in die Mitte gerückt und innerhalb einer sich nach außen hin steigernden Unruhe fokussiert. Konsequenter, so scheint es, sind Prinzipien der Zentralperspektive in der Gestaltung der Hintergrund-Architektur kaum jemals mit der bühnenhaften Entfaltung der Bilderzählung im Vordergrund in Einklang gebracht worden. Eine wahre Augenweide ist es, wenn sich der beinahe skurrile Einfallsreichtum und die enorme bildnerische Imaginationskraft entfalten, denen wir in der Darstellung des Wunders des reuigen Sohnes zu folgen aufgefordert sind.

Als Ganzes muß der *Antonius-Altar* unmittelbar nach seiner Vollendung in vielerlei Hinsicht ein beeindruckendes Bild geboten haben. Die Vielfalt der Materialien, zudem mit Gold und Silber verziert, muß enorm farbenprächtig gewesen sein, während dem geschulten Auge der Variantenreichtum in der künstlerischen Gestaltung aller Bestandteile bis heute nicht verborgen bleiben kann. Man muß somit in der Tat bedauern, daß der Altar in seiner ursprünglichen Gestalt nicht erhalten geblieben ist und wir nurmehr vor dem inneren Auge eine Vorstellung von der Gesamtwirkung dieses weiteren Hauptwerks Donatellos entwickeln können. »Was wir heute sehen, sind nur die Darsteller, nicht das Stück selbst« (Pope-Hennessy).

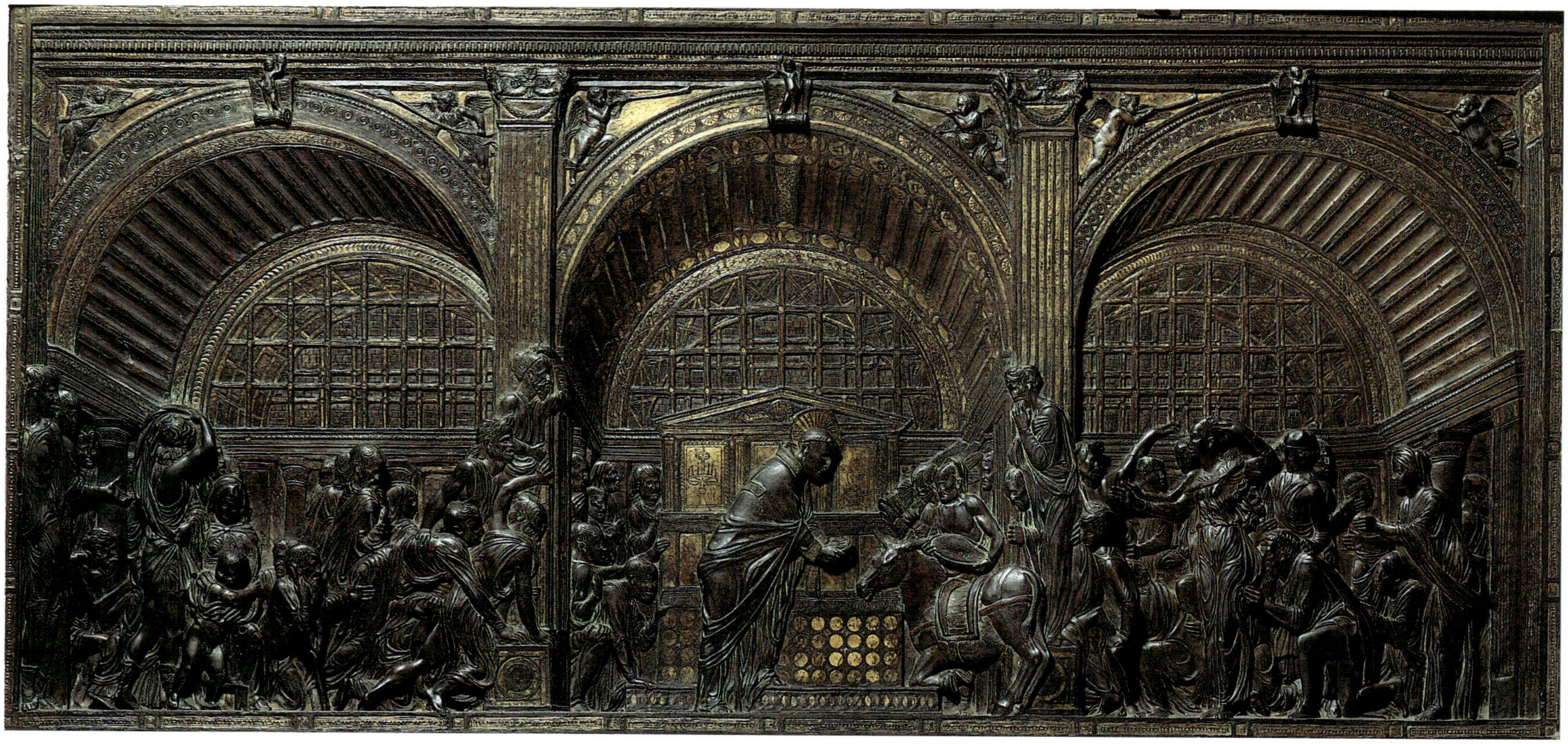

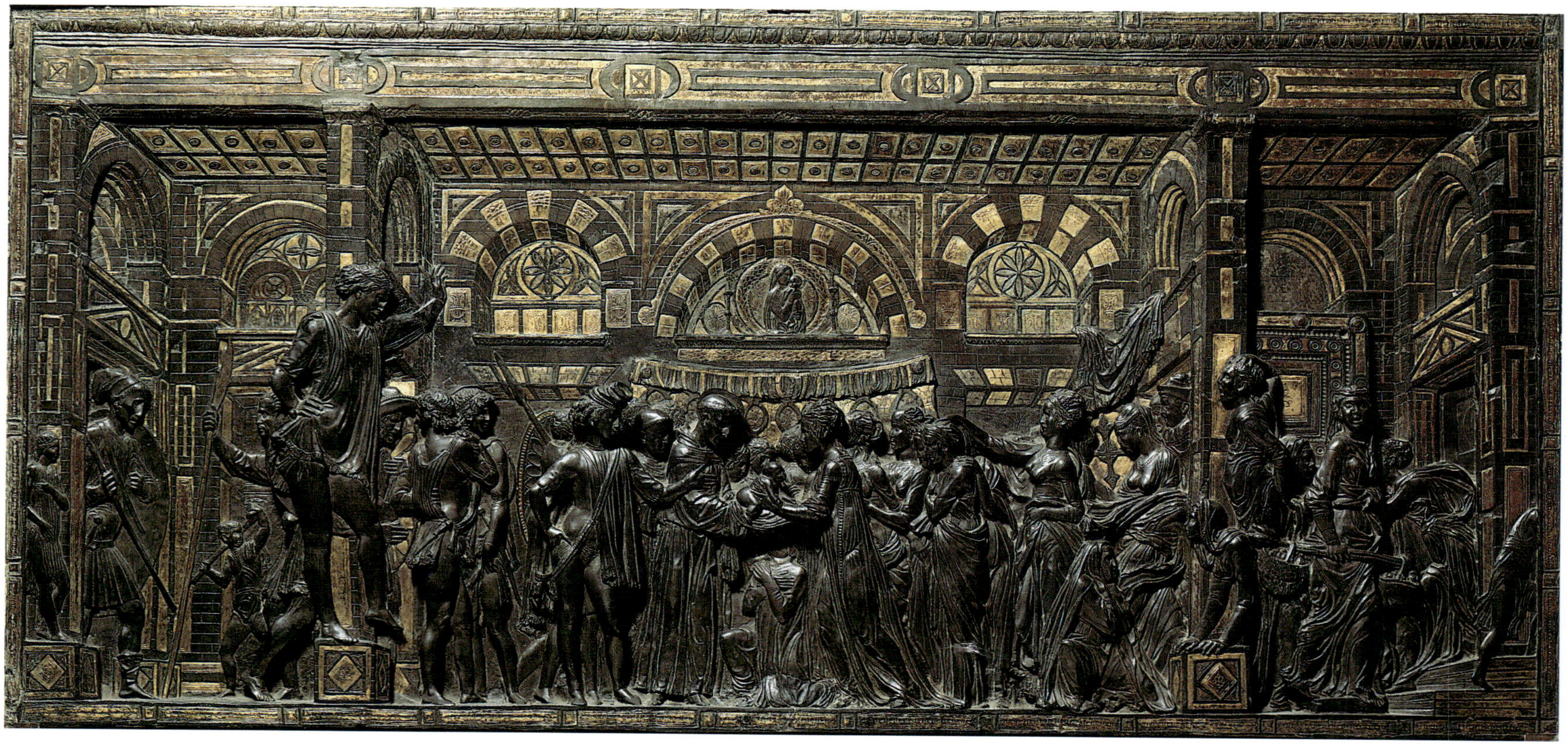

108 *Das Eselswunder*, nach 1446
Bronze, 57 x 123 cm
Sant' Antonio, Padua

Ein Esel, der zuvor beharrlich das Futter verweigert hatte, geht vor einer durch Antonius dargebotenen Hostie in die Knie. Mit größtem Erstaunen nehmen die Umstehenden das Eselswunder wahr.

109 *Das Wunder des sprechenden Neugeborenen*, nach 1446
Bronze, 57 x 123 cm
Sant' Antonio, Padua

Im *Wunder des sprechenden Neugeborenen* ist jene Begebenheit geschildert, bei der ein Säugling die Stimme erhob, um die Unschuld seiner des Ehebruchs bezichtigten Mutter zu bezeugen.

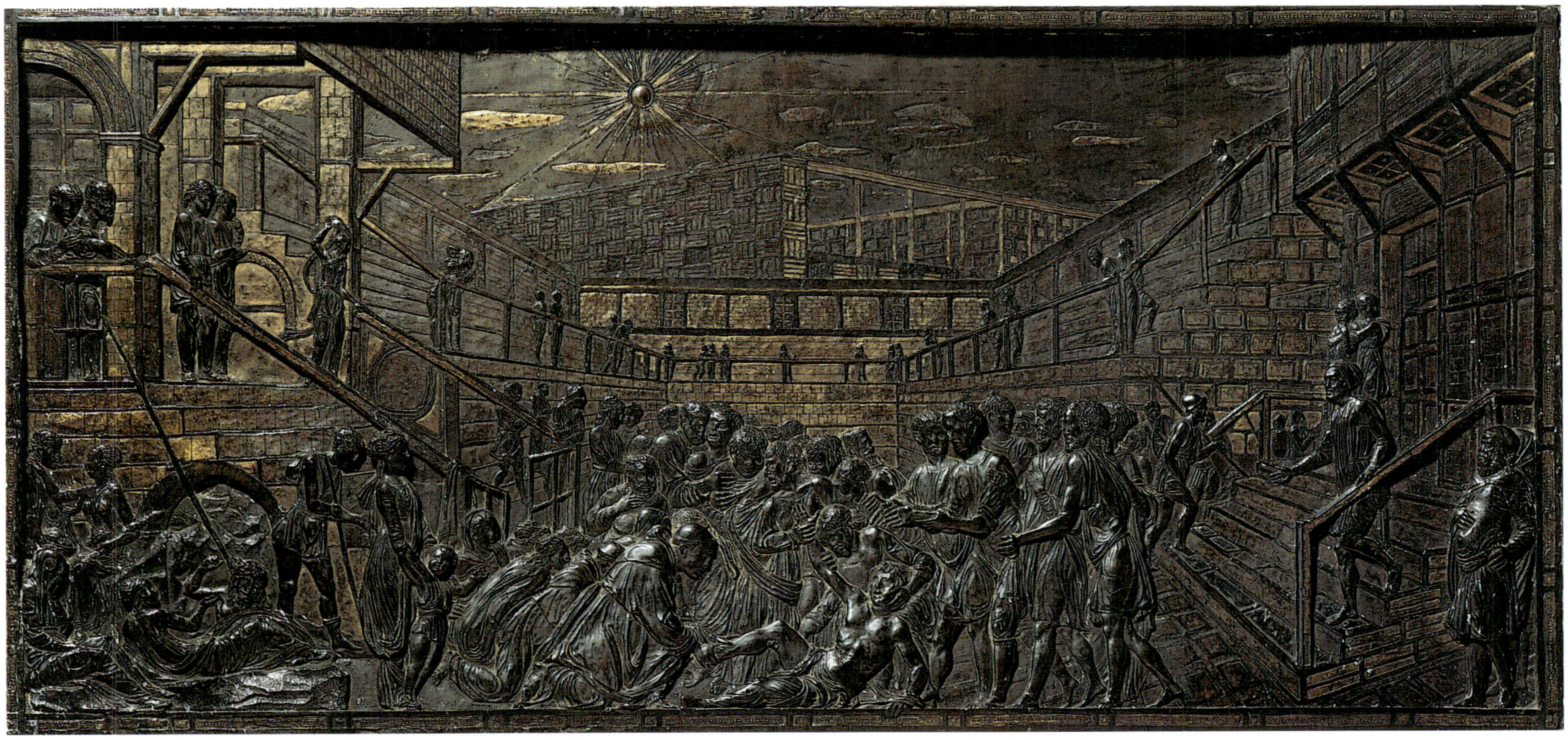

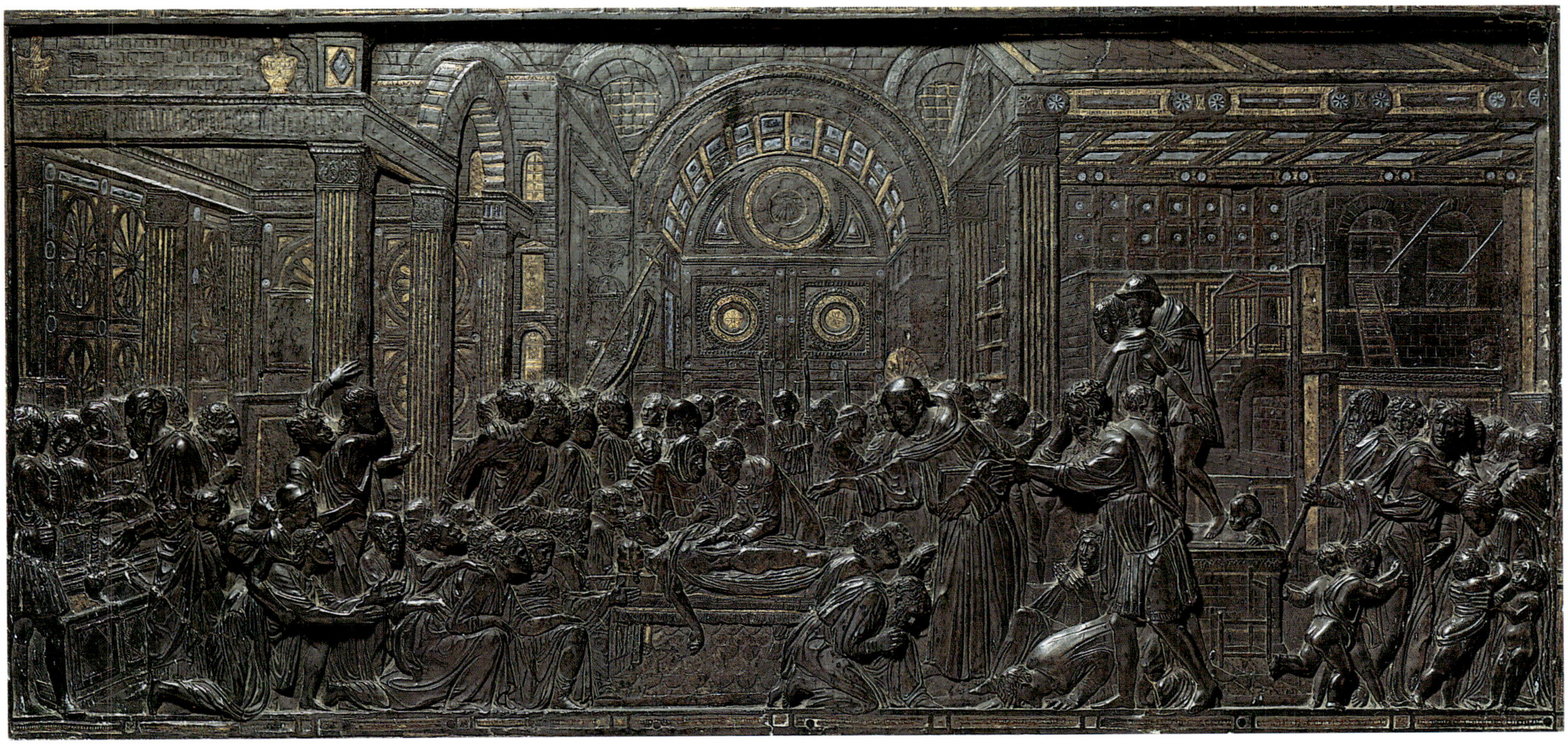

110 *Das Wunder des reuigen Sohnes*, nach 1446
Bronze, 57 x 123 cm
Sant' Antonio, Padua

Der Legende nach wurde einem reuigen Jüngling sein abgetrenntes Bein durch den Hl. Antonius wieder angefügt.

111 *Das Wunder des Herzens des Geizigen*, nach 1446
Bronze, 57 x 123 cm
Sant' Antonio, Padua

Das Herz eines verstorbenen Geizigen wurde nach dessen Tod in der Truhe gefunden, in der er zu Lebzeiten sein Geld gehortet hatte. Die Begebenheit spielt sich hier am linken Reliefrand ab, während der Hl. Antonius gerade dabei ist, den Brustkorb des Leichnams zu öffnen.

DAS REITERSTANDBILD DES GATTAMELATA

Noch während der umfangreichen Arbeiten für den *Antonius-Altar* hat Donatello vermutlich schon 1446 auch die Reiterstatue des Condottiere Erasmo da Narni, berühmt als *Gattamelata*, in Angriff genommen (Abb. 112–114). Die Umstände der Auftragserteilung sind nicht ganz klar. Die Planung des Denkmals scheint, wie auch Vasari überliefert, bis in das Todesjahr des Heerführers 1443 zurückzureichen. Obwohl die Kosten für die Arbeiten an dem Denkmal zu wesentlichen Teilen zunächst von der Witwe des Condottiere, Giacoma Gentile della Leonessa, getragen wurden, dürfte die wichtige Entscheidung, auf der Piazza vor der Kirche Sant' Antonio ein Reitermonument zu errichten, auf einen Beschluß des venezianischen Senats zurückgehen. Seit 1405 unterstand Padua der Hoheit Venedigs. Ohne die Zustimmung derart übergeordneter Stelle scheint der bedeutsame Eingriff in das Stadtbild, als der die Aufstellung des Monumentes schon damals empfunden wurde, undenkbar.

Mit dem *Gattamelata* entstand das früheste freistehende, bronzene Reiterdenkmal nachantiker Zeit. Zum ersten Male überhaupt wurde ein einfacher Kriegsmann auf eine Weise geehrt, die bislang stets Herrschern und Staatslenkern weitaus bedeutenderen Rangs vorbehalten war. Trotz der Türen, die sich am nahezu acht Meter hohen Piedestal der Skulptur finden, war von Beginn an wohl kein Grabmonument intendiert. Einerseits böte der fast gänzlich massive Sockel im Inneren zu wenig Platz für eine Nutzung dieser Art, zum anderen wurde das eigentliche Grabmal des Gattamelata, gemäß seinen testamentarischen Wünschen, 1458 im Inneren der Basilika errichtet. Das gedankliche Konzept – befreit von der Zweckbestimmung als Grabmal – ist auch in dieser Hinsicht völlig neu und von enormer Bedeutung. Politische Beweggründe werden dabei eine gewichtige Rolle gespielt haben, lassen sich heute aber nur noch vage und mühsam aus dem Gewirr möglicher Bezüge herausfiltern.

Mit den Arbeiten am *Gattamelata* muß Donatello noch 1446 begonnen haben, denn schon im Frühjahr 1447 waren die Gußmodelle für Pferd und Reiter fertiggestellt. Trotz dieses zügigen Beginns der Arbeiten wurde die Skulptur erst 1453 auf ihrem Sockel plaziert und bei dieser Gelegenheit durch eine fünfköpfige Kommission auf einen Wert von 1650 Dukaten taxiert. In der Nachfolge dieses Werks Donatellos entstanden bis ins späte 19. Jahrhundert zahlreiche Reitermonumente vergleichbarer Art, unter denen diejenigen des Bartolomeo Colleoni von Andrea del Verrocchio in Venedig (1480–88) und Cosimo I. von Giambologna, auf der Piazza della Signoria in Florenz (1581–94) als erste zu nennen sind.

Wesentliche Impulse für seine Gestaltung der Skulptur hat Donatello ohne jeden Zweifel einmal mehr aus der antiken Kunst erhalten. Bezüge zum Reiterstandbild des Marc Aurel in Rom sind offensichtlich. In Pavia könnte Donatello zudem damals noch das 1796 zerstörte, antike Reitermonument des Regisole gesehen haben. In der Gestalt des Pferdes wirken direkt die Vorbilder der berühmten römischen Quadriga von San Marco, die 1204 als Kriegsbeute aus Konstantinopel nach Venedig gelangte. Diese deutliche Reminiszenz an die venezianischen Wappentiere dürfte auch den vermutlich ja in Venedig beheimateten Auftraggebern nicht entgangen sein.

Bei aller Orientierung an antiken Vorbildern, die sich zahlreich benennen ließen, gewinnt Donatello seine Formen im wesentlichen aber doch aus der Anschauung lebendiger Realität. Einmal mehr ist auch sein *Gattamelata* nur in der perfekten Symbiose aus Rückbesinnung auf die hochgeschätzten Werke der Alten und gleichzeitiger Umwandlung im Sinne der eigenen, neuzeitlichen Darstellungsabsichten zu verstehen. Beeindruckende Idealisierung und feinfühliger Naturalismus wirken im *Gattamelata* zugleich und verleihen der Skulptur ihren unvergleichlichen Ausdruck. Die Lebendigkeit, mit der das schnaubende Pferd und das stolze Wesen des Reiters wiedergegeben sind, beschrieb schon Vasari. Bewundernswert zeigte Donato sich, wie Vasari überdies pointiert ausführte, »bei der Größe des Gusses in den Proportionen und der Güte der Ausführung, weshalb sein Werk sich in Bewegung, Zeichnung, Kunst, Größenverhältnissen und Fleiß mit dem jedes antiken Künstlers vergleichen läßt, und nicht nur damals wurde es mit Bewunderung betrachtet, sondern noch heute versetzt es jedermann in Staunen.« Daß, wie häufig beobachtet wurde, der Reiter im Vergleich zu seinem Pferd eher klein erscheint, hat man als bewußten Kunstgriff Donatellos gedeutet, mittels dessen sich Kraft und

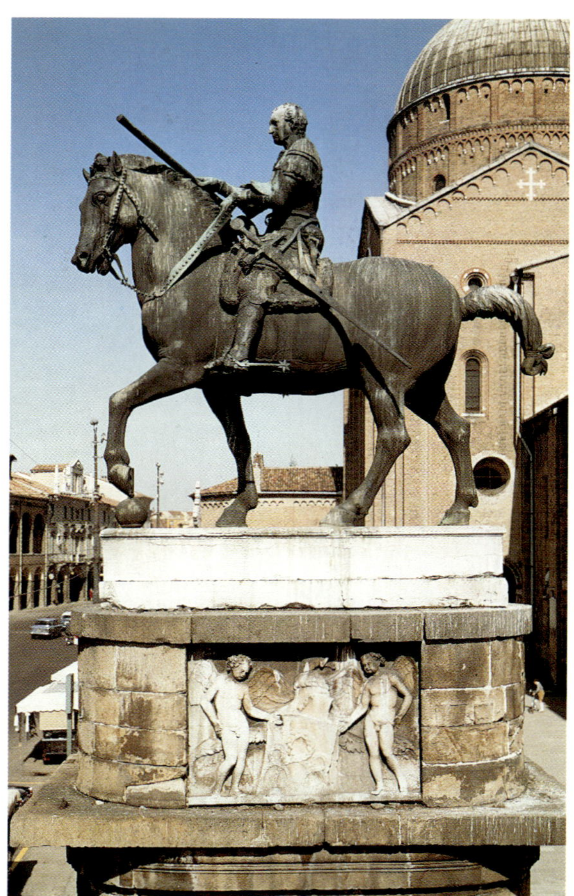

112 *Reiterdenkmal des Condottiere Gattamelata*, um 1446–1453
Bronze, 340 x 390 cm (ohne Sockel)
Piazza del Santo, Padua

Das Denkmal des Erasmo da Narni – berühmt als *Gattamelata* (die Honigkatze) – stellt in Padua noch heute einen markanten urbanistischen Akzent dar. Der hoch zu Roß sitzende Heerführer dominiert mit dem Kommandostab in seiner Hand die Piazza del Santo.
Die heroische Idealisierung, die Donatello in der Gestaltung des Monumentes gelang, hat das Werk zum Vorläufer nahezu aller späteren Reiterdenkmäler werden lassen. Donatello seinerseits knüpfte an die antike Tradition des Reiterstandbildes an, ohne im bloßen Zitat zu verharren. Eine postume Ehrung, wie sie dem einfachen Heerführer Gattamelata in dem Denkmal zuteil wurde, war in Freiplastiken dieser Monumentalität zuvor allerdings ausschließlich bedeutenden Adligen und Herrschern vorbehalten gewesen.

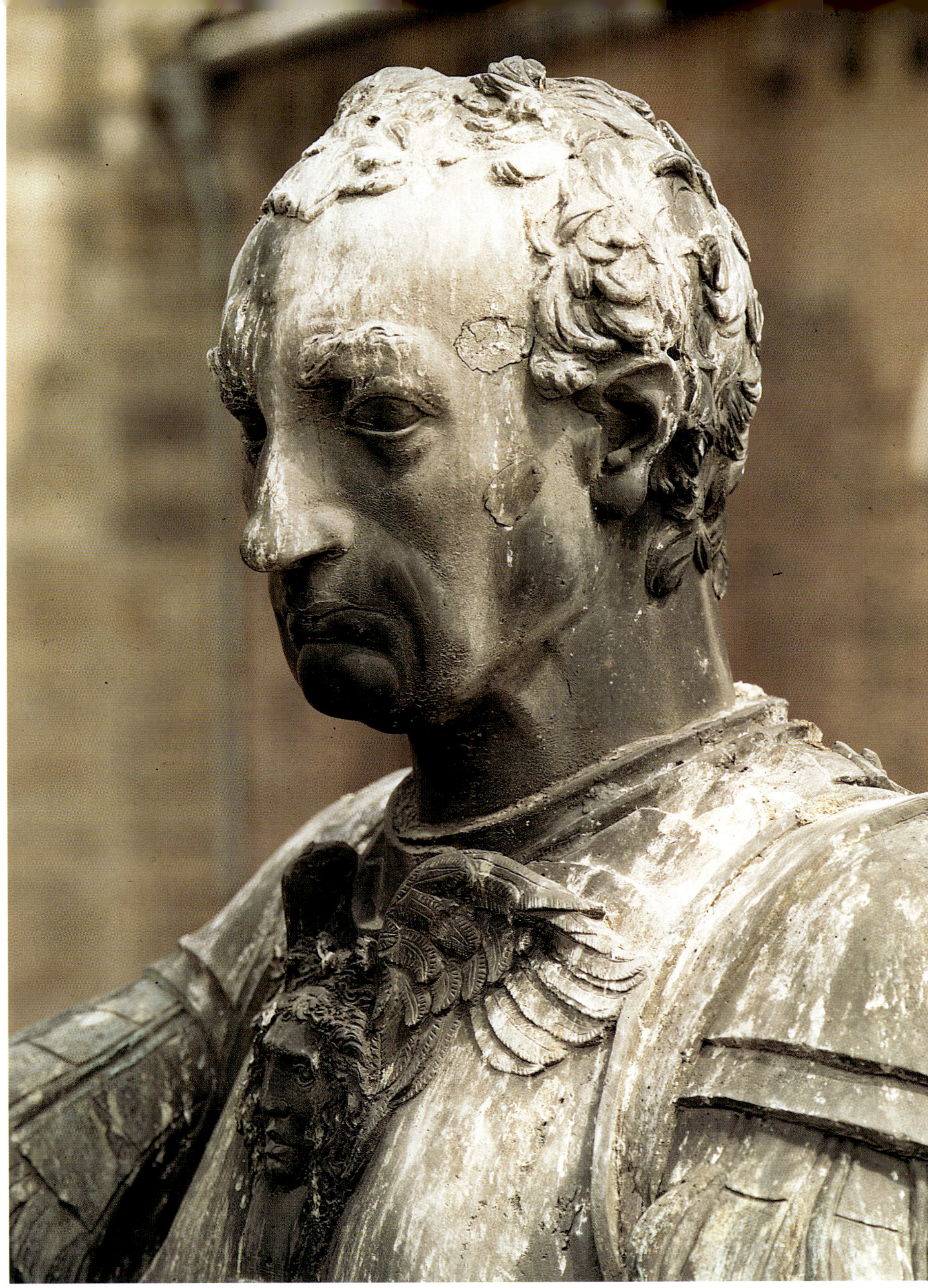

113 *Reiterdenkmal des Condottiere Gattamelata* (Detail), um 1446–1453
Bronze
Piazza del Santo, Padua

Ein ebenso stolzer wie strenger Charakter spiegelt sich in den Gesichtszügen, die Donatello dem Heerführer *Gattamelata* verlieh. Sicher war in der Modellierung des Kopfes eine Ähnlichkeit zum tatsächlichen Aussehen des Verstorbenen angestrebt. Unübersehbar sind allerdings auch die idealisierenden Anklänge an Porträtbüsten der römischen Antike.

Führungsqualitäten des Condottiere umso deutlicher mitteilen.

Die Umrißlinien des Pferdes hat Donatello, wie bereits gesagt, der Quadriga von San Marco entlehnt. Im Vergleich zu diesen Vorläufern ist die massige Gestalt des Tieres allerdings von beeindruckender, kraftvoller Spannung durchdrungen. In gezügelter Bewegung hat Donatello wahrlich ein Renaissance-Schlachtroß gestaltet, wie es imponierender kaum sein könnte. Kontrastreich heben sich vom mächtigen Leib des Pferdes das Zaumzeug und die ornamentalen Verzierungen des Sattels und der Rüstung des Heerführers ab. Auch in diesen Details zeigt sich, daß Donatello nicht an einer archäologischen Nachbildung der Antike gelegen war, denn nach antikem Brauch dürfte der Gattamelata seinem Roß nicht mit Sattel und Steigbügel aufsitzen. Ohne direktes Vorbild scheint auch die ungewöhnliche Rüstung des Kriegsherren in freier Paraphrase »all'antica« gestaltet, keinesfalls aber den zu Donatellos Zeiten gebräuchlichen Schlachtgewandungen entsprechend. Der Stab in der Hand des Gattamelata hingegen könnte derjenige sein, der ihm tatsächlich im Jahre 1438 von der venezianischen Stadtregierung als Kommandostab aus vergoldetem Silber überreicht wurde.

Im Kopf des Erasmo da Narni hat man Anklänge an römische Porträt-Plastik wiedererkannt. In der, auch im Vergleich zu den Heiligenstatuen des *Antonius-Altares*, stark individualisierten Physiognomie wird man vor

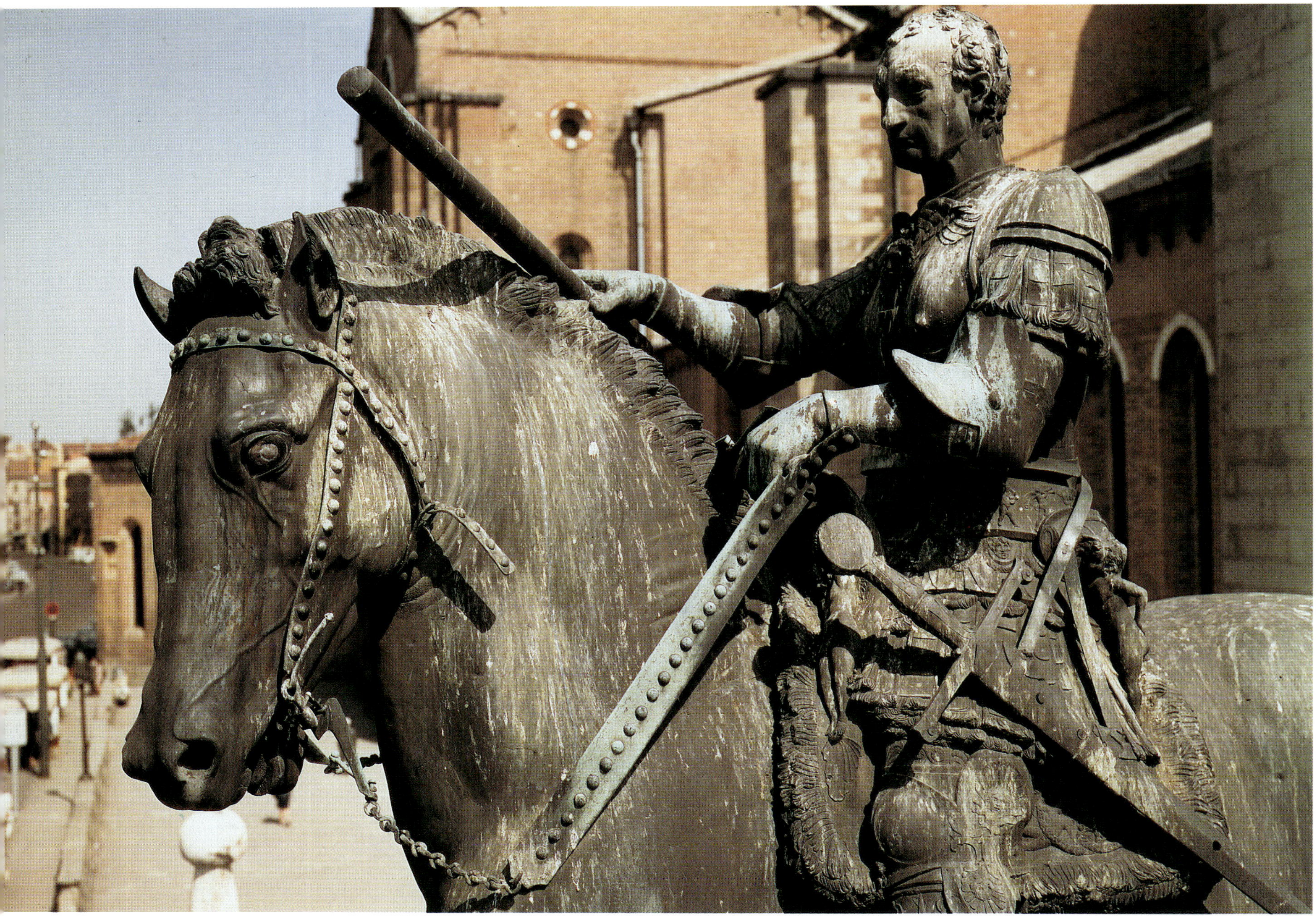

114 *Reiterdenkmal des Condottiere Gattamelata* (Detail), um 1446–1453
Bronze
Piazza del Santo, Padua

Die imponierende Wirkung des Reiterdenkmals liegt nicht zuletzt in der souveränen Leichtigkeit begründet, mit der der Heerführer sein Pferd mit lockerer Hand scheinbar mühelos dirigiert. Der Kopf des mächtigen Tieres bezeugt dessen wildes Temperament, das zugleich aber auch gebändigt erscheint, ohne daß der Reiter die Zügel anziehen müßte.

allem aber Züge des tatsächlichen Aussehens des Verstorbenen vermuten dürfen. Dargestellt ist allerdings wohl kaum das Antlitz jenes Mannes, der von Krankheit und epileptischen Anfällen gezeichnet, im Alter von mehr als siebzig Jahren 1443 in Padua verstarb, noch bevor Donatello in der Stadt eintraf. Vielmehr erkennen wir einen Mann jüngeren Alters, wie er Donatello durchaus bei früherer Gelegenheit in Florenz begegnet sein könnte. Entschlossenheit und Willenskraft teilen sich im Blick des *Gattamelata* mit. In der Tat ist es Donatello mit seinem Reitermonument gelungen, vielfältigste Wesenszüge dieses Mannes idealisierend zu versinnbildlichen: die innere Befähigung des gleichermaßen unerschrockenen wie konzentrierten Feldherren, Truppen in die Schlacht zu führen, drückt sich ebenso aus wie die loyale Integrität eines Verteidigers und Wohltäters der Bürgerschaft.

Die Souveränität, mit der Donatello das Reiterdenkmal in all diesen Nuancen zu gestalten wußte, ist wahrlich bewundernswert. Nicht zuletzt dank der facettenreichen künstlerischen Imaginationskraft Donatellos hat man bisweilen sogar gänzlich vergessen, daß der Condottiere in seinem Leben nicht ganz so erfolgreich war, wie man angesichts seines Denkmals vermuten könnte. Die Mehrzahl der Schlachten, in die er zog, wurde verloren. Und noch zu Lebzeiten Donatellos kursierte der satirische Spruch, auf dem Platz vor Sant' Antonio sei der berühmte Condottiere Gattamelata mitsamt des Pferdes dargestellt, auf dem er zu fliehen pflegte.

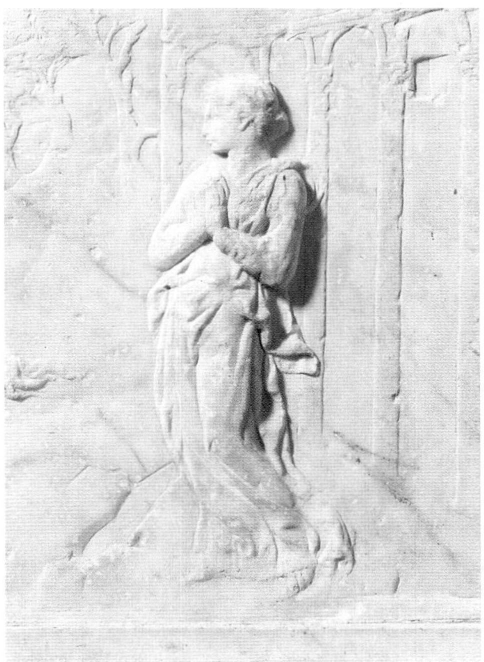

115 *Georgs-Relief* (Detail Abb. 15), um 1417
Marmor
Museo Nazionale del Bargello, Florenz

Eingedenk der erstaunlich frühen Entstehungszeit des Reliefs verdient u. a. der perspektivisch angelegte Architekturprospekt hinter der Frauengestalt – heute leider nurmehr in stark verwittertem Zustand erhalten – besondere Beachtung.

Seit den Zeiten Andrea Pisanos, der zwischen 1330 und 1336 die erste Florentiner Baptisteriumstür gefertigt hatte, waren Technik und Darstellungsmodi der Reliefkunst weitestgehend unverändert geblieben. Um 1400 war Ghiberti der führende Meister in dieser besonderen Kunstform. Geradezu frappierend müssen den Zeitgenossen die Neuerungen erschienen sein, mit denen Donatello die Darstellungsart des Reliefs schließlich revolutionierte. Als Erfinder des »rilievo schiacciato« wurde Donatello von Vasari gepriesen und in der Meisterschaft der Ausführung als unübertroffen befunden. Erstaunen rief die unerhörte Flachheit hervor, mit der es Donatello mittels dieser Technik gelang, die Reliefoberfläche in minimalsten Abstufungen zu bearbeiten. In ihrer Wirkung erinnerten die Tafeln Donatellos nicht selten an Zeichnungen; Zeichnungen allerdings, die ein feines, wohlkalkuliertes Spiel von Licht und Schatten entfalteten. In gänzlich neuem Umfang ermöglichte seine Art der Oberflächenbehandlung zudem eine bis dato unbekannte tiefenräumliche Staffelung des figürlichen Personals wie auch der Landschafts- und Architekturwiedergabe. In zahllosen Überschneidungen vermochte er die Figurengruppen hintereinander zu gruppieren, während in traditioneller Arbeitsweise diesbezüglich weitaus weniger Spielraum gegeben war. Die Paduaner Altar-Reliefs (Abb. 103–111) bezeugen dies auf eindrucksvolle Weise.

Neben der neuartigen Relieftechnik begegnet uns in den Arbeiten Donatellos zudem erstmals auch die konsequente Umsetzung der Zentralperspektive. Deren systematische Findung wird Brunelleschi zugeschrieben, doch Donatello könnte hierzu einen nicht unwesentlichen Beitrag geleistet haben. In Rom nämlich, so überlieferte Brunelleschis Biograph Manetti, sollen beide Künstler gemeinsam zahllose Architekturen auf liniertes Papier übertragen und rastlos Zeichnungen angefertigt haben, die zunächst allerdings nur Filippo verstand. Daß Donatello den dabei zutage geförderten Möglichkeiten perspektivischer Darstellung gegenüber nicht ganz unverständig gewesen sein kann, bezeugt jedoch schon das frühe *Georgs-Relief* (Abb. 15) um 1417, lange bevor in der Malerei der Zeit die wegweisenden, neuen Erkenntnisse von Künstlern wie Masaccio und Paolo Uccello aufgegriffen wurden. Brunelleschi selbst wird die Niederlegung seiner mathematisch-wissenschaftlichen Theorien überdies zumeist erst um 1420 nachgesagt. In der Ausrichtung aller Bildelemente auf einen zentralen Fluchtpunkt ermöglichte die systematische Anwendung der Zentralperspektive auf der zweidimensionalen Bildfläche eine dreidimensionale Illusion durch die nunmehr genau kalkulierbaren Verkürzungen und die stimmige Proportionierung der Gegenstände. Wie sich in Donatellos Tondo der *Himmelfahrt des Hl. Johannes* (Abb. 65) zeigt, bedurfte es zur Kennzeichnung des räumlichen Abstandes zwischen einzelnen Figuren nun unter anderem nicht mehr der Aufsicht auf einen Fußboden.

Die epochale Bedeutung dieser neuen Darstellungsweise läßt sich nicht zuletzt darin ermessen, daß die Malerei auf ihren Gesetzmäßigkeiten bis ins späte 19. Jahrhundert fußte.

Zur souveränen Beherrschung des »rilievo schiacciato« und der zentralperspektivischen Systematik wird Donatello sicher nicht ganz ohne Mühe und intensives Studium gelangt sein. Doch während andere Künstler – allen voran Uccello – von den neuen Darstellungsmöglichkeiten geradezu besessen gewesen sein müssen, war Donatello in der Wahl seiner Mittel, je nach Aufgabe durchaus zu Selbstbeschränkung und Verzicht fähig. Auch darin liegt zweifellos eine besondere künstlerische Qualität. Auf einmal gefundenen Lösungen beharrte Donatello nie und beschränkte sich nicht auf bloße Wiederholung oder Variation erfolgreich bewältigter Umsetzungen. Vom ersten Entwurf bis hin zum abschließenden Finish scheint er beständig das gesamte Repertoire seiner bildnerischen Möglichkeiten von Grund auf neu hinterfragt und weiterentwickelt zu haben. Zwischen Auftragserfordernis und angestrebter Wirkung wurde jede neue Arbeit hinsichtlich des Zusammenwirkens aller darstellerischen Komponenten genauem Kalkül unterzogen. Nicht anders läßt sich die Reichhaltigkeit erklären, mit der Donatello so zahlreich Reliefarbeiten unterschiedlichster Art schuf.

Eine unerhörte Intensität der erzählerischen Dramatik kennzeichnet sein frühes *Herodes-Gastmahl* (Abb. 30) ebenso wie die späten *Kanzeln von San Lorenzo* (Abb. 127–138). Verinnerlicht und von großer Intimität geprägt, begegnen uns seine *Madonnen-Darstellungen* (Abb. 43, 44 91, 116, 117), in eindringlicher erzählerischer Verdichtung die *Cavalcanti-Verkündigung* (Abb. 59–62). Unübersehbar ist an anderer Stelle das Bemühen um nahezu grenzenlose Auslotung verschiedenster menschlicher Regungen in unerschöpflicher, bisweilen fast schon überladener Vielfalt. Kein Figurenpaar an den Türen von San Lorenzo (Abb. 75–80) gleicht einem anderen. Hunderte von Personen finden sich auf den vier Tafeln mit Szenen aus dem Leben des Hl. Antonius (Abb. 108–111), ohne daß deren Anwesenheit immer durch die Überlieferung bedingt wäre.

Die Reliefkunst erhob Donatello auf eine neue Stufe. Das Urteil Vasaris, der ihn in dieser Kunstform für unübertroffen hielt, hat bis in unsere Tage wenig von seiner Berechtigung eingebüßt.

Die späten Jahre: Florenz 1454–1466

116, 117 *Die Madonna Chellini*, um 1456
Bronze (mit Resten von Vergoldung), 28,5 cm
Victoria and Albert Museum, London

Die Idee, in der Rückseite des rundformatigen Bronzereliefs zugleich eine Gußform für potentielle Repliken, beispielsweise in Glas, zu arbeiten, ist im Werk Donatellos einzigartig. Die Möglichkeit einer quasi seriellen Produktion seiner Madonnen-Reliefs, die sich zudem größter Beliebtheit erfreuten, scheint diesem experimentellen Gedanken innezuwohnen.

Im Jahre 1454 ist Donatello zurück in Florenz. Am 15. November mietet er in unmittelbarer Nähe des Domplatzes für insgesamt zwei Jahre und elf Monate ein Haus mitsamt Werkstatt und Nebenräumen an. Noch vor Ablauf des Mietvertrages verläßt er Florenz abermals und begibt sich 1457 nach Siena. Einmal mehr sind die Gründe für diesen neuerlichen Umzug nicht bekannt, doch immerhin scheint Donatello zumindest für kurze Zeit geplant zu haben, seinen Lebensabend in Siena zu verbringen. Schon zwei Jahre später treffen wir auf ihn jedoch wieder in seiner Heimatstadt, wo er bis zu seinem Tode blieb.

In geradezu archetypischer Manier der Künstlerlegende wird auch für Donatellos Vita berichtet, daß er im Alter von Krankheit gezeichnet, von künstlerischer Fortune verlassen, seine letzten Tage einsam, unverstanden und verarmt verbracht habe. Bei seiner Rückkehr aus Padua sei der in Florenz mittlerweile vorherrschende, veränderte Geschmack seiner Kunst nurmehr wenig zugeneigt gewesen. Die uns aus den letzten Lebens- und Schaffensjahren erhaltenen Zeugnisse und Werke sprechen allerdings eine andere Sprache. Abgesehen davon, daß Donatello zeitlebens nie ein Künstler geschmäcklerischer Werke war und sich nahezu immer jenseits der zeitgemäßen Pfade künstlerischer Konvention bewegte, zeugen allein Rang und Qualität seiner späten Werke von ungebrochener innerer Schaffenskraft. Ein Meisterwerk wie die *Judith-und-Holofernes-Gruppe* schuf er, natürlich unter Mithilfe zahlreicher Assistenten, noch im Alter von mehr als siebzig Jahren. Mit der Arbeit an den Kanzeln von San Lorenzo war er bis zu seinem Tode beschäftigt, wenngleich Vasaris Bemerkung, daß Donatello gegen Ende seines Lebens arbeitsunfähig und ans Bett gefesselt war, durchaus zutreffend sein kann. Daß bei Donatellos Tod noch Mietzahlungen in Höhe von 34 Florinen ausstanden, wird man eher seinem mangelnden Interesse an dergleichen Notwendigkeiten zuschreiben müssen als dem Umstand völliger Verarmung. In der Tat scheint er finanziellen Belangen nie mehr Energie gewidmet zu haben als unbedingt nötig. Zahlreich sind die Anekdoten in dieser Hinsicht, Donatellos Großzügigkeit vielfach erwähnt. Schon in frühen Jahren soll an der Decke seiner Werkstatt ein Korb mit Geld gehangen haben, aus dem sich die Gehilfen je nach Bedarf bedienten. Die überlieferten Zahlungsbelege lassen durchaus den Schluß zu, daß seine Kunst Donatello zeitlebens ein ansehnliches Einkommen sicherte. Zudem scheint er in den letzten Lebensjahren eine Art Rente, die noch Cosimo de' Medici verfügt hatte, erhalten zu haben.

Die sogenannte *Madonna Chellini*, ein kleines, heute im Victoria and Albert Museum zu London befindliches Bronze-Tondo von 28,5 cm Durchmesser, ist im Jahre 1456 durch den Arzt Giovanni Chellini in seinem »Libro debitori creditori e ricordanze« beschrieben worden (Abb. 116, 117). Der Mediziner erinnert sich, leider ohne Näheres über die Art der Erkrankung mitzuteilen, am 27. August 1456 den »huomo grande« Donatello behandelt zu haben. Aus Dankbarkeit habe dieser ihm das Tondo geschenkt. Mit dieser Erwähnung ist für die Entstehung des Werkes lediglich ein terminus ante quem genannt. Unklar bleibt, wann genau und zu welchem ursprünglichen Zweck die Arbeit entstand. Beachtung verdient eine Besonderheit, die schon Chellini in seinen Notizen ausdrücklich vermerkte. Donatello hat nämlich nicht nur die Vorderseite mit Sorgfalt ausgeführt, sondern überdies der Rückseite eine Bearbeitung zukommen lassen, die es ermöglicht, genaue Nachgüsse in verschiedensten Materialien – Chellini erwähnt Glas – auszuführen. In diesem Sinne ist die *Madonna Chellini* Original und Gußform zugleich und nimmt, wenn man so will, die Idee nahezu industrieller Kunstproduktion vorweg.

Schon bald nach seiner Rückkehr aus Padua scheint Donatello die lebensgroße, polychrome Holzfigur der *Hl. Maria Magdalena* ausgeführt zu haben (Abb. 118, 119). Die eindringliche Darstellung der Heiligen löst noch heute bei manchem Besucher des Dom-Museums von Florenz Befremden und latentes Unbehagen aus. Abweichend von früheren Darstellungen der Hl. Maria Magdalena, gestaltete Donatello die Figur gleich einer wandelnden Mumie. In seiner *Magdalena* lediglich Spuren des irdischen Leidens wiedergegeben zu sehen, wie dies auch dem in der damaligen Malerei weitverbreiteten Darstellungsmodus entspräche, gleicht – gelinde gesagt – einer Untertrei-

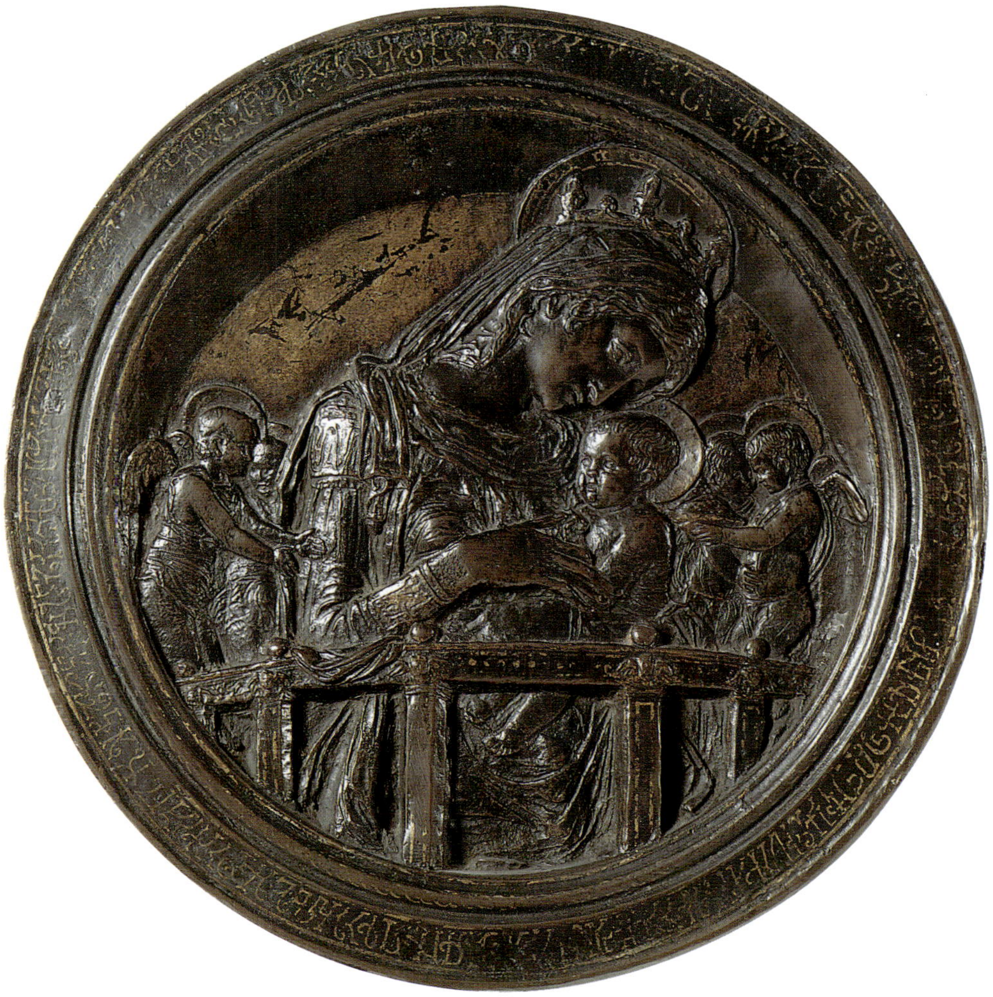

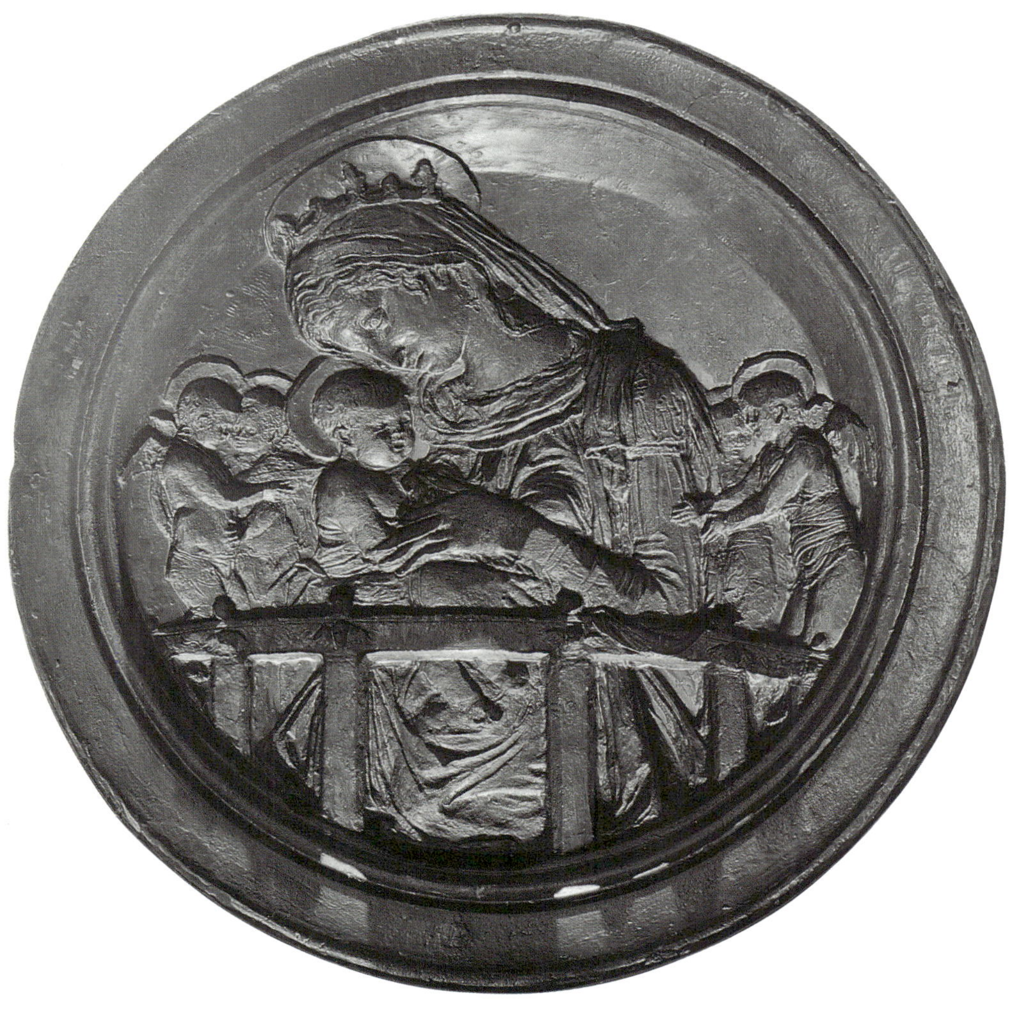

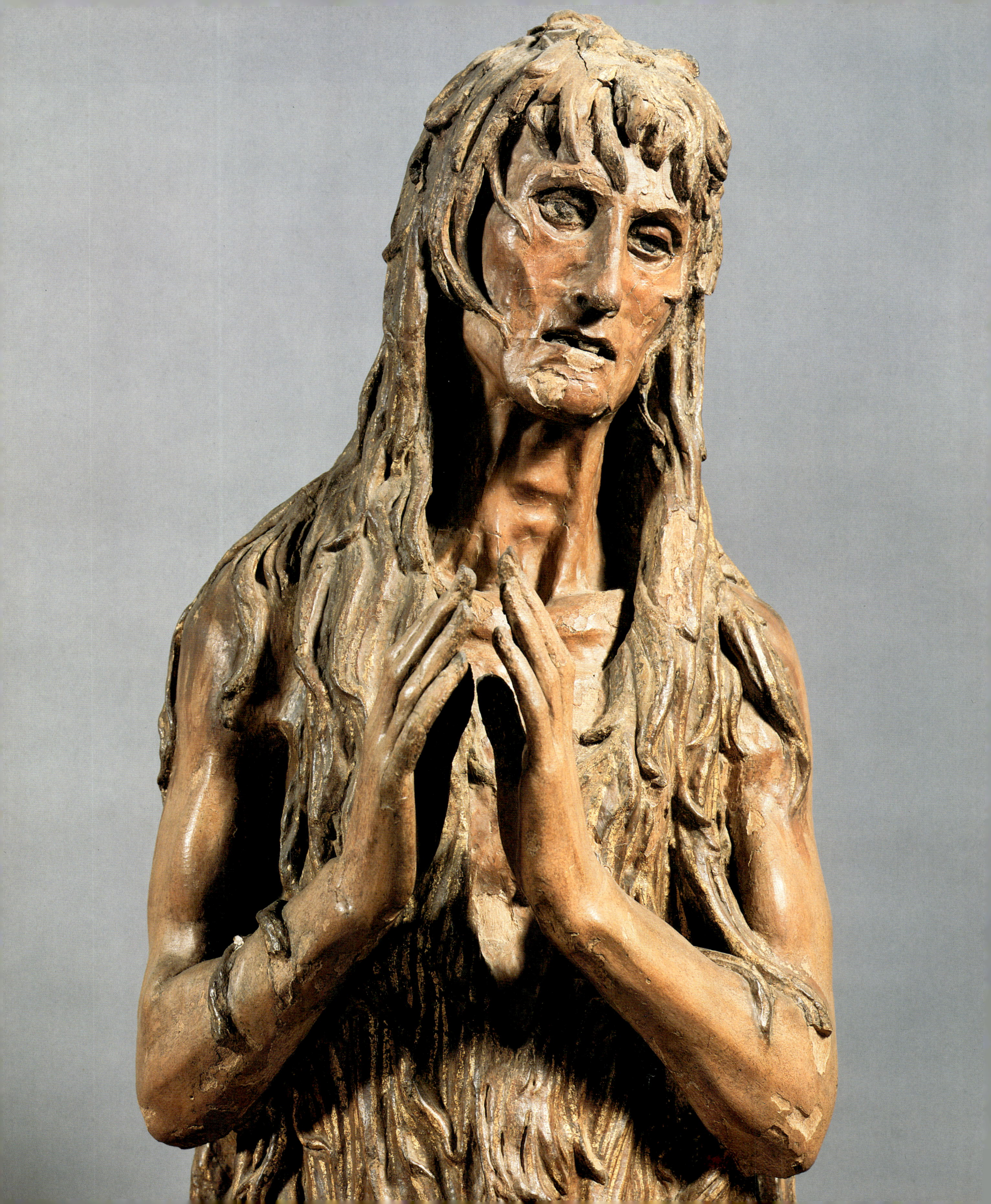

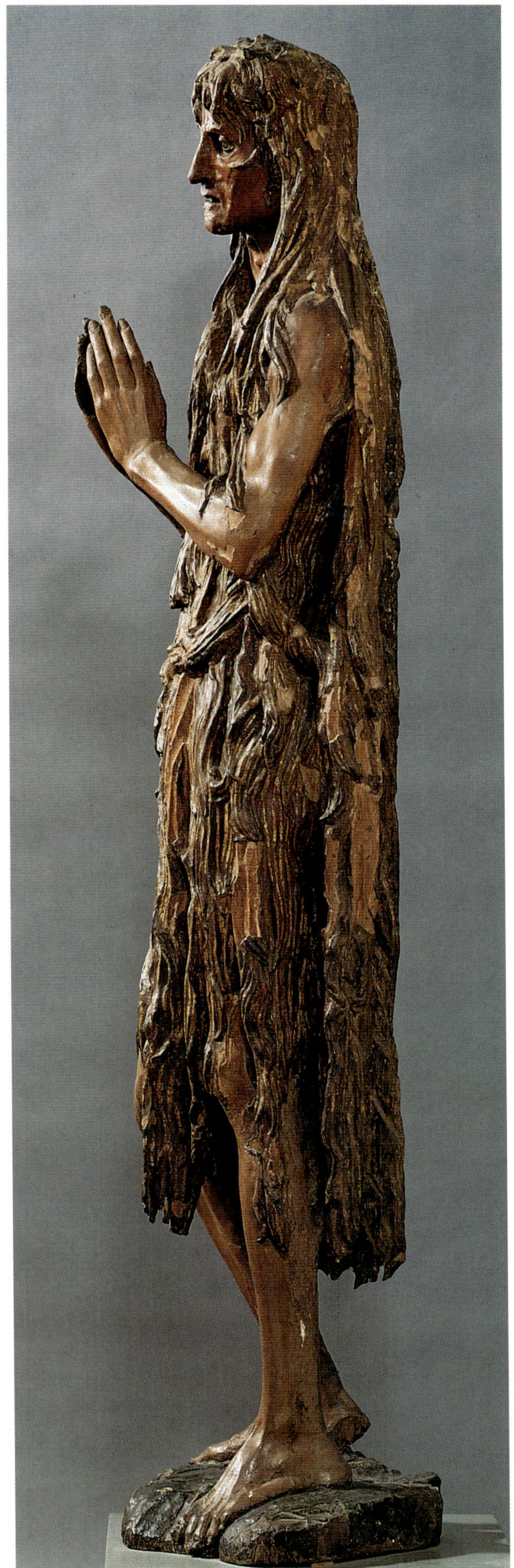

118, 119 *Die Hl. Maria Magdalena*, 1453–1455
Holz (polychrom), 188 cm
Museo dell' Opera del Duomo, Florenz

Angesichts ihres tiefen Glaubens hatte Jesus Maria Magdalena im Hause des Pharisäers Simon ihr früheres Leben als Dirne vergeben. In der Legenda Aurea ist das spätere Schicksal der Büßerin geschildert. Für dreißig Jahre fastete sie zurückgezogen in der Wildnis Südfrankreichs. Ehemals ihrer Schönheit wegen gerühmt, war sie zuletzt nur noch in ihr langes Haar gehüllt. Beispielhaft vollzog sich in ihr die Abkehr von einem sündigen Leben, hin zu Bußfertigkeit, frommer Reue und Gebet. In Donatellos Darstellung, die ohne die üblichen Attribute (Schädel, Kreuz und Salbtopf) auskommt, ist die aus tiefem Glauben genährte, unbeirrbare Weltabkehr der Magdalena vergegenwärtigt. »Anmut ist trügerisch, Schönheit vergänglich: eine weise Frau, sie soll man rühmen!« (Buch der Sprüche 31, 30)

bung. Der Tod selbst kündigt sich hier unübersehbar an, körperlicher Verfall ist fast bis an die Grenzen der Verwesung dokumentiert. Jeglicher Naturalismus ist gleichsam in einen Hyper-Realismus gesteigert. Alle Elemente der Gestaltung sind der geradezu schockierenden Wirkung untergeordnet. Die Haut erscheint als leblose Hülle, ausgetrocknet und dünn wie brüchiges Pergamin, das Gesicht entstellt, der Blick nahezu erloschen und der halboffene Mund um Erlösung flehend. Der zu Zeiten des Barock so bedeutsam gewordene Gedanke des Memento mori drängt sich unweigerlich auf: der Körper ist nur noch die Hülle irdischen Daseins, das unweigerlich dem Jenseitigen entgegengeht.

Werke wie die *Hl. Maria Magdalena* haben dazu geführt, daß man in Donatello einen der ersten Künstler sah, in deren Spätwerk sich spezifische Züge eines Altersstils beobachten lassen. Krankheit und eigener körperlicher Verfall, so sagt man alternden Künstlern nach, befördern die gedankliche Hinwendung zum Jenseitigen und eine, jungen Künstlern unmögliche, Intensität der emotionalen Ausdrucksstärke angesichts des bevorstehenden eigenen Todes. Ein tiefgehender Pessimismus ist als Kennzeichen der späten Werke Donatellos konstatiert, eine völlige Loslösung von allen Konventionen bildnerischer Darstellungsweisen als Merkmal der ungebundenen, verinnerlichten künstlerischen Reife beschrieben worden. Angemessener scheint es allerdings, den späten Werken Donatellos eine souveräne Handhabung aller Gestaltungsmittel im Hinblick auf die angestrebte Wirkung zu unterstellen.

Ebenfalls der späten Werkphase Donatellos zuzuordenen ist das heute im Bargello zu Florenz befindliche, vergoldete *Kreuzigungs-Relief* (Abb. 120). Eine genaue Datierung ist mangels zeitgenössischer Dokumente unmöglich, die ursprüngliche Bestimmung nicht mehr rekonstruierbar. Auffallend ist Donatellos Bestreben, sein Relief in kompositioneller Hinsicht malerisch zu gestalten. Die Vielfalt der figürlichen Darstellung und die, im Kalkül möglicher Lichtwirkungen vorgenommene, feine räumliche Abstufung verdienen Beachtung. Einen einsamen Tod erleidet Christus hier am Kreuz, während am unteren Reliefrand in allen nur erdenklichen Posen dem Schmerz Ausdruck verliehen wird. Ungerührt gehen die Schächer im Hintergrund ihrem alltäglichen Geschäft nach und nivellieren gleichsam die Bedeutung des christologischen Ereignisses. Allein die herannahenden Engel künden, scheinbar unbemerkt, von der Präsenz des Göttlichen. In ihren Händen halten sie den Kelch, der das Leiden Christi und (in der Eucharistie) zugleich die Vergebung der Sünden symbolisiert.

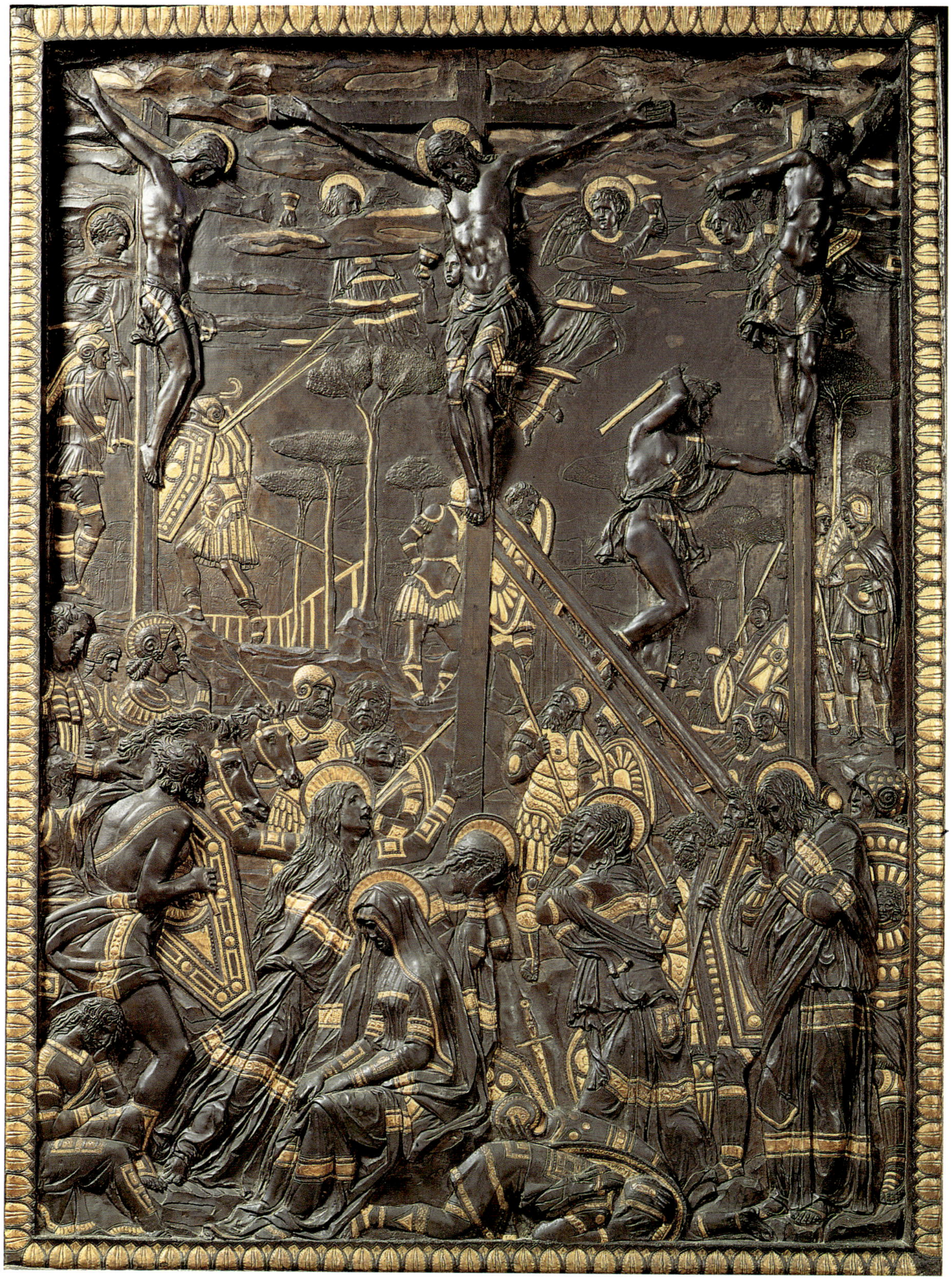

120 *Kreuzigung*, um 1455
Bronze (mit Damaszierung in Gold und Silber), 97 x 73 cm
Museo Nazionale del Bargello, Florenz

Reichhaltig sind Teile der Gewänder, Rüstungen und Waffen mit Gold verziert. Für das Relief ist damit nicht nur ein rein ornamentaler Effekt verbunden, sondern eine feine Abstufung, mit der das Spiel von Licht und Schatten auf der Oberfläche eine Verstärkung erfährt. Überdies entfalten die Vergoldungen eine Wirkung, die durchaus an Malerei der internationalen Gotik, wie sie uns beispielsweise bei Gentile da Fabriano in Florenz begegnet, erinnert. Folgerichtig wurde die *Kreuzigung* Donatellos als einer der radikalsten Versuche, die Reliefkunst in Bronze der Malerei anzunähern, bezeichnet.

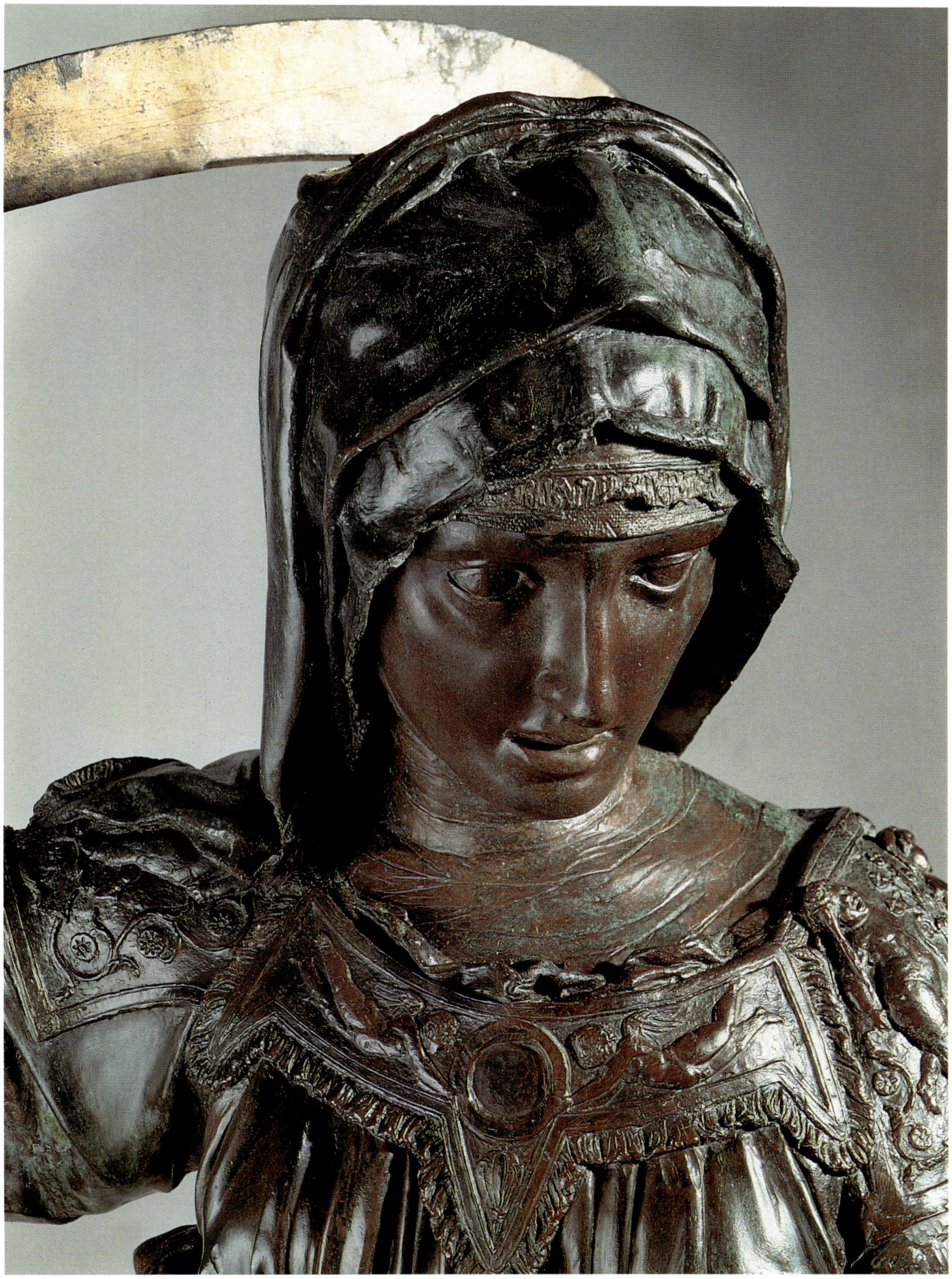

121 *Judith* (Detail Abb. 122), ca. 1453–1457
Bronze
Palazzo Vecchio, Florenz

Der Kopf der Judith ist in sorgfältig akzentuiertem Kontrast zu der Stofflichkeit ihres Umhangs und dem mit figürlichen Ornamenten versehenen Gewand gearbeitet. Anmutig und zart sind die Gesichtzüge, in denen die Schönheit der tugendhaften Heldin glaubhaft vergegenwärtigt ist. Zugleich teilt sich aber auch der innere Konflikt mit, den sie durchlebt, da sie zur Rettung ihres Volkes den feindlichen Heerführer Holofernes enthaupten muß.

DIE GIUDITTA – EIN SPÄTES MEISTERWERK

Vermutlich noch von Cosimo de' Medici selbst erhielt Donatello den Auftrag zu einer Brunnenfigur, die im Garten des Medici-Palastes Aufstellung finden sollte. Die *Judith-und-Holofernes-Gruppe* entstand (Abb. 121–124). Mit dem vollendeten Werk war Donatello, wie Vasari berichtet, derart zufrieden, daß er seinen Namen daran anbrachte: »Opus Donatelli«.

Die junge, anmutige Heldin Judith rettet, einer alttestamentarischen Erzählung zufolge, ihre Heimatstadt Bethulia vor der drohenden Vernichtung durch das vor den Toren der Stadt lagernde Heer Nebukadnezars. In der Nacht vor dem bevorstehenden Angriff begibt sie sich in das Gemach des feindlichen Feldherren Holofernes und schlägt ihm, der schließlich erschöpft von Trunkenheit und Wollust eingeschlafen ist, mit seinem eigenen Schwert den Kopf ab. Die nunmehr führerlosen assyrischen Truppen ergreifen daraufhin die Flucht.

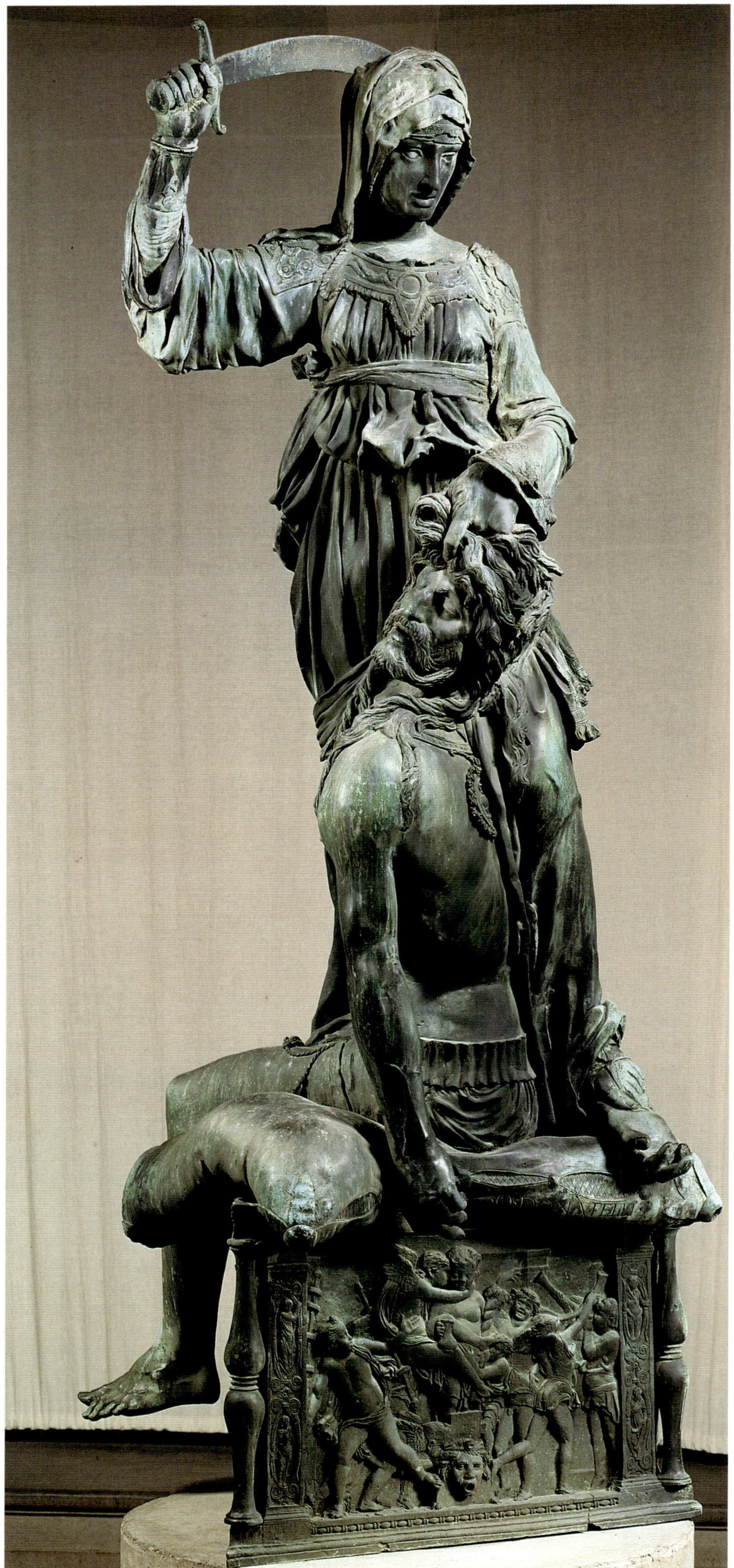

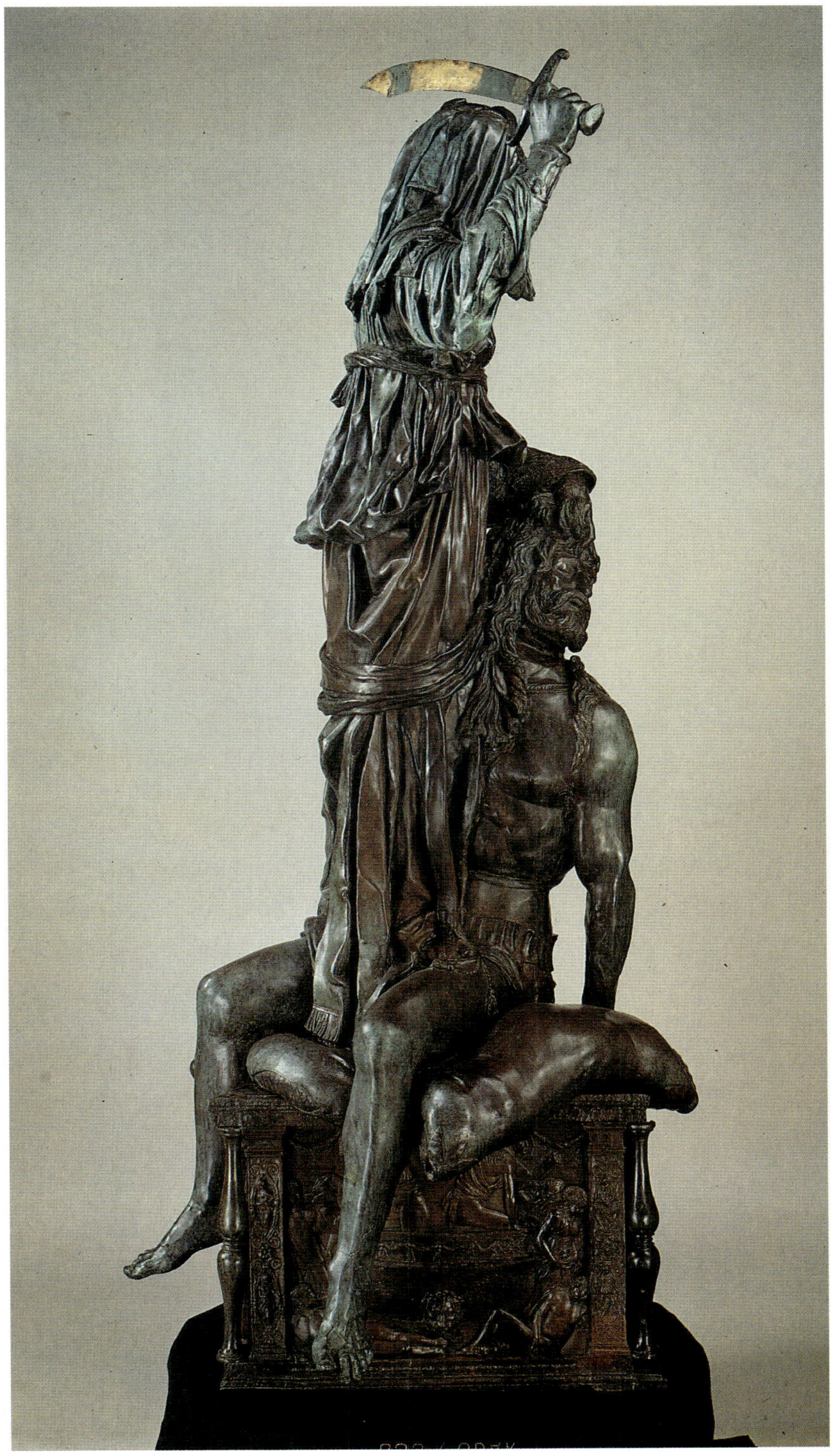

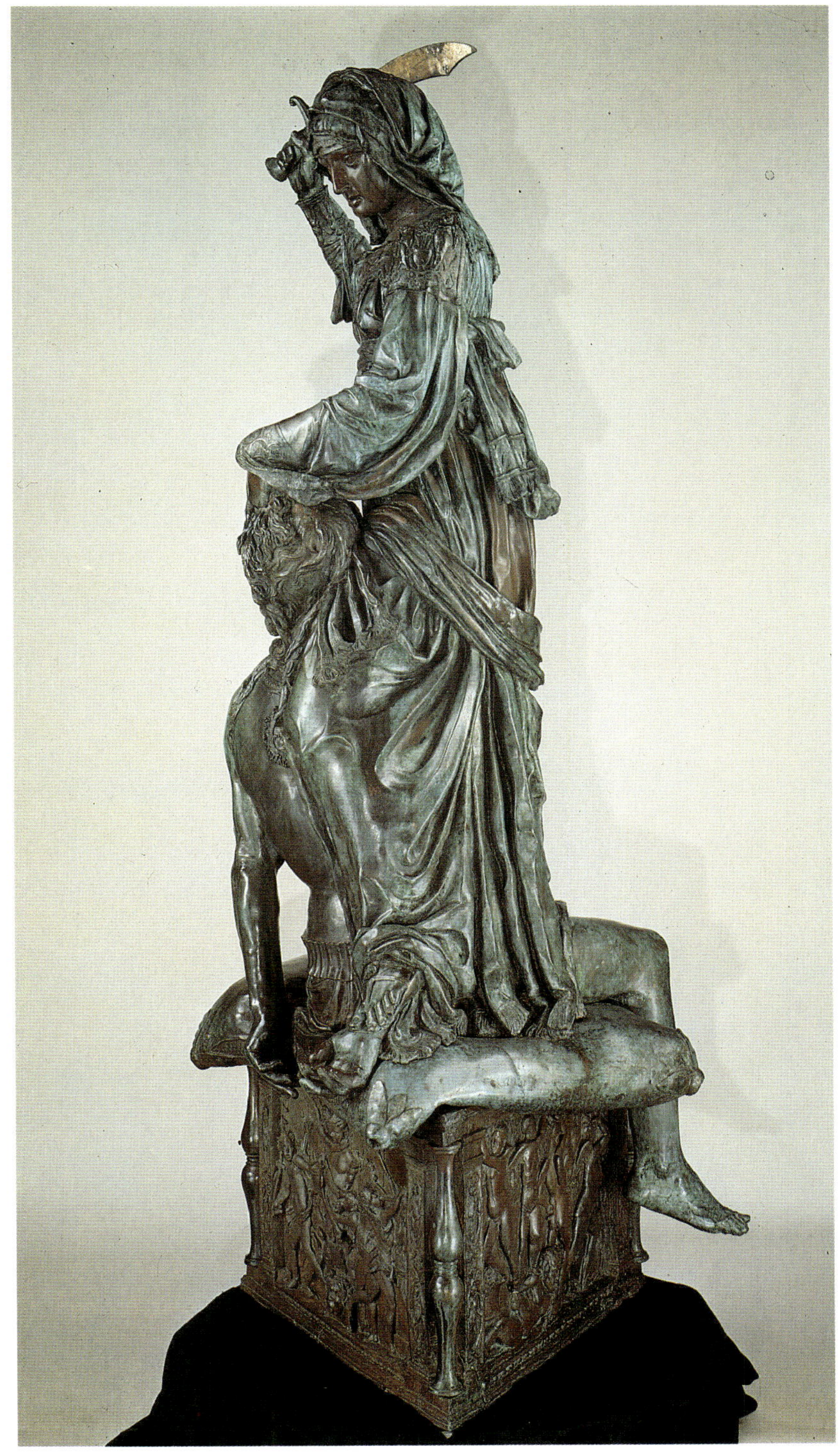

Die biblische Episode von Judith und Holofernes war seit dem Mittelalter ein überaus beliebtes Thema künstlerischer Darstellungen. Vergleichbar der Geschichte von David und Goliath wurde dabei stets die Überlegenheit frommer Tugenden über gottlose Lasterhaftigkeit in den Mittelpunkt gerückt. In der Tat fällt es leicht, auch in Donatellos *Judith* eine Verkörperung der christlichen Kardinaltugend Humilitas (Demut) wiederzuerkennen, die das durch Holofernes personifizierte Laster der Superbia (Hochmut, Stolz) überwindet. Schon den Zeitgenossen Donatellos dürfte der krasse Gegensatz in der Modellierung beider Gestalten aufgefallen sein. Der in eindrucksvoller Anatomie gestalteten Nacktheit des assyrischen Feldherren steht die hochgeschlossene Gewandung der eher zarten Judith-Gestalt gegenüber. Kein Haar zeigt sich unter ihrem Umhang, während man angesichts derer des Holofernes durchaus von einer wilden Mähne sprechen kann. Als Personifizierung der Lasterhaftigkeit ist er überdies durch eine Reihe weiterer deutlicher Hinweise gekennzeichnet. So läßt sich in einem ihm bezeichnenderweise auf den Rücken verrutschten Medaillon noch die Gestalt eines sich aufbäumenden Pferdes als attributives Symbol der Superbia erkennen. In den drei Reliefs der Sockelzone ist mit den Darstellungen bacchantischer Szenen an die vorangegangene Nacht und die in der Bibel beschriebene Trunkenheit und Zügellosigkeit des Tyrannen erinnert. Gerade in seiner Lasterhaftigkeit aber ist Holofernes

122–124 *Judith und Holofernes,* um 1453–1457
Bronze, Höhe 236 cm (ohne Sockel)
Palazzo Vecchio, Florenz

Seiner frühen, allansichtigen Bronzestatue des *David* stellte Donatello mit der *Judith-und-Holofernes-Gruppe* ein spätes Meisterwerk vergleichbaren Rangs zur Seite. Eine tiefe Innerlichkeit teilt sich in der Gestalt der biblischen Heroin mit. Anders als in zahllosen Gemälden des Themas ist nicht die physische Grausamkeit ihres Tuns fokussiert, wenngleich noch Carl Justi (1832–1912) in ihr eine Schlächtersfrau erkennen wollte, die für den Kunden ein Stück Fleisch abhackt. Das Opfer, das Judith zur Rettung ihres Volkes zu erbringen hat, scheint vielmehr in dem inneren Konflikt zu bestehen, der daraus resultiert, daß sie gegen das Gebot, nicht zu töten, verstoßen muß. Im Moment ihres Triumphes ist sie zugleich eine tragische Heldin.

überwunden. Sein mächtiger Körper scheint aller Kraft beraubt und müßte in sich zusammensinken, hielte ihn Judith nicht am Schopf gepackt. Überaus eindeutig ist ihr rechter Fuß auf dem Geschlecht des Holofernes plaziert. Mit dem anderen Fuß tritt sie auf sein Handgelenk, während ihr Knie zugleich das Medaillon mit dem aufbegehrenden Pferd zur Hälfte verdeckt. Aus dieser Zone, in der beide Gestalten in engem physischen Kontakt miteinander verschmolzen sind, ragt allein die Gestalt Judiths mit dem erhobenen Schwert triumphierend empor. Auffällig kontrastieren auch hier die grobschlächtigen Züge des Holofernes mit dem rätselhaft verinnerlichten Ausdruck im sorgsam modellierten, mädchenhaften Gesicht der Judith. »Ruhig und entschlossen wirkt sie, als walte sie eines priesterlichen Richteramtes« (Kauffmann).

Abweichend von gängigen Darstellungsmodi hat sie den vermeintlich übermächtigen Gegner allerdings noch nicht enthauptet. In der Wahl des dargestellten Geschehensmomentes zeigt sich nicht nur Donatellos Kenntnis ikonographischer Vorbilder des frühen Mittelalters, sondern vor allem sein besonderes Interesse an der Vergegenwärtigung des im biblischen Text beschriebenen kurzen Augenblicks innerer Besinnung auf Gott. Der Wortlaut der Bibelstelle ist diesbezüglich aufschlußreich: »Sie näherte sich dem Bett, ergriff das Haar seines Hauptes und sprach: »Stärke mich Herr, Gott Israels, am heutigen Tage!« Und sie hieb zweimal in den Hals mit aller Macht.« Eine klaffende Wunde am Hals des Holofernes läßt vermuten, daß gerade dieser Moment der Zwiesprache mit Gott, zwischen dem ersten und dem zweiten Schwerthieb, dargestellt ist. Der Triumph der Judith ist, wie schon Vasari treffend bemerkte, durch den kühnen Mut ermöglicht, der ihr durch den Beistand des Himmels innewohnt.

Mit seiner *Judith-und-Holofernes-Gruppe* hat Donatello – bei allem Rückgriff auf bildnerische Traditionen und Vorbilder – ein eindrucksvolles Beispiel seiner in fortgeschrittenem Alter ebenso ungebrochenen wie unkonventionellen Gestaltungskraft hinterlassen. Als Brunnenfigur konzipiert, ist die Skulptur auf keinen vorherbestimmten Betrachterstandpunkt fixiert. Das komplexe Geflecht der Bezüge und die Raffiniertheit des künstlerischen Arrangements zeigen sich erst beim vollständigen Umschreiten des Ganzen. Wenn Donatello bisweilen die Erfindung der ersten autonomen, freistehenden Plastik (seit der Antike) nachgesagt wird, läßt sich dies angesichts seiner *Giuditta* um die Komponente der vielleicht frühesten, gedanklich und inhaltlich wahrhaft dreidimensional konzipierten Figurengruppe ergänzen.

Daß der *Judith-und-Holofernes-Gruppe* schon früh auch ein politischer Symbolgehalt zugemessen wurde, läßt sich unzweifelhaft belegen. Nicht zuletzt zeugen in dieser Hinsicht auch die zahlreichen Standortwechsel der Skulptur von der bewegten Geschichte ihrer Vereinnahmung und Deutung in politischem Kontext.

Als die Judith im Jahre 1495 aus dem Garten des Palazzo Medici auf die Piazza della Signoria gebracht wurde, um dort, an bedeutender Stelle, unmittelbar vor dem Hauptportal des Stadtpalastes aufgestellt zu werden, war der vermutliche Auftraggeber Cosimo de' Medici bereits seit rund dreißig Jahren verstorben. In der Zwischenzeit hatten sich in Florenz gewichtige politische Veränderungen abgespielt. 1494 waren die Medici sogar abermals aus der Stadt vertrieben worden, und nur wenige Tage darauf marschierte Karl VIII. – triumphal empfangen – in Florenz ein. Daß die Judith, die ihr Volk durch die Tötung Holofernes' aus den Klauen eines Tyrannen befreit hatte, nur wenige Monate später aus der immerhin ansatzweise privateren Umgebung des Medici-Palastes auf eine rundum öffentliche, überaus exponierte Bühne versetzt wurde, steht zweifellos in Zusammenhang mit diesen Veränderungen der politischen Konstellation. Die symbolische Deutung, innerhalb derer die Medici sich noch mit der »Giuditta« identifiziert hatten, wurde dabei wohl schlichtweg in ihr Gegenteil verkehrt, denn die Medici selbst mußten nun als die Tyrannen erscheinen, aus deren Händen sich die Stadt befreit hatte.

An ihrem neuen, bedeutsamen Aufstellungsort wurde die Plastik allerdings nur für neun Jahre belassen, denn schon 1504 mußte sie einem übermächtigen Nachfolger weichen, nämlich Michelangelos *David*. Dieser scheint, als neue Symbolfigur der florentinischen Republik, der erneut veränderten politischen Lage wie auch einem gewandelten Kunstgeschmack und Menschenbild eher entsprochen zu haben. Donatellos Judith fand nun zwar nur einige Meter entfernt, aber an weitaus weniger exponierter Stelle, nämlich unter der westlichen Arkade der Loggia dei Lanzi, Aufstellung. Dort verblieb die Plastik wiederum nur bis zum Jahre 1582, als man ihren Platz Giambolognas *Raub der Sabinerinnen* zumaß. Die Judith wurde nun an die Schmalseite der Loggia, den Uffizien gegenüber, versetzt. Wieder hatte das Werk einem veränderten Kunstgeschmack Tribut zollen müssen und seine bislang wohl unglücklichste Aufstellung gefunden. Angesichts der zahlreichen Umplazierungen der Skulptur äußerte mit Agostini Lampini schon damals ein Zeitgenosse den Wunsch, daß dies nun der letzte Standortwechsel gewesen sein möge. Er sollte es zumindest für drei Jahrhunderte bleiben, bis man die Judith nach den beiden Weltkriegen erneut vor dem Palazzo Vecchio aufstellte. Nun allerdings nicht mehr an der alten Stelle, sondern einige Meter seitlich davon, reichlich verloren vor dem gewaltig aufragenden Mauerwerk des Palastes und neben dem immerhin um zweieinhalb Meter größeren *David* Michelangelos. Dieser Standort wurde bis heute beibehalten. Die Stelle des Originals nimmt inzwischen jedoch ein Kopie ein, denn während der im Frühjahr 1988 abgeschlossenen Restaurierungsarbeiten wurde entschieden, das Original in der Sala dei Gigli des Palazzo Vecchio zu belassen.

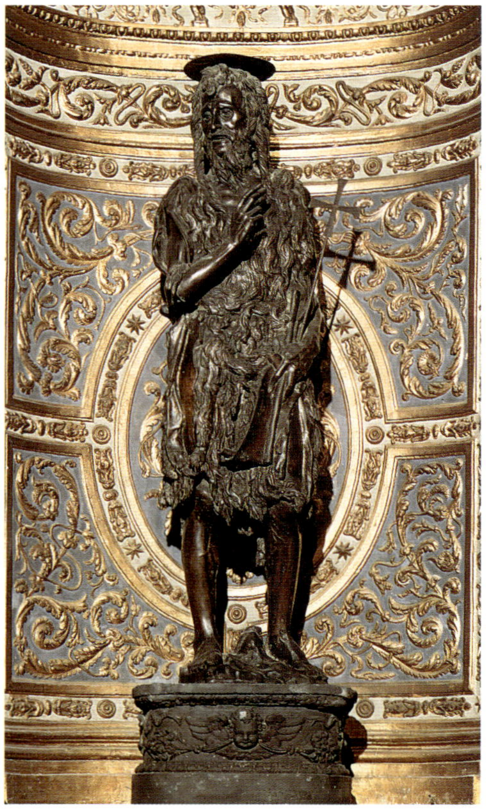

125 *Johannes der Täufer*, um 1455
Bronze, 181 cm
Dom, Siena

Der ursprüngliche Aufstellungsort der Statue *Johannes des Täufers* ist nicht bekannt. Wir wissen allerdings, daß die Figur in drei Teilen gegossen wurde und ihr der linke Arm fehlte, als sie 1457 nach Siena verschickt wurde. Donatello hatte damit wohl recht unmißverständlich seine Unzufriedenheit über zu geringe oder noch ausstehende Bezahlung kundtun wollen. Erst 1474 wurde der Arm nachgeliefert. Ob er noch von Donatello gearbeitet wurde oder zumindest dessen Entwurf entspricht, läßt sich nicht mehr sagen. Ebensowenig ist überliefert, wann die Statue endgültig vervollständigt und aufgestellt wurde.

DIE LETZTEN WERKE – EIN FURIOSER AUSKLANG

Als bronzenes Pendant zur *Hl. Maria Magdalena* mag man die Figur des *Täufers Johannes* ansehen, die Donatello für den Sieneser Dom schuf (Abb. 125). Aufgrund mangelnder Zahlungsbereitschaft seiner Auftraggeber soll die Figur zwar in vollendetem Finish, aber mit einem fehlenden Arm nach Siena geschickt worden sein.

Als spätes Werk Donatellos gilt darüber hinaus das ebenfalls im Victoria and Albert Museum befindliche Relief der *Beweinung Christi* (Abb. 126). Vermutlich unvollendet geblieben, verrät dieses Fragment Donatellos frappierende Imaginationskraft in Bezug auf menschliche Regungen des Schmerzes. Von stillem inneren Gedenken bis hin zu furiosem Aufschreien reicht die Palette der zum Ausdruck gebrachten Gefühlsregungen.

In den letzten Lebensjahren scheint Donatello, soweit ihm dies noch möglich war, mit den Arbeiten an den Kanzeln von San Lorenzo beschäftigt gewesen zu sein. (Abb. 127–138). Kaum ein weiteres Werk des italienischen Quattrocento hat der Forschung bis zum heutigen Tage eine vergleichbare Vielzahl offener Fragen und ungelöster Probleme beschert. Weitestgehend unumstritten ist allein die Vermutung, daß die Entstehung der Reliefs auf einen Auftrag von Cosimo de' Medici zurückgeht. In ihrer heutigen Form und mit Ergänzungen versehen, wurden die Kanzeln vermutlich aber erst lange nach Donatellos Tod aufgestellt. Fragwürdig

126 *Die Beweinung Christi,* um 1460 (?)
Bronze, 33,5 x 41,5 cm
Victoria and Albert Museum, London

Die Pietà des Londoner Victoria and Albert Museums ist offensichtlich nur als Fragment erhalten. Die ursprüngliche Bestimmung des kleinen, von großer Dramatik durchdrungenen Reliefs ist rätselhaft. Die Tatsache, daß der Arbeit der Reliefgrund fehlt, hat zu der Vermutung geführt, es handele sich um ein Probestück für die kurzzeitig geplanten Bronzeportale der Kathedrale in Siena. Diese gelangten leider niemals zur Ausführung. Wir wissen allerdings, daß Donatello – zumindest in Wachs – einige Reliefentwürfe anfertigte.

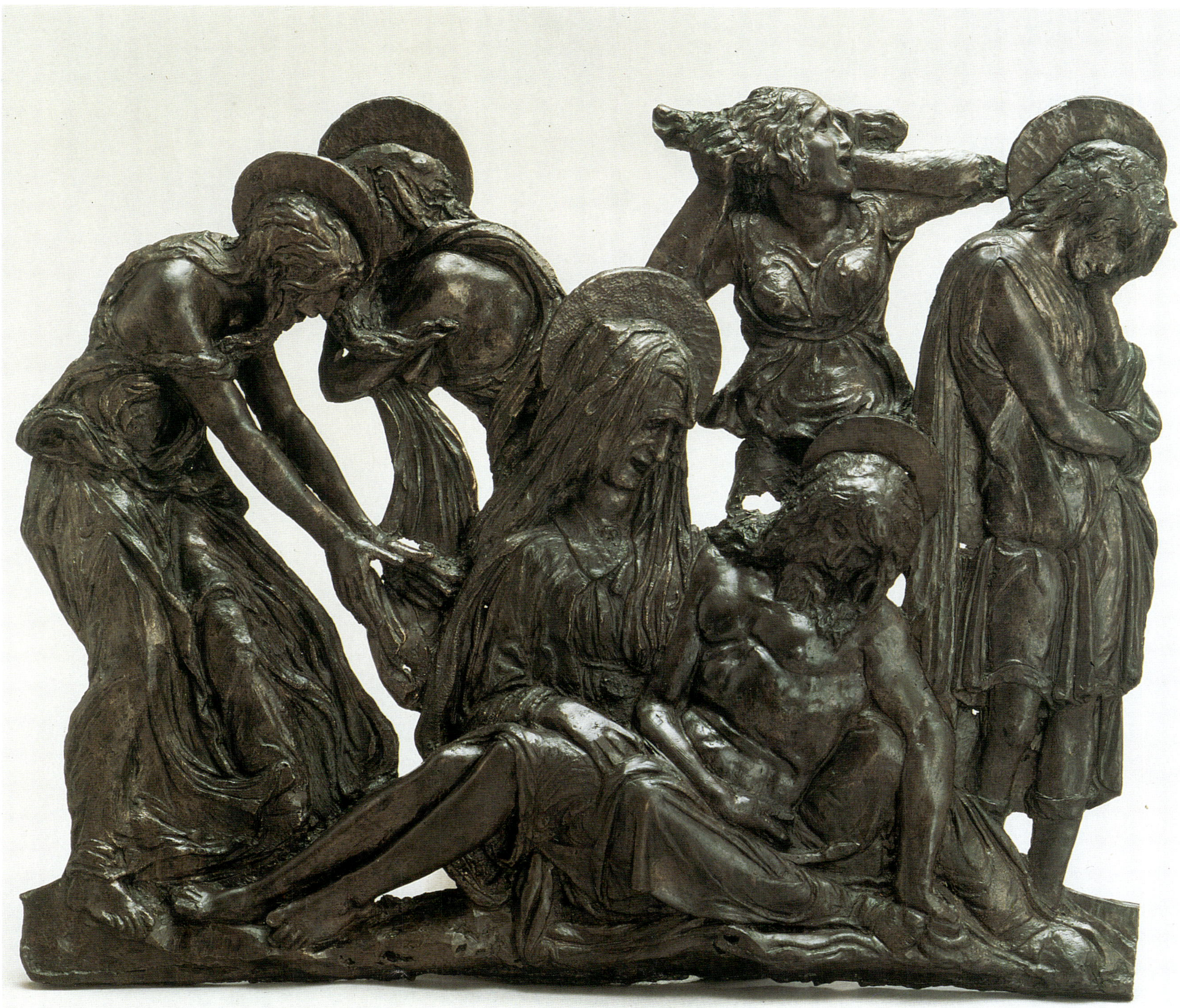

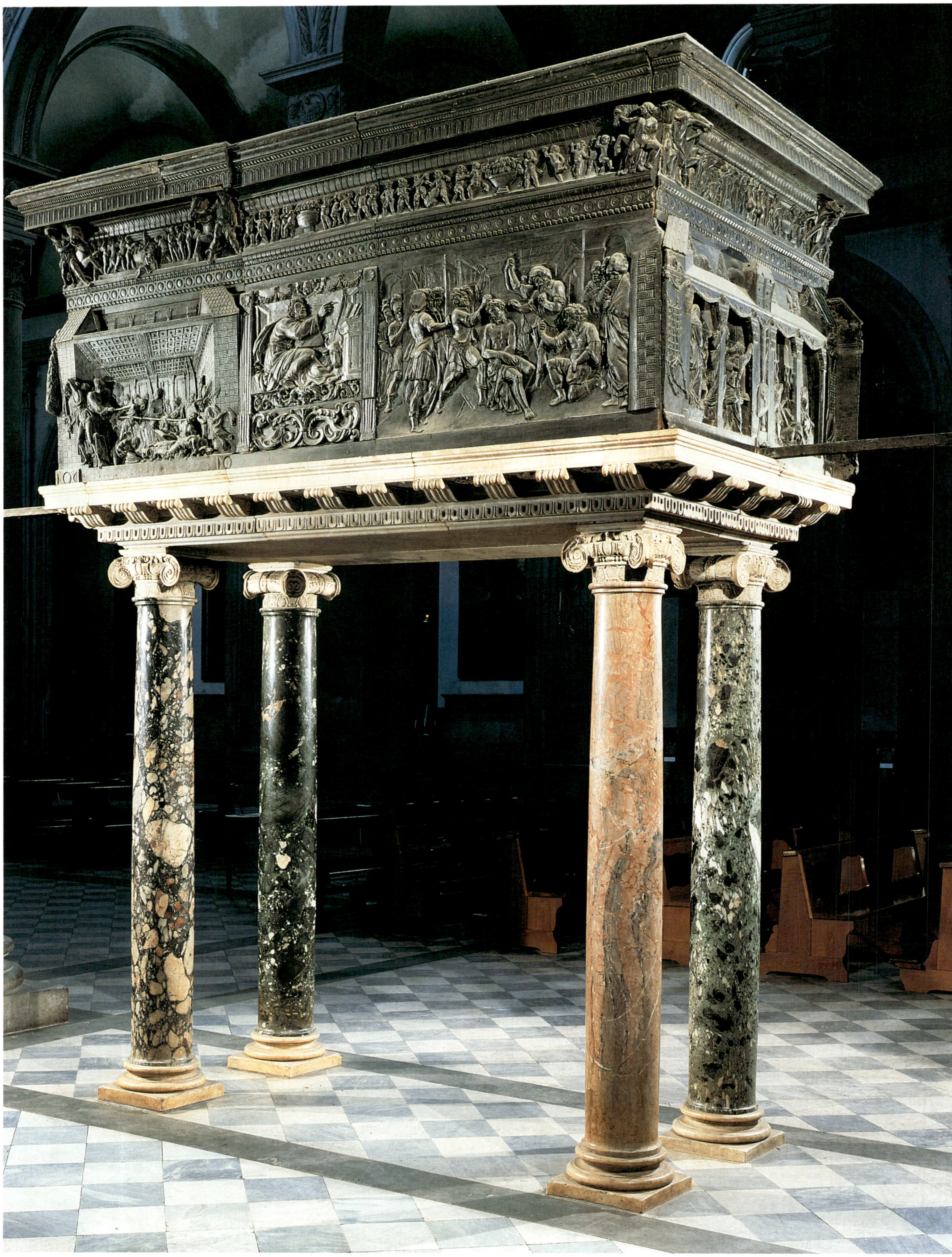

127 *Die Auferstehungskanzel*

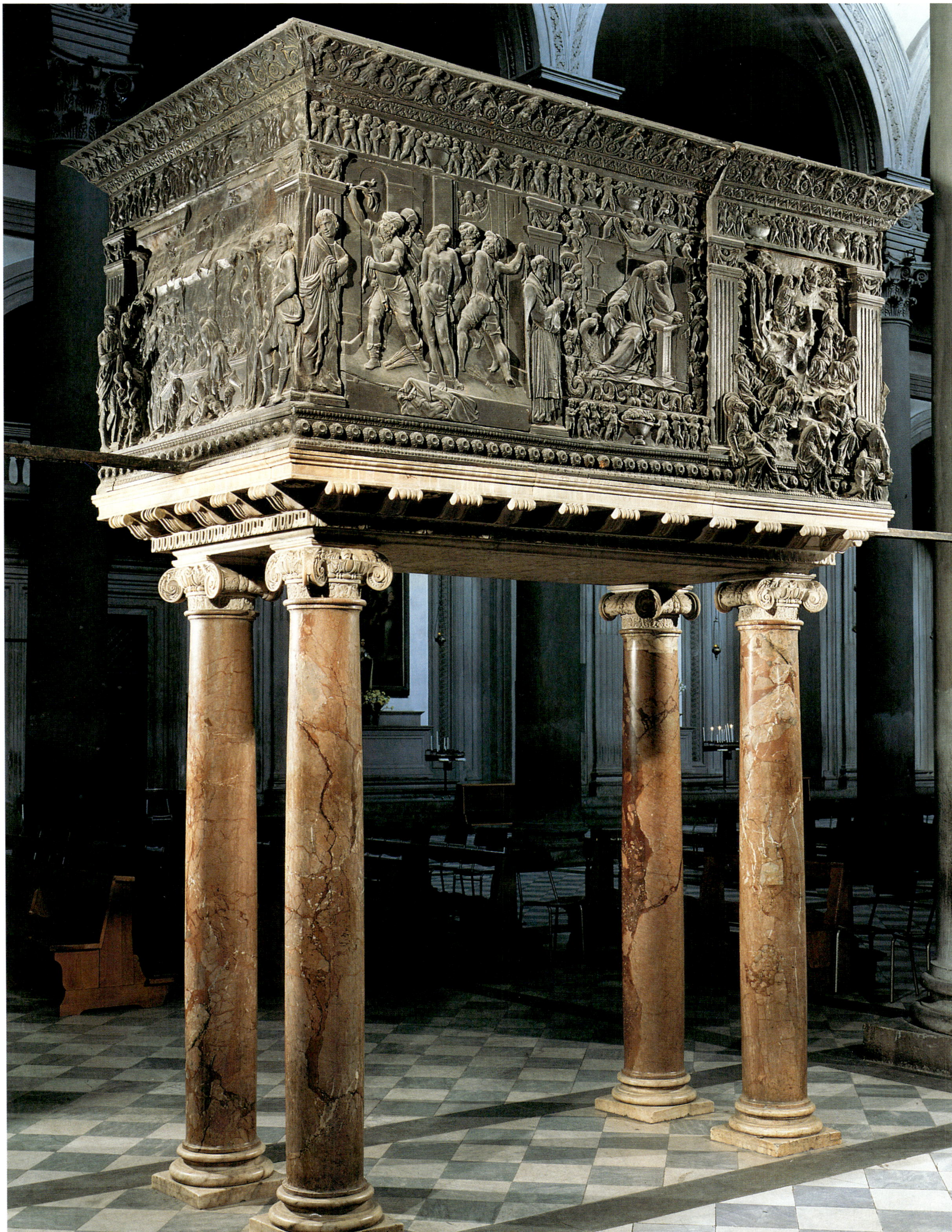

128 *Die Passionskanzel*

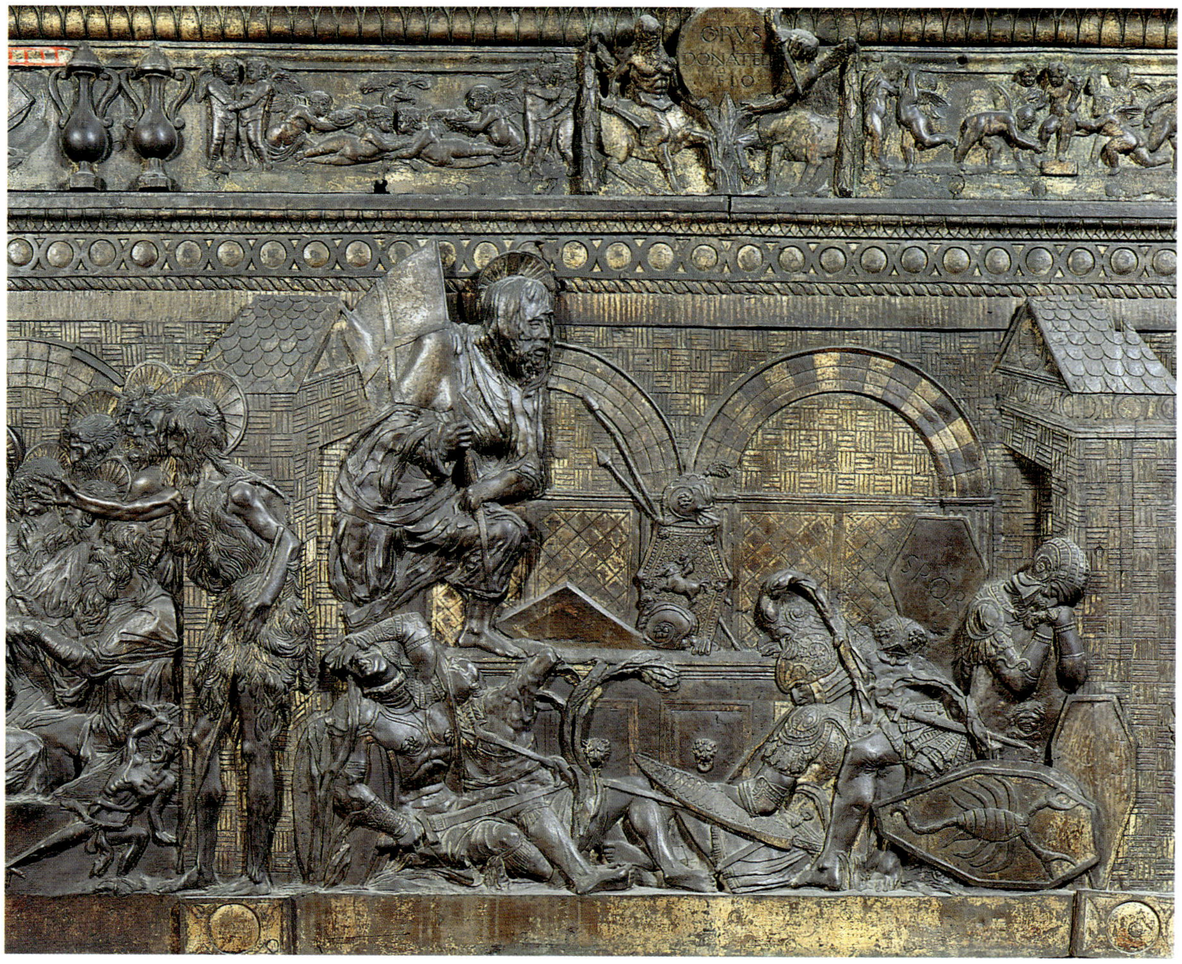

129 *Die Auferstehung* (Detail der Auferstehungskanzel), nach 1460
Bronze
San Lorenzo, Florenz

Donatellos Interpretation der Auferstehung Christi ist sehr ungewöhnlich und weicht nicht nur in der Gestaltung der architektonischen Kulisse von vergleichbaren Darstellungen des Themas ab. Ungeachtet der heilsgeschichtlichen Bedeutung des Ereignisses ist die Gestalt des Erlösers von Schwermut durchdrungen und zeugt eher von erlittenen Qualen als vom Triumph über den Tod.

ist dabei, ob einzelne Relieftafeln nicht ursprünglich zu einem gänzlich anderen Zweck gefertigt wurden, wie beispielsweise als Bestandteile eines Grabmals für Cosimo de' Medici oder für einen geplanten Hochaltar der Kirche. Unübersehbar sind jedenfalls die deutlichen Unterschiede, die sich zwischen beiden Kanzeln auftun. Schon die Größe der Bildteile ist verschieden, die Anzahl der Reliefs variiert und die einzelnen Rahmenelemente haben wenig gemeinsam. Für eine Nutzung als Sängertribünen sind sie eher zu klein. Vielleicht sollten zum Zeitpunkt ihrer Aufstellung, in Wiederaufnahme mittelalterlichen Brauchs, das Evangelium und die Episteln von beiden Kanzeln verlesen werden.

Auch eine genauere Datierung der Arbeiten fällt schwer, obgleich an der Tafel mit dem *Martyrium des Hl. Laurentius*, dem Namenspatron der Basilika, unlängst das Datum 15. Juni 1465 entdeckt wurde. Vor allem aber ist es heute nahezu unmöglich, den Beitrag Donatellos von demjenigen seiner Werkstattgehilfen und Assistenten zu scheiden. In welchem Umfang waren die Arbeiten bei Donatellos Tod vorangeschritten? Legte der Meister bei der körperlich ungemein anstrengenden Ausführung der Reliefs noch selbst Hand an? Überließ er das Polieren der Güsse seinen Gehilfen? Gehen alle Entwürfe und figürlichen Details auf Donatello zurück oder ließ er in Teilen seine Werkstatt nach eigenem Gutdünken verfahren? Die Fragen sind zahlreiche, die Vielzahl der diesbezüglichen Hypothesen kaum mehr überschaubar.

Trotz alledem hinterläßt die Betrachtung der *Kanzeln von San Lorenzo* einen Eindruck, der es unumgänglich macht, in ihnen noch einmal ein furioses Beispiel der eigentümlichen Kunst Donatellos zu erkennen. In ihrer typischen Qualität finden sich hier all die Wesenszüge und spezifischen Eigenheiten wieder, die auch für frühere Werke des Meisters kennzeichnend waren. Die Auslotung menschlicher Gefühlswelt in nahezu allen Nuancen steht dabei im Mittelpunkt. Alle gestalterischen Mittel sind diesem Zweck untergeordnet, sei es in der technischen Handhabung oder in der Sprengung aller bildnerischen Konventionen.

Die nördliche Kanzel von San Lorenzo wird aufgrund ihres ikonographischen Programms – u.a. mit den Reliefs von *Christus im Limbus*, der *Auferstehung Christi*, der *Himmelfahrt Christi*, der *Hl. Frauen am Grab*, des *Pfingstwunders* und dem *Martyrium des Hl. Laurentius* – als *Auferstehungskanzel* bezeichnet. Die südliche *Passionskanzel* trägt Darstellungen von *Christus in Gethsemane*, *Christus vor Kaiphas und Pilatus*, der *Kreuzigung*, *Beweinung* und *Grablegung Christi*.

Alle Themen behandelte Donatello in äußerst eigenwilliger Manier. Ein Blick auf das *Auferstehungs-Relief* macht dies schnell deutlich (Abb. 129). Durchaus in Entsprechung zu üblichen Darstellungen der Szene ruhen im Vordergrund mehrere Soldaten am Grabe Christi. Scheinbar unbemerkt von diesen erhebt sich Christus mühsam aus dem Sarkophag. Von der christologischen Bedeutsamkeit kündet bei Donatello aller-

127, 128 (vorhergehende Seiten)
Die Kanzeln von San Lorenzo, nach 1460
Bronze, 123 x 292 cm (Auferstehungskanzel), 137 x 280 cm (Passionskanzel)
San Lorenzo, Florenz

Kein historisches Dokument bezeugt die ursprüngliche Bestimmung oder den intendierten Aufstellungsort der beiden *Kanzeln von San Lorenzo*, die zudem in ihrer heutigen Zusammenfügung umstritten sind. Sicher ist, daß die Aufstellung auf den Säulen aus Buntmarmor erst spät, vermutlich im 16. Jahrhundert erfolgte.
Baccio Bandinelli – ein Zeitgenosse Vasaris – bemerkte schon früh mannigfaltige Mängel in der Ausführung der Reliefs und schrieb diese Unzulänglichkeiten dem hohen Alter und der fortschreitenden Erblindung Donatellos zu. Die Kanzeln seien das schlechteste Werk des Künstlers, urteilte er. Dieser Kritik steht heute eine wohlwollendere Bewertung gegenüber. Vor allem die unübertreffliche Intensität der Bildsprache verdient Bewunderung. Ohne greifbares Vorbild ist Donatellos Interpretation der traditionellen biblischen Bildthemen.

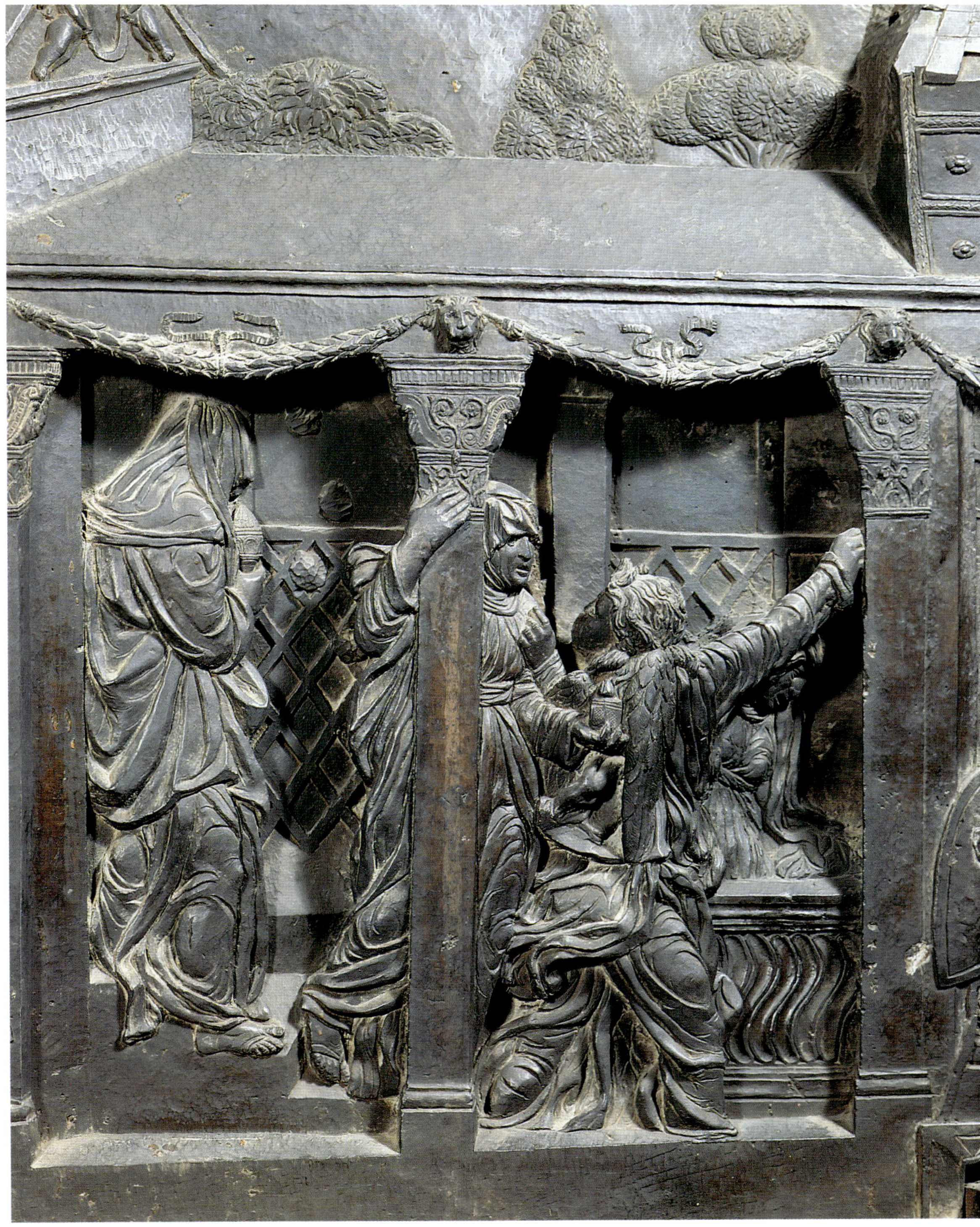

130 *Die Drei Marien am Grabe Christi*
(Detail der Auferstehungskanzel), nach 1460
Bronze
San Lorenzo, Florenz

Das Relief gibt den Moment wieder, in dem die Heiligen Frauen das leere Grab Christi vorfinden und ihnen ein Engel von der Auferstehung berichtet. In einem engen, loggiaartigen Raum, hinter dessen Überdachung wir in Andeutung einer Landschaft sogar noch einige Bäume erkennen, spielt sich die dramatische Szene ab. Während jene Frau, die links die Treppe herabsteigt, noch um den Tod Christi zu trauern scheint, ist diejenige rechts bereits über den leeren Sarkophag gebeugt und von Entsetzen ergriffen. Ein Engel kündet unterdessen der dritten Frau mit ausladenden Gebärden von der Auferstehung des Gekreuzigten. Sie umfaßt die vor ihr plazierte Säule, als drohe sie angesichts des wunderlichen Ereignisses ohnmächtig zu werden.

dings wenig. Statt des Triumphes über den Tod ist der physische Tribut spürbar, den dieser einfordert. Christus ist noch in die Leichentücher gehüllt, die er der biblischen Überlieferung zufolge bei der Auferstehung hinter sich ließ. Gequälten Ausdrucks zieht er sich scheinbar kraftlos empor. Das eigentlich so freudige und hoffnungspendende Ereignis trägt hier eher Züge eines neuerlichen Martyriums, einer erneuten Qual. Schwermut herrscht ungeachtet des sich vollziehenden Wunders vor. In rätselhafter Eigenwilligkeit weicht Donatellos Wiedergabe des Ereignisses auch in kompositioneller Hinsicht von üblichen Darstellungsweisen ab. Die in der Kunst der Renaissance so beliebte, wohlausgewogene Dreieckskomposition ist auffällig durchbrochen. Christus ist an den linken Rand der Szene gerückt, während sich in Blick und Bewegung gleichsam auszudrücken scheint, daß er einen Teil seines qualvollen irdischen Weges noch vor sich hat.

Wie in der *Auferstehungs-Darstellung* vermeint man auch in den anderen Reliefs bisweilen eher einen flüchtigen, spontan skizzierten Entwurf vor sich zu haben und nicht das Resultat eines in Planung und Ausführung enorm langwierigen Arbeitsprozesses. Die mangelhafte Polierung einiger Reliefs, die zum Teil noch Spuren der Gußprozedur aufweisen, ist vielfach bemerkt worden. Man hat diese vermeintlichen Mängel in der technischen Ausführung mitunter sogar Donatellos im Alter nachlassender Sehkraft zugeschrieben. Betrachtet

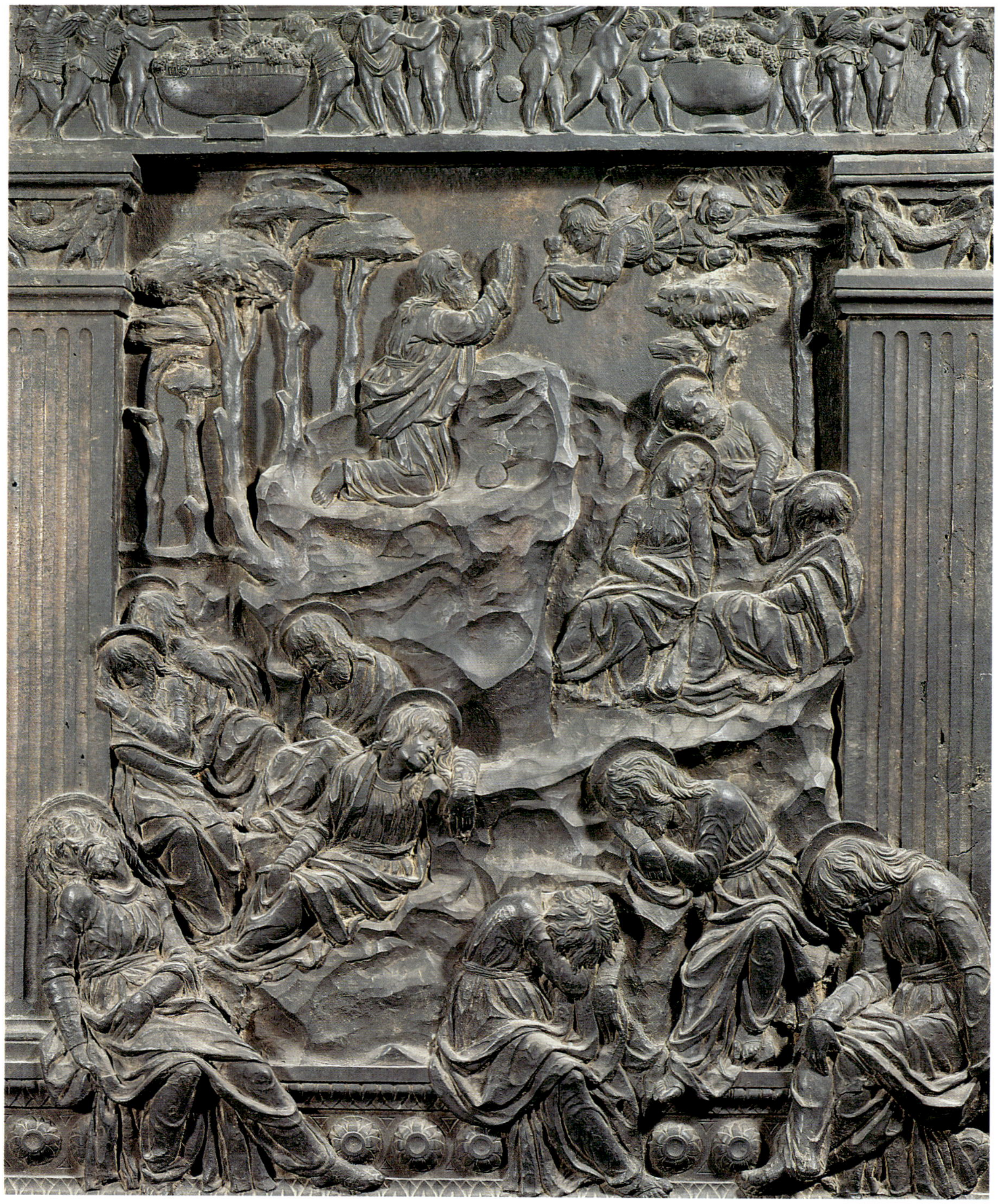

131 *Christus in Gethsemane* (Detail der Passionskanzel)
Bronze
San Lorenzo, Florenz

Am Fuße des Ölbergs blieben die Jünger zurück und wurden vom Schlaf übermannt, während sich Christus zum Gebet in den Garten Gethsemane begab. Das aufragende Felsmassiv, das der Szene hier den Schauplatz bietet, ist allein durch die Positionierung der Schlafenden in die Tiefe hinein gegliedert. Von den kleiner proportionierten Jüngern rechts unterhalb von Christus reicht die Staffelung zu denjenigen, die vorne nicht mehr in der Landschaft, sondern auf der Reliefbegrenzung und vor den rahmenden Säulen niedergesunken sind.

man Donatellos Relief der Hl. Frauen am Grabe Christi, wird sein Bemühen um Ausdruckssteigerung überaus deutlich (Abb. 130). Am leeren Grabe Christi berichtet ein Engel den Frauen von der Auferstehung des Gekreuzigten. Statt Freude scheint in Donatellos Relief allerdings einmal mehr Verzweiflung vorzuherrschen. Alle Konzentration ruht auf den verschiedenen Regungen innerer Aufruhr. In der links die Treppe herabsteigenden Frauengestalt erkennen wir introvertiertes Leiden, dem in der wild gestikulierenden Figur des Engels rechts das genaue Gegenteil gegenübergestellt ist. Die mittlere Frauengestalt umklammert, ihrer Sinne nahezu beraubt, die mittig vor der Szene plazierte Säule. Donatello sprengt schon hier das Format der Darstellung und verwischt die Grenzen zwischen den das Relief rahmenden, architektonischen Elementen und der sich abspielenden Szene. Der Geschehensraum ist zum Betrachter hin erweitert, als gelte es, die aufgewühlten Gefühle der dargestellten Frauen zu teilen. Diesem Mittel der Auflösung logischer Grenzen von Bildraum, architektonischem Rahmen und räumlicher Geschlossenheit begegnen wir in den Kanzeln von San Lorenzo an anderer Stelle noch deutlicher. Die völlige Beherrschung aller darstellerischen Mittel, so könnte man vermuten, führte zu künstlerischen Lösungen, die die naturalistische Wirkung von Zentralperspektive und tiefenräumlicher Realistik um ein Moment übersteigerter Wirklichkeitsillusion bereichern.

Die beiden Szenen von Christus vor Pilatus und Kaiphas gibt Donatello innerhalb eines einheitlichen

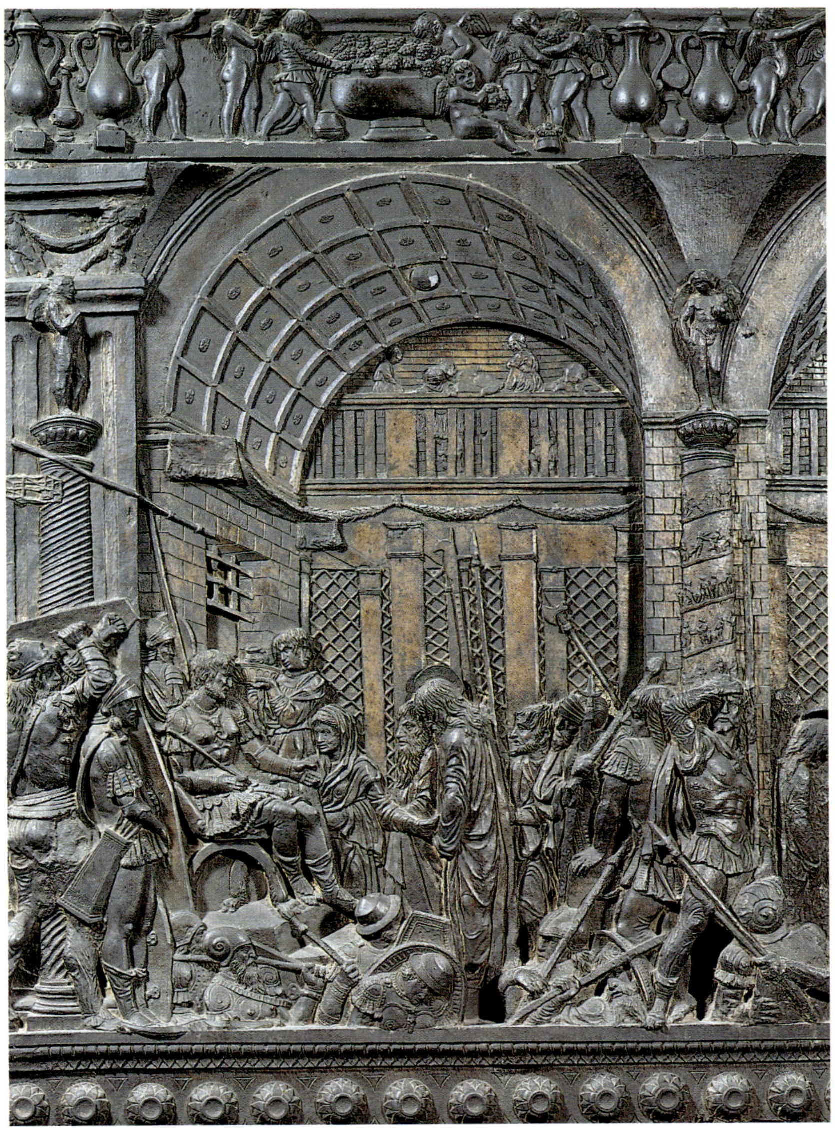

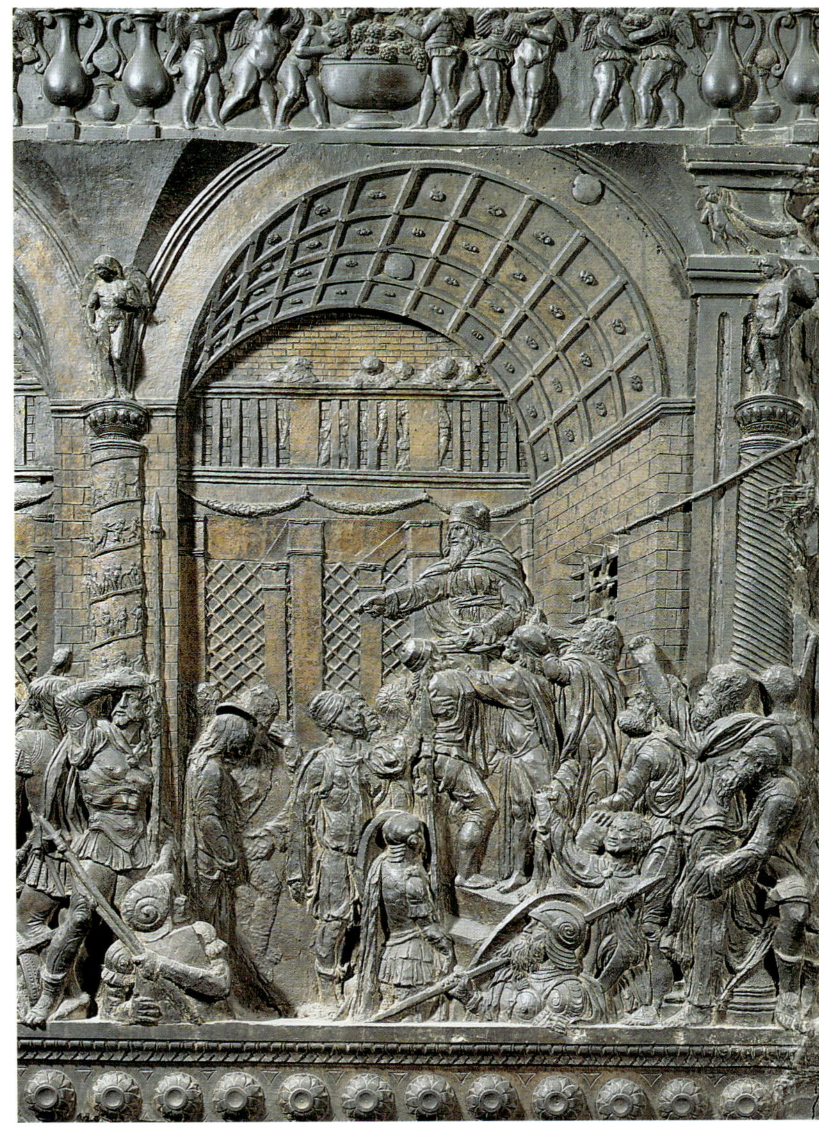

132, 133 *Christus vor Kaiphas und Pilatus*
(Details der Passionskanzel), nach 1460
Bronze
San Lorenzo, Florenz

Nach seinem Verhör durch den jüdischen Hohepriester Kaiphas wurde Christus dem römischen Prokurator Pilatus vorgeführt. Innerhalb einer einheitlich gestalteten architektonischen Kulisse sind beide zeitlich aufeinanderfolgenden Szenen an der Passionskanzel nebeneinander dargestellt. Ein enormer künstlerischer Ideenreichtum läßt sich in einer Vielzahl bemerkenswerter und zum Teil skurril anmutender Details erkennen. Diese reichen von den Gestalten, die auf einer Brüstung im Hintergrund dem Geschehen aus der Ferne beiwohnen, über die nach perspektivischen Regeln arrangierte Bogenarchitektur, zu den in vielfältigsten Haltungen wiedergegebenen Figuren im Vordergrund, von denen einige zur Hälfte von der Reliefbegrenzung überschnitten werden.

Raumgefüges wieder. (Abb. 132, 133). In derjenigen von Christus in Gethsemane sitzen die schlafenden Apostel auf dem Rahmen der Reliefbegrenzung (Abb. 131). In der Grablegung Christi sind Repoussoir-Figuren vor die rahmenden Säulen gestellt, ungeachtet der Tatsache, daß sie dort in Wirklichkeit kaum Platz finden könnten (Abb. 136). Vieles in diesem Spiel zwischen Realismus und illusionärer Suggestion nimmt künstlerische Ausdrucksweisen der Hochrenaissance vorweg.

Im Relief der *Beweinung Christi* finden sich Elemente, die sich schon angesichts der früheren Paduaner Darstellungen aufzeigen ließen (Abb. 135). Das Hauptgeschehen ist, gleich einer Oase der Ruhe, in die Mitte vielfältigster Geschehnisse gerückt. Das Spektrum der wiedergegebenen Gefühlsregungen reicht erneut von verinnerlichter Kontemplation, etwa in der Gestalt, die rechts des Kreuzes die Nägel betrachtet, bis hin zu schierer Hysterie in der Frauengestalt daneben. Augenfällig ist darüberhinaus einmal mehr Donatellos Rückgriff auf antike Vorbilder. Der muskulöse Körper Christi ist in seiner anatomischen Wiedergabe Darstellungen des klassischen Altertums entlehnt, die hysterischen Frauengestalten lassen sich auf den Typus antiker Mänaden zurückführen und die Figur des Mannes am rechten unteren Bildrand erinnert an Gestalten von Flußgöttern. Bezeichnend ist in Donatellos Rückgriff auf derartige Vorbilder, daß er erkannt zu haben scheint, wie sehr diese als Archetypen menschlicher Emotionen auch innerhalb christologischer Kontexte verwendbar waren.

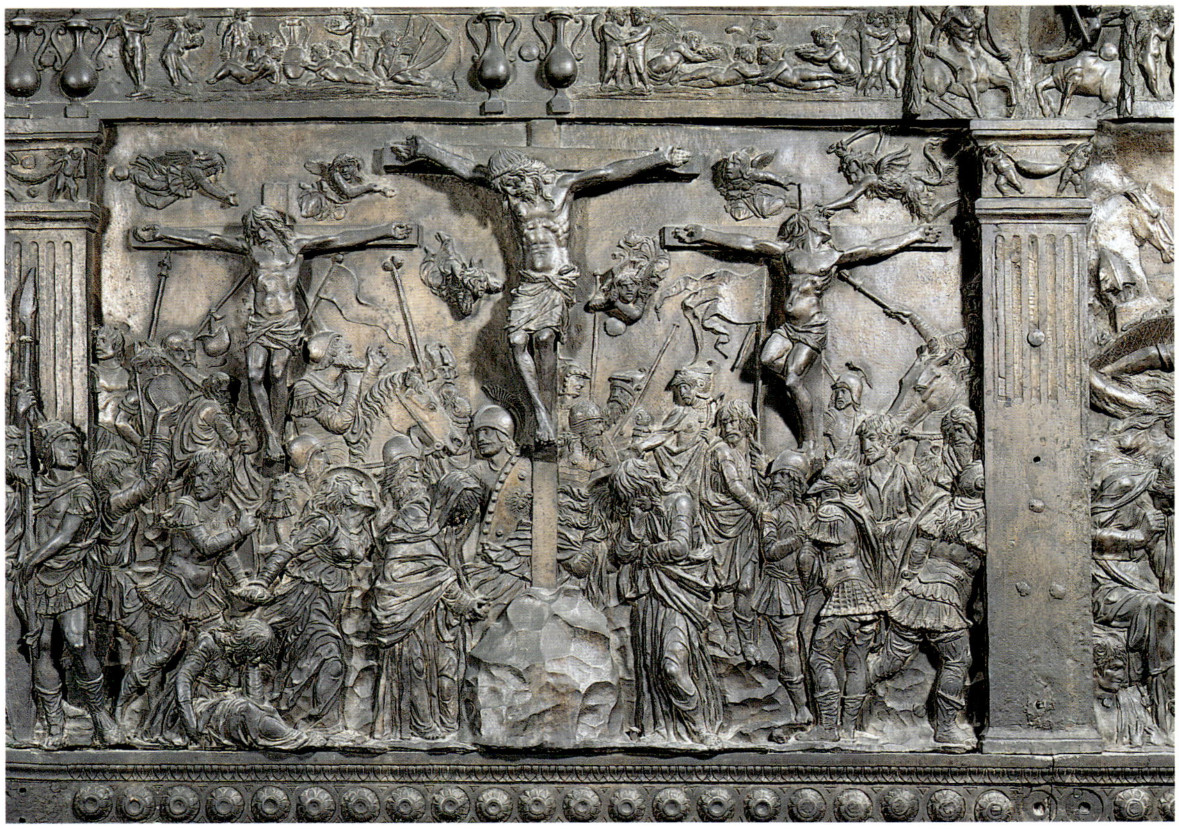

134 *Die Kreuzigung* (Detail der Passionskanzel), nach 1460
Bronze
San Lorenzo, Florenz

Die Darstellung der beiden zentralen Ereignisse der Kreuzigung und der Beweinung Christi bilden nebeneinander eine Längsseite der südlichen Kanzel.
Nur wenige der Soldaten, die im Kreuzigungsrelief mit grimmigen Mienen dargestellt sind, beachten den Schmerz der trauernden Frauen zu Füßen des Kreuzes Christi. Das Relief ist horizontal in zwei Zonen unterteilt. In der unteren treffen wir auf eine dicht gedrängte Vielzahl verschiedenster Figuren, während darüber allein die Kreuze mit Christus und den beiden Schächern, jeweils umgeben von einigen Engeln, emporragen.

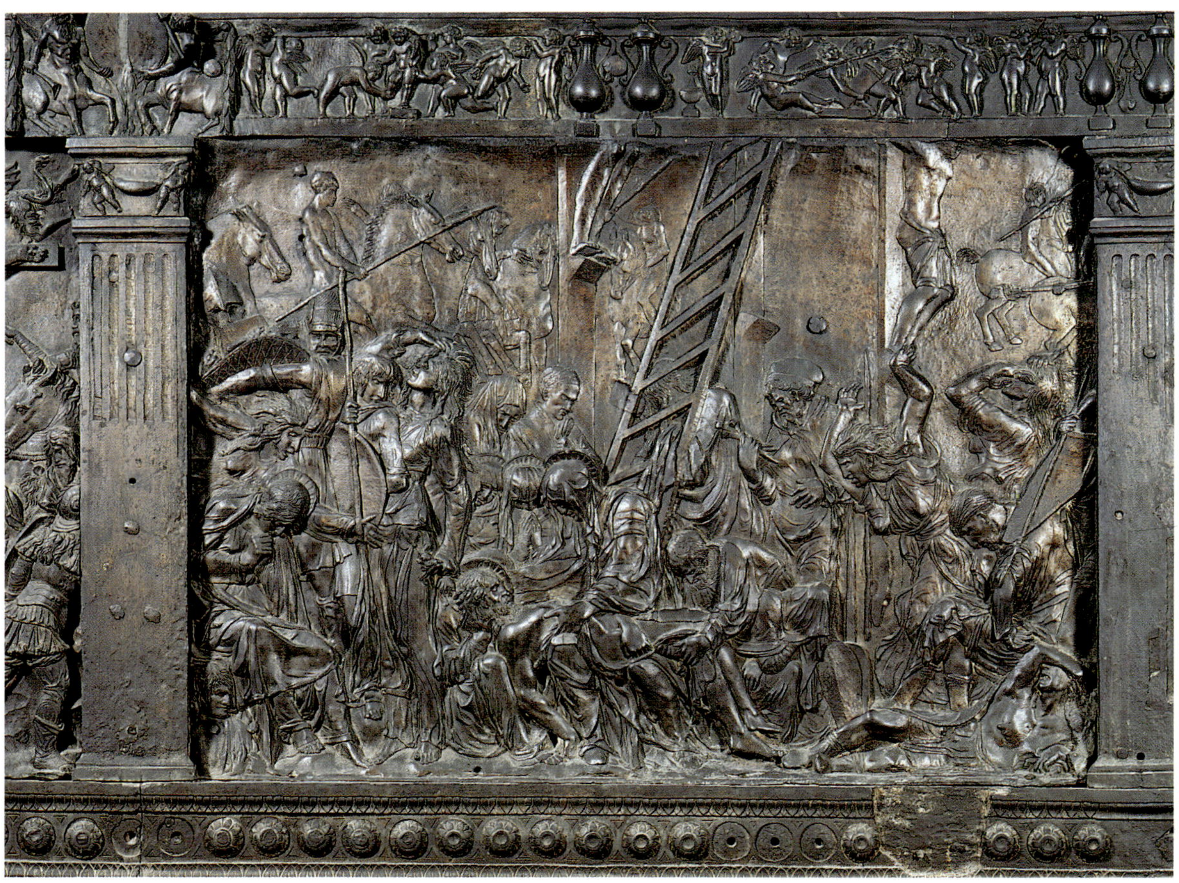

135 *Die Beweinung Christi* (Detail der Passionskanzel), nach 1460
Bronze
San Lorenzo, Florenz

Eine markante vertikale Zäsur ist durch die Leiter gegeben, mittels derer der Leichnam Christi vom Kreuz genommen wurde. Maria hat sich dem Körper ihres toten Sohnes zugeneigt, während die Umstehenden zum Teil nachdenklich in Trauer versunken scheinen, zum Teil aber auch mit bewegten Gesten ihren Schmerz zum Ausdruck bringen. In zahlreichen Einzelfiguren, wie etwa denjenigen die rechts und links jeweils vorne plaziert sind, hat man Reminiszenzen an die antike Plastik ausmachen können. Ohne Zweifel läßt sich auch die Frau mit den zur Wehklage erhobenen Händen auf den Typus antiker Mänaden zurückführen.

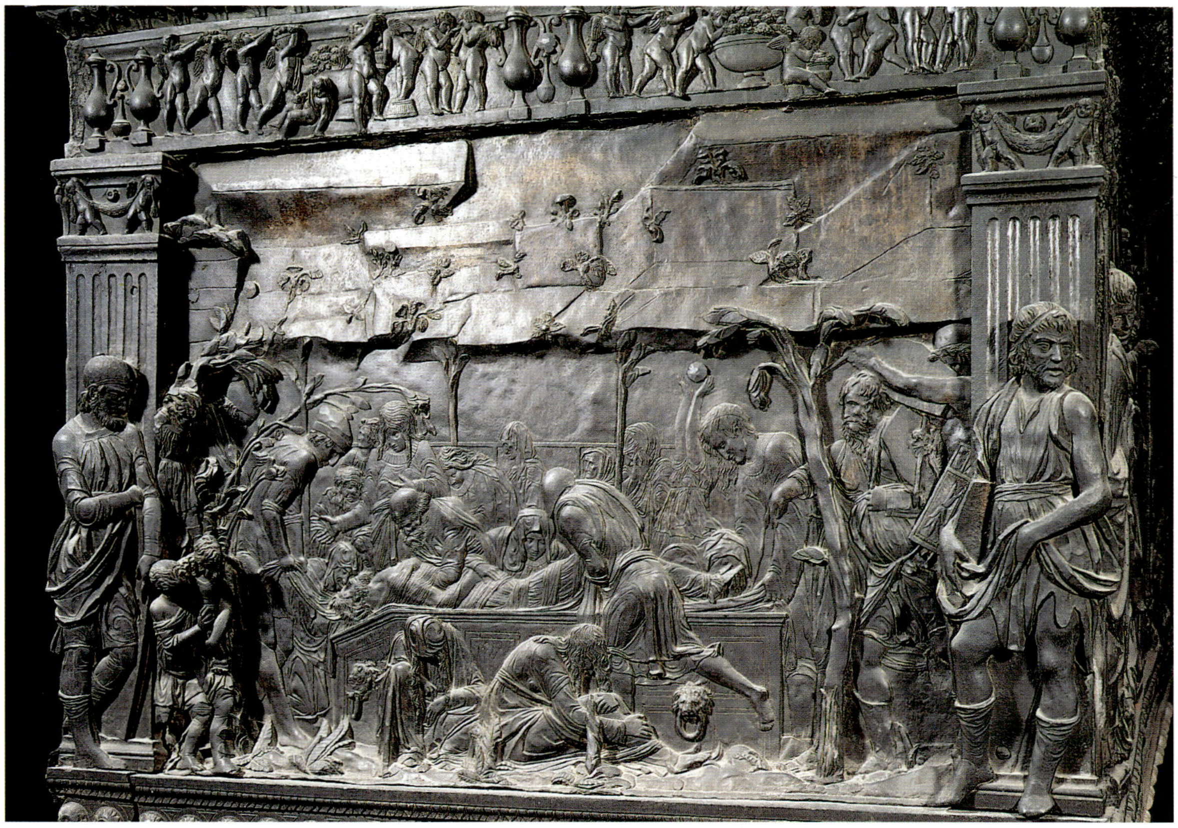

136 *Die Grablegung Christi* (Detail der Passionskanzel), nach 1460
Bronze
San Lorenzo, Florenz

Die Szene der Grablegung Christi wird von zwei Männern flankiert, die rechts und links vor den Rahmenden Säulen stehen, hier aber in Bezug auf das Hauptgeschehen in besonderem Maße den Eindruck räumlicher Tiefe suggerieren. Zudem dienen sie als Ausgangspunkte der halbkreisförmig auf das zentrale Motiv zulaufenden Komposition. Die Größenverhältnisse der einzelnen Figuren verhalten sich proportional zur räumlichen Staffelung, die plastische Hervorhebung der Modellierung ist in Entsprechung dazu abgestuft. Eine eigenhändige Ausführung durch Donatello selbst wird allerdings auch für dieses Relief oftmals bezweifelt. Vermutlich werden die Arbeiten erst nach dem Tode des Meisters von den Gehilfen Bellano und Bertoldo nach seinen Entwürfen vollendet worden sein.

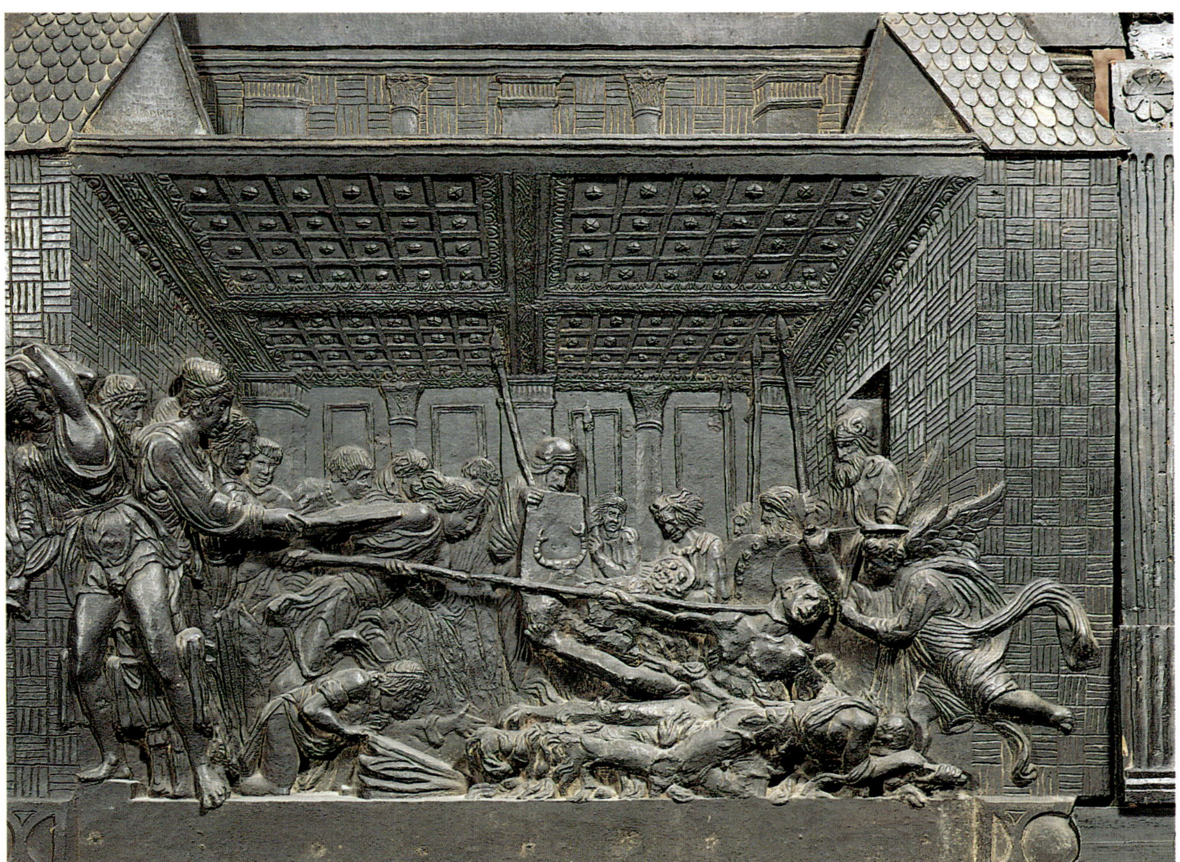

137 *Das Martyrium des Hl. Laurentius* (Detail der Auferstehungskanzel), nach 1460
Bronze
San Lorenzo, Florenz

An dem Relief des *Martyriums des Hl. Laurentius* konnte unlängst das Datum 14. Juni 1465 entdeckt werden. Bezüglich der Datierung und Autorenschaft der einzelnen Kanzelreliefs ist damit allerdings nur ein äußerst vager Bezugspunkt – immerhin noch vor Donatellos Tod – gegeben. Die Wahl dieses im Kontext der Christusepisoden so ungewöhnlichen Motivs ist wohl in dem Umstand begründet, daß der Kirchenbau von San Lorenzo dem Hl. Laurentius gewidmet war.

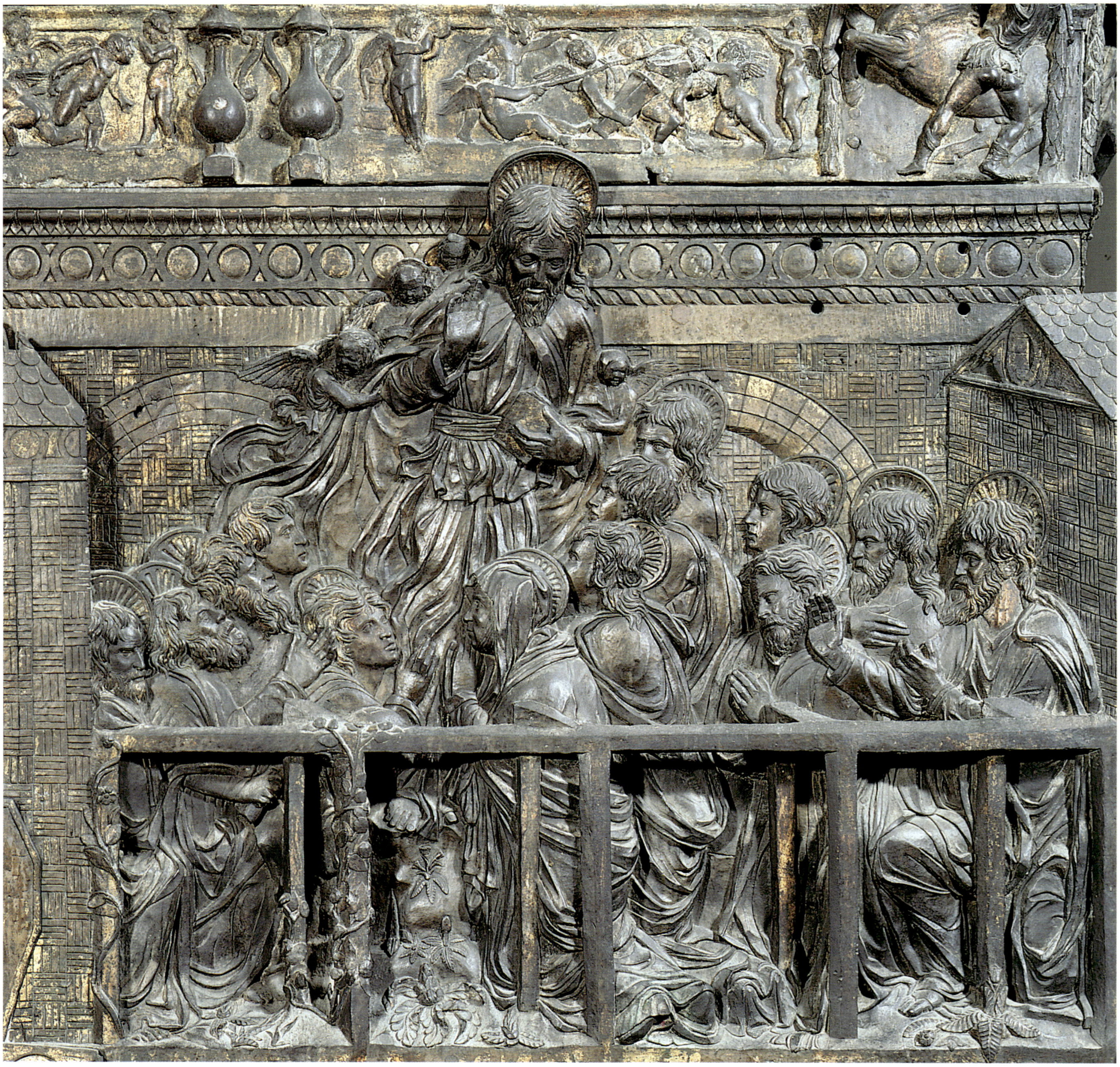

Donatello starb in seiner Heimatstadt Florenz am 13. Dezember 1466. In der Krypta von San Lorenzo wurde er – ganz in der Nähe seines Gönners Cosimo de' Medici – beigesetzt. Einer der Grabträger war der Bildhauer Andrea della Robbia.

Noch zu Lebzeiten genoß Donatello den Ruhm eines Bildhauers, der den großen Meistern der Antike gleichstellt wurde. Bewunderung und Unverständnis sind seinem Werk in den nachfolgenden Jahrhunderten gleichermaßen entgegengebracht worden. Heute aber müssen wir in ihm mehr als nur einen begnadeten Bildhauer sehen. Er gehörte zu den herausragenden Schöpfern einer Zeit, in der wir noch heute die Ursprünge unserer Kultur zu entdecken vermögen. Neben Masaccio in der Malerei und Brunelleschi in der Architektur gelang es ihm, dem neuen Geist der Renaissance überdauernden Ausdruck zu verleihen. Er war – im eigentlichen Sinne des Wortes – ein freier Künstler.

138 *Die Himmelfahrt Christi*
(Detail der Auferstehungskanzel), nach 1460
Bronze
San Lorenzo, Florenz

Hinter einer pflanzenumrankten Brüstung, die den ohnehin eng definierten Geschehensraum nach vorne hin abgrenzt, steigt Christus mit segnendem Gestus und von einigen Engeln umfaßt gen Himmel empor. Nur wenige der Jünger, deren Gesichter zwar durchweg individuelle Züge tragen und dennoch auf eigentümliche Weise teilnahmslos wirken, haben den Blick zu ihm erhoben.

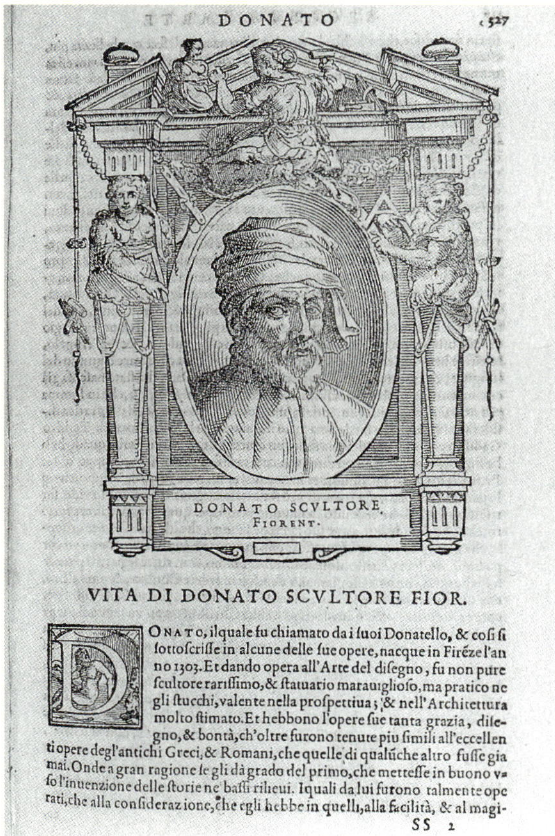

DONATO 527

DONATO SCVLTORE FIORENT.

VITA DI DONATO SCVLTORE FIOR.

DONATO, ilquale fu chiamato da i ſuoi Donatello, & coſi ſi ſottoſcriſſe in alcune delle ſue opere, nacque in Firẽze l'anno 1303. Et dando opera all'Arte del diſegno, fu non pure ſcultore rariſſimo, & ſtatuario marauiglioſo, ma pratico negli ſtucchi, valente nella proſpettiua; & nell'Architettura molto ſtimato. Et hebbono l'opere ſue tanta grazia, diſegno, & bontà, ch'oltre furono tenute piu ſimili all'eccellenti opere degl'antichi Greci, & Romani, che quelle di qualũche altro fuſſe giamai. Onde a gran ragione ſe gli dà grado del primo, che metteſſe in buono vſo l'inuenzione delle ſtorie ne' baſſi rilieui. I quali da lui furono talmente operati, che alla conſiderazione, che egli hebbe in quelli, alla facilità, & al magi-

SS 2

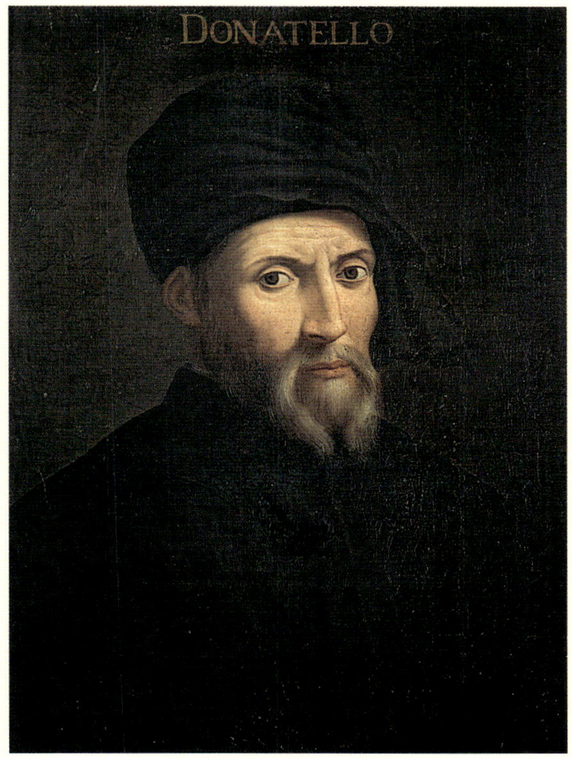

139 Christoph Lederer
Donatello

Illustration aus der zweiten Ausgabe der Viten Giorgio Vasaris, 1568

140 *Porträt Dontellos*, 17. Jh.
Öl auf Leinwand, 60 x 47 cm
Galleria degli Uffizi, Florenz

Von der Hand eines unbekannten Florentinischen Malers des 17. Jahrhunderts stammt dieses postume Bildnis Donatellos. Als Vorlage diente dem Maler augenscheinlich die Illustration aus Vasaris Viten. Zusammen mit einer ganzen Reihe ähnlicher Porträts berühmter Florentinischer Künstler wird das Bild heute in den Uffizien aufbewahrt.

Die besondere Wertschätzung Donatellos, wie sie schon Cosimo il Vecchio teilte, gründete nicht zuletzt auf dem Umstand, daß man in ihm einen derjenigen sah, die der Kunst zur »rinascità«, ihrer Wiedergeburt, verhalfen. Gemäß einem über Jahrhunderte wirkenden Geschichtsbild befand man, daß die Künste während des Mittelalters brach gelegen hatten und erst mit der Rückbesinnung auf die Antike zu neuem Leben erwacht waren. In diesem Sinne urteilte schon 1481 Cristofero Landino in seiner »Apologia«, daß Donato den antiken Bildhauern gleichgesetzt werden müsse. Vasari, der in Bezug auf Donatello nicht immer bestens informiert war, betonte, daß dessen Werke denjenigen der trefflichen alten Griechen und Römern ähnlicher seien, als diejenigen irgendeines anderen Meisters. Der Bewunderung Donatellos standen allerdings schon früh auch kritische Stimmen gegenüber, die an einzelnen Werken vielfältigste Mängel konstatierten. Selbst Donatellos enger Freund Brunelleschi hielt sich – wie wir wissen – mit Kritik nicht immer zurück.

Ein unglücklicher Verlauf der Rezeptionsgeschichte Donatellos spiegelt sich vor allem aber dort wieder, wo einzelne Hauptwerke, wie z. B. die *Cantoria* und der *Antonius-Altar,* im Laufe der Jahrhunderte vollständig demontiert wurden oder an Aufstellungsorte gelangten, für die sie nie gedacht waren. In zunehmendem Maße mußte es schwer fallen, ein klares Bild vom Schaffen Donatellos zu gewinnen. Als 1886 in Florenz schließlich das fünfhundertste Geburtsjahr Donatellos gefeiert wurde, war seinem Werk längst manche Abstrusität zugeschrieben. »Authentische, dokumentierte Werke wurden mit Arbeiten anderer durcheinander gebracht, und die damals und seither veröffentlichten Bücher erinnern uns an das von Pieter Breughel gemalte Gleichnis vom »Blindensturz«. Das Bild von Donatello war tatsächlich so ungenau, daß ihm fast jedes Werk jeden Materials zugeschrieben werden konnte« (Pope-Hennessy).

Die kunsthistorische Forschung ist seither mit mancherlei Aufräumarbeiten beschäftigt gewesen und immer noch bemüht, einen chronologisch geordneten Werkkatalog Donatellos in klareren Konturen zu umreißen.

Die meisten Freiplastiken Donatellos mußten in unserem Jahrhundert allerdings – von saurem Regen, Autoabgasen und Tourismus in ihrer materiellen Substanz bedroht – durch Kopien ersetzt werden. Die Originale fanden in Museen Aufstellung. Von ursprünglichen Vergoldungen und farbigen Einfassungen sind an den Skulpturen zum Teil leider nur noch Spuren erhalten.

ZEITTAFEL

1386 Donatello wird in Florenz als Sohn des Wollkämmers Niccolò di Betto Bardi geboren. Das vermutliche Geburtsjahr leitet sich aus späteren, zum Teil variierenden Altersangaben her (möglich evtl. auch 1387, 1389 oder 1390).

1401 Anläßlich einer Streitigkeit in Pistoia wird der Name Donatellos erstmals urkundlich erwähnt.

1402–1404 Brunelleschis Biograph Manetti und Vasari berichten für die Zeit unmittelbar nach der Jahrhundertwende von einer gemeinsamen, heute allerdings nicht mehr nachweisbaren Rom-Reise Donatellos und Brunelleschis.

1404–1407 Als einer von 22 Gehilfen assistiert Donatello in der Werkstatt Lorenzo Ghibertis. Er gehört dort mit einem Jahresgehalt von 75 Florinen zu den bestbezahlten Mitarbeitern.

1406–1408 Erhaltene Zahlungsnachweise belegen, daß Donatello mit zwei Propheten-Statuen für die Porta della Mandorla des Florentiner Doms seine vielleicht frühesten eigenständigen Werke ausführte.

1408 An Donatello ergeht der Auftrag zum David, der ersten eindeutig identifizierbaren Marmorstatue von seiner Hand.

1411 Mit dem Hl. Markus wird Donatello erstmals mit einer Figur für Or San Michele beauftragt.

1412 In einem Verzeichnis der Lukasgilde findet sich Donatello als »orafo e scharpellatore« (Goldschmied und Steinmetz) erwähnt.

1415 Beginn der Arbeiten an den ersten Figuren für den Campanile.

1416 Spätestens ab 1416 unterhält Donatello einen eigenen Werkstattbetrieb mit Gehilfen. Die Signoria der Stadt Florenz erwirbt den Marmor-David zur Aufstellung im Palazzo Vecchio.

1423 Erstmals ergehen an Donatello Aufträge außerhalb von Florenz (Orvieto, Ancona). 1423 beginnt zugleich Donatellos Beteiligung am Sieneser Taufbrunnen. Die frühesten bekannten Bronzearbeiten entstehen.

1425 Beginn der langjährigen Zusammenarbeit und Werkstattgemeinschaft mit Michelozzo.

1426 Donatello und Michelozzo mieten gemeinsam Werkstatträume in Pisa an.

1427 Michelozzo verfaßt zur Ermittlung der zu entrichtenden Steuer (Catasto) eine Erklärung über die Besitz- und Einkommensverhältnisse Donatellos.

1428 Aus Prato ergeht an Donatello und Michelozzo der Auftrag zur Gestaltung der Außenkanzel des Doms.

1431 Donatellos Anwesenheit in Florenz ist letztmalig vor seinem Rom-Aufenthalt bezeugt.

1432 Giovanni d' Antonio de' Medici wird auf Veranlassung Cosimos nach Rom geschickt, um Donatello und Michelozzo, die sich dort offensichtlich bereits seit längerer Zeit aufhalten, zu einer Rückkehr nach Florenz zu bewegen.

1433 Donatello trifft wieder in Florenz ein. An ihn ergeht der Auftrag zur Cantoria.

1434 Aus dem Wettbewerb zur Gestaltung eines Glasfensters für den Florentiner Dom geht Donatello als Sieger hervor. Die Medici kehren nach einjähriger Verbannung nach Florenz zurück.

1443 Donatello verläßt Florenz und läßt sich in Padua nieder.

1446 Vermutlich nahezu zeitgleich mit den Arbeiten am Antonius-Altar beginnt Donatello auch mit denjenigen zum Gattamelata-Denkmal. Todesjahr Brunelleschis.

1453 Der Mietvertrag für Donatellos Haus in Padua läuft gegen Ende des Jahres aus.

1454 Rückkehr nach Florenz.

1456 Donatello zieht nach Siena, wo er ursprünglich offensichtlich den Rest seines Lebens zu verbringen plante.

1459 Abermals kehrt Donatello nach Florenz zurück.

1464 Am 1. August verstirbt Cosimo de' Medici in Careggi bei Florenz.

1466 Am 13. Dezember des Jahres 1466 stirbt Donatello in seiner Heimatstadt Florenz. In der Krypta der Kirche San Lorenzo wird er in unmittelbarer Nähe des Grabes von Cosimo de' Medici beigesetzt.

GLOSSAR

All' antica (ital.), nach dem Vorbild der Antike, in antikischer Manier, antike Formensprache nachahmend.

Anatomie (griech. *anatemnein*, »aufschneiden«), in der Medizin bezeichnet die Anatomie die mittels Sektion gewonnene Erkenntnis über den Aufbau des menschlichen Organismus. Im Bereich der bildenden Kunst leitet sich die anatomische Darstellung aus genauem Natur- und Aktstudium sowie dem Bemühen um ein tiefgreifendes Verständnis der einzelnen, die äußere Erscheinung eines Menschen bedingenden, körperlichen Funktionen her. Die Renaissance entwickelte ein besonderes wissenschaftliches Interesse an der anatomisch exakten Propor- tionierung der einzelnen Körperteile und der Wiedergabe des lebensgetreuen Spiels der Muskulatur.

Androgynie (griech. *androgynos*), Zwitterhaftigkeit, körperlich-seelische Mischung beider Geschlechter.

Antike (lat. *antiquus*, »alt«), das griechisch-römische Altertum. Die Antike beginnt mit der frühgriechischen Einwanderung im 2. Jt. v. Chr. und endet im Westen 476 n. Chr. mit der Absetzung des römischen Kaisers Romulus Augustulus, im Osten 529 n. Chr. mit der Schließung der Platonischen Akademie durch Justinian.

Arkade (lat. *arcus*, »Bogen«), auf seitlichen Stützen ruhender Bogen oder Bogenreihe.

Attis (auch Athys, Atys), Hirtengestalt der phrygischen Religion im Gefolge der Kybele. Attis gelobte der Göttin, die ihn liebte, die Keuschheit; nach Bruch seines Versprechens versetzte sie ihn in Raserei, woraufhin er sich selbst entmannte.

Attribut (lat. *attributum*, »das Beigefügte«), der einer Person zur Identifizierung beigegebene Gegenstand oder das eine Person kennzeichnende Symbol, meist in Bezugnahme auf eine wesentliche Begebenheit in deren Leben.

Baldachin (arab.), der von vier Stangen gehaltene Traghimmel; in der Baukunst der fest eingebaute Prunkhimmel über Thron, Bischofsstuhl, Altar, Kanzel oder Katafalk; auch die Überdachung über gotischen Statuen in Holz oder Stein.

Baptisterium (griech. *baptisterion*, »Schwimmbecken«), Taufkirche; ein selbständiger, zumeist achteckiger Zentralbau, oftmals westlich von einer Bischofskirche errichtet und Johannes dem Täufer geweiht.

Barock (port. *barocco*, »Steinchen, unregelmäßige Perle«; engl., frz. baroque, »ausgefallen, schiefrund, sonderbar«), europäische Stilepoche zwischen dem Ende des Manierismus (um 1590) und dem Beginn des Rokoko (um 1725).

Basilika (griech. *basilike*, »Königshalle«), meist nach Osten ausgerichteter Kirchenbau mit einem Hauptschiff und zwei oder vier niedrigeren Seitenschiffen; durch Fenster im Obergaden des Mittelschiffs und in den Seitenwänden der äußeren Nebenschiffe belichtet.

Büste (ital. *busto*, »Oberkörper«), zumeist auf einem Sockel ruhende plastische Darstellung, die sich auf die Wiedergabe der oberen Brustpartie, der Schultern und des Kopfes eines Menschen beschränkt.

Campanile (ital.), freistehender Glockenturm einer Kirche.

Chor (griech. *choros*, »Reigentanz«), zumeist erhöhter, räumlich gesonderter Bereich im Inneren einer Kirche, dem gemeinsamen Gebet der Kleriker oder dem Chorgesang vorbehalten. Seit karolingischer Zeit bezeichnet man die über die Vierung hinausreichende Verlängerung des Mittelschiffs – ein- schließlich der sich oftmals als Abschluß anschließenden Apsis – als Chor.

Condottiere (ital.), Heer- bzw. Söldnerführer im Italien des 14. und 15. Jahrhunderts.

Damaszierung (auch: Tauschierung), Verzierung der Oberfläche unedler Metalle (Eisen, Bronze) durch Einlegen von Drähten aus edlen Metallen (Gold, Silber); eine Art Intarsia in Metall.

Domopera, Verband aller an der Errichtung eines italienischen Doms beteiligten Handwerker Baufachleute und Künstler (Dombauhütte). Der Zusammenschluß sollte eine einheitliche Ausführung der handwerklichen Arbeiten gewährleisten.

Epistel (griech. *epistole*, »Sendung, Brief«), die beim Gottesdienst verlesenen Abschnitte der neutestamentarischen Apostelbriefe.

Exegese (griech. *exegesis*, »Herausführung«), Deutung und Auslegung von Schriftstücken, insbesondere der Hl. Schrift.

Fassung, die nachträgliche Bemalung oder Vergoldung eines Bildwerkes.

Finish (engl.), abschließende Überarbeitung und Vervollkommnung eines Gemäldes oder Bildwerkes.

Fluchtpunkt, zentraler Punkt einer perspektivischen Konstruktion, in dem sich alle in die Bildtiefe führenden Geraden treffen.

Franziskaner (lat. *Ordo Fratrum Minorum*), 1209 (1223) durch Franz von Assisi (1181/82–1226) gegründeter Bettelorden, den Idealen von Askese und Besitzlosigkeit in besonderem Maße verpflichtet. Als glühendste Marienverehrer des Mittelalters stellten die Franziskaner ihren Orden unter den Schutz der Mutter Gottes.

Fresko (ital. »frisch«), Technik der Wandmalerei, bei der die Farben auf den frischen, noch nassen Putz aufgetragen werden. Aufgrund des schnellen Trocknens kann jeweils nur der Teil der Wand verputzt werden, den der Künstler an einem Tag zu bemalen in der Lage ist. Es entstehen die sogenannten Tagwerke. Im Vergleich zur auf trockenem Grund angelegten Seccomalerei sind Fresken unter guten klimatischen Bedingungen äußerst haltbar.

Gebälk, aus Architrav, Fries und Kranzgesims bestehender oberer Teil einer Säulenordnung.

Gesims, waagerechter, aus der Wand hervortretender Streifen, der die horizontalen Abschnitte eines Gebäudes gliedert.

Gotik (ital. *gotico*, »barbarisch, nicht antik«), europöische Stilepoche des Mittelalters, auf die Romanik folgend und der Renaissance vorausgehend. Um 1150 von Nordfrankreich ausgehend, breitete sich die Gotik allmählich nach England, Spanien, Deutschland und Italien aus. In Italien endet die Gotik schon um 1400, während sie andernorts bis zum Anfang des 16. Jahrhunderts andauert. Bestimmend für die gotische Baukunst ist die Kathedrale. Spezifische Merkmale sind die Einführung des Spitzbogens (im Gegensatz zum romanischen Rundbogen), das Kreuzrippengewölbe und die Verlegung des Strebewerks nach außen. Gotische Gebäude streben in die Höhe; Auflösung und Durchlichtung der Wand- und Mauerflächen prägen den Gesamteindruck (Skelettbau).
Die gotische Skulptur ist in besonderem Maße an die Architektur gebunden. Kennzeichnend ist eine idealisierte Naturauffassung; Körper und Gewänder sind – zumeist in überproportionierter Streckung – in ihrem Zusammenspiel wesentlich für die Ausdrucksgestaltung. Hauptaufgaben der gotischen Malerei sind das Tafelbild und die Glasmalerei.

Hortus conclusus (lat. »geschlossener Garten«), Bildmotiv des Mittelalters, bei dem die Muttergottes mit dem Christuskind, von Engeln und Heiligen umgeben, in einem von der Außenwelt abgeschlossenen, blumenreichen Garten gezeigt wird, der die Reinheit symbolisiert.

Humanismus (lat. *humanum*, »menschlich«), in Italien kennzeichnet der Humanismus eine seit der Mitte des 14. Jahrhunderts entwickelte Geisteshaltung, die in Anlehnung an die Antike das menschliche Dasein in den Mittelpunkt rückte. Im Humanismus, als prägender Geisteshaltung der Renaissance, vollzog sich die Emanzipierung des Menschen vor Gott. Damit einher ging das Bestreben um neue, am Diesseitigen orientierte, geistes- und naturwissenschaftliche Erkenntnisse. Die Humanisten widmeten sich in besonderem Maße der Wiederentdeckung und Pflege der griech. und lat. Sprache und Literatur; bis heute kennzeichnet der Begriff die vermeintlich ideale Verbindung aus der auf antiker Gelehrsamkeit beruhenden Bildung und einer aus Wirklichkeitsnähe und- beobachtung erwachsenden Menschlichkeit.

Ikonographie (griech. *eikon*, »Bild«, *graphein*, »schreiben, beschreiben«), Lehre von Inhalt, Sinn und Symbolik bildlicher Darstellungen, vor allem in der christlichen Kunst; ursprünglich Porträtkunde des Altertums.

Kandelaber (lat. *candelabrum*), aufwendiger, oftmals reich verzierter Kerzen- oder Lampenhalter.

Karyatide (griech. *karyatides*, »Tempeldienerinnen der Artemis von Karyai«), in der Baukunst: weibliche Gewandstatue, die anstelle einer Säule (oder eines anderen tektonischen Elements) das Gebälk trägt.

Kontrapost (ital. *contraposto*, »Gegensatz«), Standmotiv in der Bildhauerkunst, bei dem die verschiedenen Kraft- und Bewegungsrichtungen des menschlichen Körpers zu einem harmonischen Ausgleich gebracht werden. Lastende und tragende, ruhende und treibende Kräfte einer Figur werden durch ausgewogene Verteilung auf Stand- und Spielbein ausbalanciert. Der Kontrapost geht ursprünglich auf antike griechische Statuen zurück und wurde besonders in der Renaissance wieder aufgegriffen.

Konzil (lat. *concilium*, »Zusammenkunft«), Versammlung hoher kirchlicher Würdenträger (v. a. Bischöfe).

Krypta (griech. *kryptos*, »verborgen«), unterirdischer Kult- oder Grabraum, meist unterhalb des Chores einer Kirche gelegen.

Kuppeltambour, zylindrischer Unterbau einer Kuppel, zumeist mit Fenstern versehen.

Legenda Aurea (lat. »goldene Legende«), von dem Dominikaner Jacobus de Voragine im 13. Jahrhundert zusammengestellte Sammlung von Heiligenlegenden; von besonderer Bedeutung als Textquelle für die christliche Kunst seit dem Mittelalter.

Loggia (ital.), offener, von Säulen oder Pfeilern gestützter Bogengang (oder Bogenhalle).

Lünette (frz. »Möndchen«), Bogenfeld oberhalb von Türen oder Fenstern, zumeist mit bildlichem Schmuck versehen.

Lukasgilde, Verband der Künstler und Kunsthandwerker, nach deren Schutzpatron, dem Evangelisten Lukas, benannt.

Mänaden (griech. *meinades*, »die Rasenden«), in der griechischen Mythologie: ekstatische Frauengestalten im Gefolge des Dionysos.

Martyrium (griech. *martyrion*, »Zeugnis, Beweis«), aufgrund des Glaubens oder Überzeugungen wegen erlittene Qualen, Folterungen; Opfertod.

Mitra (griech.), Kopfbedeckung hoher katholischer Würdenträger.

Non finito (ital. »nicht beendet, unvollendet«), ein bewußtes Belassen künstlerischer Werke in einem rohen, nicht zur Vollendung gebrachten Zustand; dient nicht selten der Steigerung der Expressivität.

Œuvre (frz.), Gesamtwerk eines Künstlers.

Palazzo Vecchio (ital. »der alte Palast«), Stadtpalast in Florenz, Sitz der Stadtregierung (Signoria).

Paradigma (griech. *para*, »nebenbei«, *phrasis*, »reden«), Beispiel, Muster.

Paraphrase (griech.), sinngemäße textliche Umschreibung, Wiedergabe oder Übertragung in anderer (sprachlicher) Form.

Passepartout (frz.), Umrahmung graphischer Kunstwerke, zumeist aus leichter Pappe geschnitten.

Pendant (frz. »hängend«), ergänzendes Gegenstück.

Pendentif (frz.), vom quadratischen Grundriß zur Rundung einer Kuppel überleitender Gewölbeteil in der Form eines sphärischen Dreiecks (Zwickel).

Physiognomie (griech. *physis*, »Natur«, *gnomon*, »Beurteiler, Kenner«), äußeres Erscheinungsbild eines Menschen, insbesondere des Gesichtes.

Piedestal, sockelartiger Unterbau von Pfeilern, Säulen oder auch Statuen.

Pietà (ital. »Erbarmen, Mitleid«, auch: Vesperbild), Darstellung der trauernden Muttergottes, die den Leichnam Christi in ihren Armen hält.

Polychromie (griech. *poly*, »viel«, chroma, »Farbe«), Mehrfarbigkeit, Vielfarbigkeit (im Gegensatz zu Monochromie: Einfarbigkeit).

Ponderation (lat. *ponderare*, »abwägen«), gleichmäßige Verteilung der Körperschwere auf die Gliedmaßen einer Statue.

Pontifikat (lat. *pontificatus*, »die Würde des Pontifex«), Amtszeit eines Bischofs oder Papstes.

Postament (lat. *postamentum*), Sockel oder Unterbau eines Pfeilers, einer Säule oder einer Statue.

Prolog (griech. *prologos*), Vorrede, Einleitung, Vorwort literarischer Werke.

Putto (ital. »Kindlein, Knabe«), Figur eines zumeist nackten, kindlichen Engels.

Quadriga (*lat.*), Gespann von vier Pferden (vor offenen Streit- oder Triumphwagen).

Quattrocento (ital. »vierhundert«), italienische Bezeichnung für das 15. Jahrhundert.

Reliquie (lat. *reliquiae*, »Überrest, Zurückgelassenes«), Körperteil eines Heiligen oder aus dem Besitz eines Heiligen stammender Gegenstand besonderer Verehrung.

Replik (frz.), eine dem Original nahezu gleichende Wiederholung eines Kunstwerkes durch den Künstler selbst oder seine Werkstatt.

Renaissance (frz. »Wiedergeburt«), progressive, geistig und kulturell folgenreiche Epoche zwischen dem 14. bzw. 15. und dem 16. Jahrhundert in Süd-, West- und Mitteleuropa. Ursprungsland war Italien. Der Begriff (»rinascita«) wurde 1550 von Vasari geprägt, der damit zunächst nur den Akt der Überwindung der mittelalterlichen Kunst meinte. Man unterscheidet zwischen Früh- (ab ca. 1420), Hoch- (bis ca. 1520/30) und Spätrenaissance (auch Manierismus, bis ca. 1600). Schöpfer der Renaissancekultur waren vor allem bildende Künstler, Wissenschaftler, Philosophen und Literaten, angeregt durch den Humanismus, der mit Berufung auf das antike Vorbild die Herausbildung eines neuen, diesseitig orientierten Menschen-, Welt- und Naturbildes förderte. Der ausgeprägte Anthropozentrismus entwickelte u. a. das Leitbild des »uomo universale«, des geistig und körperlich allseitig begabten und gebildeten Menschen. Das Erstarken des Bürgertums und die macht- und kulturpolitisch bestimmenden einzelnen Herrscherfamilien (z. B. Medici, Gonzaga, Sforza) prägten die Stadtstaaten, die sich in der Tradition der griechischen Polis verstanden. Die Baukunst bezog sich auf die Architekturtheorien Vitruvs und zeichnete sich im wesentlichen durch die Aufnahme antiker Bauelemente und die Ausbildung einer Palast- und Schloßarchitektur aus; der Zentralbau wurde zum typischen Renaissancebauentwurf. Die bildenden Künste gelangten vom Handwerksstatus in den Rang der freien Künste, wodurch der soziale Status und das Selbstverständnis der Künstler eine qualitative Erhöhung fanden. Kunst und Wissenschaft standen in direkter Verbindung und wirkten aufeinander (z. B. in der Entdeckung der mathematisch berechenbaren Perspektive oder anatomischer Erkenntnisse).

Replik (frz.), eine dem Original nahezu gleichende Kopie eines Kunstwerkes durch den Künstler selbst oder seine Werkstatt.

Repoussoir (frz. *repousser*, »zurückdrängen, abschrecken«), im vorderen Bereich der Bildfläche befindliche Figuren oder Gegenstände (Baumstümpfe, Architekturfragmente, etc.), die oftmals der tiefenräumlichen Illusion dienen und zum Teil in das dargestellte, zurückgedrängte Hauptgeschehen einführen.

Rilievo schiacciato (ital. »gedrängtes, gequetschtes, plattes Relief«), von Donatello entwickelte Technik der minutiösen Oberflächenabstufung im Relief, durch die in besonderem Maße zeichnerisch-malerische Effekte und tiefenräumliche Illusion erzielt werden.

Sacra Conversazione (ital. »heilige Unterhaltung«), Darstellungstypus des würdevollen Beieinanders von Maria und mehreren Heiligen in einem einheitlichen Raumgefüge. Der Begriff ist irreführend, da keine tatsächliche Unterhaltung dargestellt wird.

Sakristei (lat. *sacrarium*, »Heiligtum, Kapelle«), der priesterlichen Vorbereitung und Ankleidung dienender Nebenraum einer Kirche; Aufbewahrungsort der Kultgeräte und Gewänder.

Sarkophag (griech. *sarcophagos*, »Fleischfresser«), reichhaltig verzierter, aus Holz, Metall, Ton oder Stein gefertigter Sarg.

Schisma (griech. »Spaltung«), die nicht dogmatisch begründete Kirchenspaltung; »großes abendländisches Schisma« innerhalb der katholischen Kirche von 1378 bis 1417.

Signoria (ital. »Herrschaft«), seit dem späten Mittelalter leitender Rat (Regierung) italienischer Städte, meist unter Vorsitz einzelner Familien.

Sopraporte (ital. »über der Tür«), mit einem Gemälde oder einem Relief bestücktes Schmuckfeld oberhalb einer Tür.

Tabernakel (lat. *tabernaculum*, »Zelt, Hütte«), architektonisch gebildetes Ziergehäuse für Statuen; Gehäuse zur Aufbewahrung der geweihten Hostien.

Tondo (ital.), kreisrunde Gemälde- oder Reliefdarstellung.

Trecento (ital. »dreihundert«), italienische Bezeichnung für das 14. Jahrhundert.

Vierpaß, dekoratives Motiv der gotischen Kunst, aus kleeblattförmig angeordneten Kreisausschnitten gleicher Größe gebildet; je nach Anzahl der Bögen unterscheidet man Drei- und Vierpaß.

Vita (ital. »das Leben«, Pl.: Viten), Lebensverlauf, literarische Schilderung des Lebens einer Person.

Wandkonsole, aus einer Wand vorkragender, zumeist ornamental oder figürlich geschmückter Stütz- oder Tragstein.

Zentralbau, ein in allen Teilen gleichmäßig auf einen Mittelpunkt ausgerichteter Baukörper; in der Renaissance bevorzugt nach dem Vorbild der Antike (z. B. Pantheon, Rom) entworfen.

Zentralkomposition, Ausrichtung aller Bildelemente auf ein im Mittelpunkt der Darstellung befindliches, zentrales Geschehen.

Zentralperspektive (lat. *perspicere*, »durchschauen«), von Brunelleschi zu Beginn des 15. Jahrhunderts entworfene, wissenschaftlich-mathematische Methode perspektivischer Darstellung. Für den Betrachter kreuzen sich alle in die Bildtiefe führenden Linien in einem zentralen Fluchtpunkt. Auf der zweidimensionalen Bildfläche wird dreidimensionale Illusion durch die genaue Verkürzung und Proportionierung der dargestellten Gegenstände, Landschaften, Gebäude und Figuren gemäß ihrer tiefenräumlichen Anordnung ermöglicht.

Zyklus (griech. *zyklos*, »Kreis«), in der bildenden Kunst: Folge inhaltlich zusammengehöriger Werke.

AUSWAHL-BIBLIOGRAPHIE

Ausst. Kat.: Donatello e il restauro della Giuditta, Palazzo Vecchio, Sala dei Gigli, Florenz 1988

Ausst. Kat.: Donatello e i Suoi. Scultura fiorentina del primo Rinascimento, Florenz 1986

Ausst. Kat.: Omaggio à Donatello 1386–1986, Museo Nazionale del Bargello, Florenz 1985–1986, Florenz 1985

Charles Avery: Donatello. Catalogo completo delle opere, Florenz 1991

Charles Avery: L' invenzione dell'umano. Introduzione a Donatello, Florenz 1986

Bonnie A. Bennett und David G. Wilkins: Donatello, Oxford 1984 (dt. Ausgabe Stuttgart 1986)

Giovanna Gaeta Bertelà: Donatello, Florenz 1991

Donatello e il suo tempo. Atti del VIII Convegno Internazionale di Studi sul Rinascimento (Florenz und Padua 1966), Florenz 1968

Donatello-Studien, hrsg. vom Kunsthistorischen Institut in Florenz,
Dritte Folge, Bd. XVI, München 1989

Michael Greenhalgh: Donatello and his Sources, London 1982

Volker Herzner: Die Judith der Medici, in: Zeitschrift für Kunstgeschichte, 43, 1980, S. 139-80

Horst W. Janson: The Sculpture of Donatello, 2 Bde., Princeton 1957

Hans Kauffmann: Donatello, Berlin 1935

Peter E. Leach: Images of political Triumph. Donatello's Iconography of Heroes, Princeton 1984

Ronald William Lightbown: Donatello and Michelozzo. An Artistic Partnership and its Patrons. In the Early Renaissance, 2 Bde., London 1980

Roberta J. M. Olson: Italian Renaissance Sculpture, London 1992

Joachim Poeschke: Donatello. Figur und Quadro, München 1980

Joachim Poeschke: Die Skulptur der Renaissance in Italien, Bd. 1, Donatello und seine Zeit, München 1990

John Pope-Hennessy: Donatello, Florenz 1986

John Pope-Hennessy: Donatello, Frankfurt a. M., Berlin 1986

John Pope-Hennessy: Italian Renaissance Sculpture, Oxford 1986

Artur Rosenauer: Studien zum frühen Donatello. Skulptur im projektiven Raum der Neuzeit, Wien 1975

Artur Rosenauer: Donatello. L'opera completa, Mailand 1993

Enzo Settesoldi: Donatello e l'Opera del Duomo di Firenze, Florenz 1986

Rolf Toman (Hrsg.): Die Kunst der italienischen Renaissance. Architektur, Skulptur, Malerei, Zeichnung, Köln 1994

Giorgio Vasari: Le vite de' più excellenti architetti, pittori, e scultori italiani (1550 und 1568), hrsg. von R. Bettarini und P. Barocchi, Florenz 1971

Giorgio Vasari: Leben der ausgezeichneten Maler, Bildhauer und Baumeister, von Cimabue bis zum Jahre 1567, dt. Ausgabe von Ludwig Schorn und Ernst Förster, Stuttgart und Tübingen 1837, neu herausgegeben und eingeleitet von Julian Kliemann, Bd. II. 1, Worms 1983, S. 227-257,

John White: Donatello's High Altar in the Santo at Padua. Part one: The documents and their implications. Part two: The reconstruction, in: The Art Bulletin, 51, 1969, S. 1–14 und 119–141

BILDNACHWEIS

Archivio Fotografico dell'Opificio delle Pietre Dure di Firenze (13, 102); Biblioteca Apostolica Vaticana, Roma (43); Biblioteca Nazionale, Firenze (115); Duomo, Firenze (9, 51); Institut de France - Musée Jacquemart-André, Paris (50); Musée des Beaux-Arts, Lille - »Photo RMN: P. Bernard (56); Musée du Louvre, Paris - « Photo RMN: R.G. Ojeda (75); Museum of Fine Arts, Gift of Quincy Adams through Quincy A. Shaw Jr., and Mrs. Marian Shaw Haughton, Boston (41 unten); Napoli-Chiesa di Sant'Angelo a Nilo, Photo: Luciano Pedicini/Archivio dell'Arte, Napoli (38, 39); Scala, Istituto Editoriale, Antella/Firenze (7, 8, 10, 12, 14, 17, 18/19, 20, 21, 22, 23, 24, 25, 27, 28, 29, 30, 31, 32, 34, 36, 42, 46, 48, 49, 52, 57, 58, 59, 60, 61, 62, 63, 64, 65, 66, 67, 71, 72, 74, 76, 77, 79, 80, 82, 86, 87, 88, 89, 90, 91, 92, 99, 100, 104, 106, 107); Staatliche Museen Preußischer Kulturbesitz, Berlin (41 oben); Victoria and Albert Museum, Picture Library, London (40 oben, 97, 105).